◎ 临床护理一本通 ◎

神经内科临床护理

主　审　郭　明
主　编　丁淑贞　丁全峰

副主编　庄丽娜　于　霓　赵春慧
编　者（以姓氏笔画排序）：

丁全峰　丁淑贞　于　虹　于　霓　王月珠
吕慧彦　庄丽娜　刘　菊　孙秀妮　李　波
李　硕　冷　静　张　彤　陈爱军　房雪燕
赵春慧　秦秀宝　凌　峰　桑　甜　韩　莉

 中国协和医科大学出版社

图书在版编目（CIP）数据

神经内科临床护理／丁淑贞，丁全峰主编. —北京：中国协和医科大学出版社，2016.1

（临床护理一本通）

ISBN 978-7-5679-0440-8

Ⅰ. ①神… Ⅱ. ①丁… ②丁… Ⅲ. ①神经系统疾病－护理 Ⅳ. ①R473.74

中国版本图书馆 CIP 数据核字（2015）第 252173 号

临床护理一本通

神经内科临床护理

主　　编：丁淑贞　丁全峰
责任编辑：刘　婷　吴桂梅

出版发行：**中国协和医科大学出版社**
　　　　　（北京东单三条九号　邮编 100730　电话 65260431）
网　　址：www.pumcp.com
经　　销：新华书店总店北京发行所
印　　刷：北京玺诚印务有限公司

开　　本：710×1000　　1/16 开
印　　张：22.25
字　　数：320 千字
版　　次：2016 年 7 月第 1 版
印　　次：2017 年 4 月第 2 次印刷
定　　价：50.00 元

ISBN 978-7-5679-0440-8

前　言

护理学是将自然科学与社会科学紧密联系起来的为人类健康服务的综合性应用学科。随着医学科学的迅速发展和医学模式的转变，医学理论和诊疗护理不断进行更新，护理学科领域发生了很大的变化。"临床护理一本通"旨在为临床护理人员提供最新的专业理论和专业指导，帮助护理人员熟练掌握基本理论知识和临床护理技能，提高护理质量，是对各专科临床护理实践及技能给予指导的专业参考书。

近年来，神经内科基础理论与临床实践决策、疾病预防与治疗指南不断更新，护理服务模式明显转变，其护理知识与要求也应随之相应地提高和完善。为了促进广大神经内科医务人员在临床工作中更好地认识、了解神经内科的疾病，普及和更新神经内科的临床及护理知识，从而满足神经内科专业人员以及广大基层医务工作者的临床需要，结合临床经验，我们编写了这本《神经内科临床护理》。

本书基本包括了神经内科专业的常见疾病和多发疾病，具体讲述相关疾病概述、临床表现、辅助检查、治疗原则、护理评估、护理诊断、护理措施及健康教育等内容，语言简洁，内容丰富，侧重实用性和可操作性，力求详尽准确。

本书适合神经内科及相关专业广大医师及护理人员使用。

由于时间仓促，编者经验水平有限，不足之处在所难免，恳请读者批评指正。

编　者
2016 年 1 月

目　　录

第一章　神经系统疾病常见症状的护理 …………………………… 1

　第一节　头痛 …………………………………………………………… 1

　第二节　眩晕 …………………………………………………………… 7

　第三节　意识障碍 …………………………………………………… 12

　第四节　语言障碍 …………………………………………………… 18

　第五节　感觉障碍 …………………………………………………… 22

　第六节　运动障碍 …………………………………………………… 25

　第七节　颅内压增高 ………………………………………………… 30

第二章　神经系统体格检查 ………………………………………… 35

　第一节　一般检查 …………………………………………………… 35

　第二节　脑神经检查 ………………………………………………… 37

　第三节　感觉系统检查 ……………………………………………… 44

　第四节　运动系统检查 ……………………………………………… 46

　第五节　反射检查 …………………………………………………… 48

　第六节　自主神经检查 ……………………………………………… 53

第三章　周围神经疾病患者的护理 ………………………………… 55

　第一节　三叉神经痛 ………………………………………………… 55

　第二节　特发性面神经麻痹 ………………………………………… 59

　第三节　多发性神经病 ……………………………………………… 63

　第四节　急性炎症性脱髓鞘性多发性神经病 ……………………… 68

第四章　脊髓疾病患者的护理 ……………………………………… 76

　第一节　急性脊髓炎 ………………………………………………… 76

　第二节　脊髓压迫症 ………………………………………………… 83

　第三节　脊髓损伤 …………………………………………………… 89

　第四节　脊髓血管疾病 ……………………………………………… 98

　第五节　运动神经元疾病 …………………………………………… 104

第六节 脊髓空洞症 …………………………………… 110
第七节 脊髓亚急性联合变性 …………………………… 115

第五章 脑血管疾病患者的护理 ……………………… 120
第一节 短暂性脑缺血发作 ……………………………… 120
第二节 脑梗死 …………………………………………… 126
第三节 脑出血 …………………………………………… 142
第四节 蛛网膜下隙出血 ………………………………… 152

第六章 中枢神经系统感染性疾病患者的护理 ……… 159
第一节 单纯疱疹病毒性脑炎 …………………………… 159
第二节 新型隐球菌脑膜炎 ……………………………… 168
第三节 脑囊尾蚴病 ……………………………………… 174
第四节 艾滋病的神经系统损害 ………………………… 183

第七章 中枢神经系统脱髓鞘疾病患者的护理 ……… 193
第一节 多发性硬化 ……………………………………… 193
第二节 视神经脊髓炎 …………………………………… 205
第三节 急性播散性脑脊髓炎 …………………………… 210

第八章 运动障碍疾病患者的护理 …………………… 217
第一节 帕金森病 ………………………………………… 217
第二节 小舞蹈病 ………………………………………… 229
第三节 肝豆状核变性 …………………………………… 236

第九章 神经-肌肉接头与肌肉疾病患者的护理 …… 246
第一节 重症肌无力 ……………………………………… 246
第二节 低钾型周期性瘫痪 ……………………………… 257
第三节 进行性肌营养不良症 …………………………… 262
第四节 多发性肌炎 ……………………………………… 268

第十章 发作性疾病患者的护理 ……………………… 274
第一节 癫痫 ……………………………………………… 274
第二节 癫痫持续状态 …………………………………… 286
第三节 偏头痛 …………………………………………… 293

第十一章 神经系统变性疾病患者的护理 …………… 301
第一节 阿尔茨海默病 …………………………………… 301

　第二节　血管性痴呆 ……………………………………………… 308

第十二章　神经科患者的康复与护理 …………………………… 312

第十三章　神经系统疾病的诊断技术 …………………………… 331

　第一节　腰椎穿刺术 ……………………………………………… 331

　第二节　数字减影血管造影 ……………………………………… 334

　第三节　脑室穿刺和持续引流术 ………………………………… 336

　第四节　血肿穿刺术 ……………………………………………… 340

　第五节　脑血管内介入治疗 ……………………………………… 341

　第六节　高压氧舱治疗 …………………………………………… 344

参考文献 ……………………………………………………………… 348

第一章　神经系统疾病常见症状的护理

第一节　头　　痛

头痛是指因各种伤害性刺激所产生的致痛因子作用于头颅内、外对疼痛敏感组织的疼痛感受器，经痛觉传导系统的神经结构，传入到中枢部分，进行分析、整合后所产生的一种局部或全头颅的痛楚与体验。

头痛是临床上常见的症状之一，指颜面或头颅、颅内外某个组织的疼痛或非疼痛性的不适，由于颅内外组织结构的痛觉末梢受到某种物理、化学或机械性刺激，产生异常的神经冲动，经感觉神经通过相应的神经传导通路传至大脑而感知。头痛一般是指前面在眉毛以上，后面枕下部以上即头颅上半部这一范围的疼痛。

【主要原因】

1. 大脑动脉环及其主要分支的牵引。
2. 颅内与颅外血管的扩张或痉挛。
3. 血管和颅内、外结构的炎症。
4. 头皮与颈部肌肉持久的收缩。
5. 颅内压的改变及鼻窦、眼眶、耳与牙髓腔内压力的改变。
6. 对含有痛觉纤维的神经的压迫与牵引。

【常见类型】

1. 血管性头痛

包括偏头痛、脑血管病性头痛及高血压性头痛。

2. 颅内压变化性头痛

如腰椎穿刺后低颅内压头痛、自发性颅内低压症、颅内压增高头痛及脑肿瘤引起头痛。

3. 颅内外感染性头痛

如脑炎、脑膜炎、颞动脉炎等。

4. 紧张性头痛

5. 其他头痛

如癫痫性头痛、精神性头痛、五官及颈椎病变所致头痛等。

【临床表现】

1. 头痛的部位症状

（1）颅外病变

疼痛较表浅或局限在其附近或神经分布区内，如颅外动脉的炎症引起的疼痛常常分布于炎症血管周围，而鼻窦、牙齿、眼、上颈段颈椎的病变会引起定位不是很准确的疼痛，主要分布于前额、上颌或是眶周。

（2）颅内病变

疼痛较深而弥散，幕上病损常分布在额、额顶等头颅前半部；幕下病损疼痛居耳后、枕部及上颈部。通过头痛部位的定位确定病变性质并非绝对，需根据伴随症状仔细鉴别。

2. 头痛的性质

（1）血管性头痛

常为搏动性阵痛或跳痛。

（2）神经性头痛

为电击样、放射状刺痛。

（3）紧张性头痛

为紧箍感或重压感。

（4）功能性头痛

为弥漫而又无定处的胀痛或钝痛。

3. 头痛的程度

（1）轻度头痛

患者可忍受，不影响日常生活及工作，功能性头痛、紧张性头痛多属于此类。

（2）中度头痛

患者可以忍受，但常影响日常生活和工作，部分血管性头痛、紧张性头痛、轻度神经痛属于此类。

(3) 重度头痛

患者不能忍受，不能坚持日常生活及工作，见于占位病变后期、急性脑血管病、颅内高低压性头痛、脑膜刺激性头痛、血管性头痛持续发作、重症神经痛。

4. 头痛的发生时间及持续时间

(1) 头痛发生时间

清晨头痛多见于颅内高压、额窦炎；神经痛多在日间发作；丛集性头痛常于夜间睡眠中痛醒。

(2) 头痛持续时间

神经痛持续时间数秒钟；血管性头痛持续数小时到 1~2 天；牵涉性头痛可持续数日；功能性头痛可迁延数月；持续时间、性质多变而又进展性头痛多见于占位性病变。

5. 头痛的伴随症状

(1) 恶心、呕吐

高压性头痛、血管性头痛常见，前者持续，后者短暂。

(2) 眩晕

多见于颅后窝病变，如小脑炎症、肿瘤及后循环缺血。

(3) 体位改变

脑室系统病损、颅后窝病变常有强迫头位；低压性头痛常于卧位时头痛消失，坐位或立位时加重。

(4) 视力障碍

颅内高压性头痛呈视物模糊，血管性头痛呈视觉先兆（光点、暗点），眼源性头痛亦可有视力减退。

(5) 自主神经症状

恶心、呕吐、多汗、面色改变、心率改变，常见于血管性头痛。

(6) 癫痫样发作

见于头痛型癫痫、脑占位病变、脑寄生虫病、脑血管畸形。

(7) 精神症状

紧张性及功能性头痛常伴失眠、焦虑、紧张；额叶肿瘤可伴记忆、定向、计算、判断力明显减退及情感淡漠等。

【辅助检查】

1. 实验室检查

（1）血常规检查

感染性疾病常见白细胞总数及中性粒细胞增多，嗜酸性粒细胞增多见于寄生虫及变态反应性疾病。

（2）尿常规检查

有助于糖尿病、肾病的诊断。

（3）粪常规检查

可发现寄生虫卵或节片。

（4）血液生化及血清学检查

可查肾功能、肝功能、血糖、血脂、免疫球蛋白、补体及有关抗原、抗体，为病原学及某些特异性疾病提供有益的诊断线索。

（5）脑脊液检查

可发现颅内压高低、有无炎性改变及其性质，常行常规、生化及特异性免疫学、病原学检查。

2. 特殊检查

（1）脑电图、脑地形图检查

可提供脑部疾患的异常变化。

（2）诱发电位检查

依据病情可选择视、听、感觉、运动及事件相关等诱发电位检查，可发现相应神经功能传导障碍的分布情况。

（3）经颅多普勒超声（TCD）及脑循环动力（CVA）检查

有助于发现颈内、外血管病变及了解其血流动力学的改变情况。

（4）影像学检查

①颅骨平片：可发现先天性异常、颅内压增高、垂体肿瘤、病理性钙化及局部骨质破坏与增生；鼻颏及鼻额位片可发现各鼻窦的炎症、肿瘤；颅底片可发现骨折、肿瘤。②颈椎四位片：正、侧及左、右斜位片有助于骨折、肿瘤、退行病变及关节紊乱症的诊断。③CT及MRI：对脑及颈段脊髓的炎症、肿瘤、血肿、囊肿及血管出血、梗死、寄生虫病变有重要诊断意义。④磁共振血管成像（MRA）或CT血管成像（CTA）：对血管

病变、畸形、炎症、血管瘤可提供定位、定性诊断，对占位病变亦可发现间接征象。⑤单光子发射计算机化断层显像（SPECT）及正电子发射层析术（PET）：为脑血流、脑代谢提供有价值的参考指标。

【体征诊断】

1. 一般检查	2. 全面的神经系统检查
注意发现精神、意识、瞳孔、呼吸、脉搏、体温、心率等变化及病理性改变。	有助于对颅内、外神经系统疾病的发现及诊断。
3. 头、颈部检查	**4. 五官检查**
有助于发现颅外病损及颈部病损的阳性体征。	可提供有关眼、耳、鼻、咽、喉、口腔等部位疾病的阳性发现及病损诊断。

【治疗原则】

针对病因治疗的治疗原则为：抗感染、除毒害、防外伤、切肿块、纠颅压、去病因。

【护理评估】

1. 健康史

询问既往治疗情况，是否治疗过，哪些药物有效、哪些药物无效等。

2. 身体状况

（1）询问头痛发生的时间、持续时间

头痛是发生在清晨、日间还是夜间睡眠中。根据头痛持续时间判断属于哪种头痛。

（2）询问头痛的部位和性质

头痛的部位是整个头部还是限于一侧，位于额部、顶区、枕部或变动不定；头痛的性质，可为胀痛、跳痛、钻痛、裂开样痛、刀割样痛或隐痛。

（3）询问头痛有无规律性

头痛是持续性、波动性还是周期性，需注意头痛与体位、头位以及引起脑脊液压力暂时升高的动作（如用力、喷嚏、咳嗽、排便等）有无关系。

（4）询问头痛的程度

头痛程度受病变部位、损害程度及个体反应等因素所影响。头痛的程度不能反映疾病的轻重，两者无平行关系。头痛程度是否影响工作和睡眠。

（5）询问全身性疾病和头面部局限性疾病

如眼、耳、鼻窦、牙齿及精神因素等。

（6）询问头痛的伴随症状

有无恶心、呕吐、视物不清、闪光、复视、耳鸣、失语、瘫痪、晕厥等。

（7）其他

询问头痛的发生速度，头痛诱发加重及缓解的因素。了解患者头痛是否与紧张、饥饿、精神压力、噪声、强光刺激、气候变化以及进食某些食物如巧克力、红酒等因素有关，是否因情绪紧张、咳嗽、大笑以及用力性动作而加剧。

3. 心理-社会状况

评估患者是否因长期反复头痛而出现恐惧、抑郁或焦虑心理。

【护理措施】

1. 避免诱因

告知患者可能诱发或加重头痛的因素，如情绪紧张，进食某些食物与酒，月经来潮，用力性动作等；保持环境安静、舒适、光线柔和。

2. 减轻头痛

指导患者缓慢深呼吸，听轻音乐，生物反馈治疗，引导式想象，冷、热敷以及理疗、按摩、指压镇痛法等。

3. 心理护理

长期反复发作的头痛，可使患者出现焦虑、紧张心理，要理解、同情患者的痛苦，耐心解释、适当诱导，解除其思想顾虑，训练身心放松，鼓励患者树立信心，积极配合治疗。

4. 用药护理

指导患者按医嘱服药，告知药物作用、不良反应，让患者了解药物依赖性或成瘾性的特点。如大量使用镇痛剂，滥用麦角胺咖啡因可致药物依赖。

【健康教育】

1. 疾病知识指导　帮助患者及家属了解头痛原因、类型、性质、程度、伴随症状等疾病相关知识与自我护理方法，以减少头痛发作频率，减轻患者痛苦。

2. 避免诱因　指导患者建立良好生活规律，保持情绪稳定和愉快心情，培养多种兴趣爱好，适当分散注意力；保持正常作息和睡眠，避免噪声、强光、饥饿等诱发因素；饮食清淡，忌高脂肪、奶酪、辛辣等食物，戒烟酒等不良嗜好。

3. 用药指导　指导患者遵医嘱服药，告知药物的作用、用药方法，让患者了解药物的依赖。

第二节　眩　晕

眩晕是机体对于空间关系的定向感觉障碍或平衡感觉障碍，是一种运动幻觉或运动错觉。机体平衡的维持和定向功能的正常，是借视觉、本体觉和前庭位置觉的协同作用而完成的，当前庭器受到较大刺激或病理性损害时，前庭感觉的刺激与来自肌肉、关节的本体觉、视觉感受器关于空间定向的冲动不一致，于是产生眩晕即运动幻觉。

眩晕发作时患者感外境或自身在旋转、移动或摇晃，常伴有平衡失调、站立不稳、眼球震颤、倾斜、恶心、呕吐、面色苍白、出汗及脉搏、血压变化。

【临床分类】

1. 系统性眩晕

由前庭神经系统病变引起的，是眩晕的主要病因，还可伴有平衡障碍、眼球震颤及听力障碍。

（1）周围性眩晕

又称真性眩晕、耳源性眩晕，系由前庭器官即前庭感受器及前庭神经颅外段病变引起的。

（2）中枢性眩晕

又称假性眩晕，系由前庭神经颅内段、前庭神经核、核上纤维、内侧纵束及皮质和小脑的前庭代表区病变所致。

（3）位置性眩晕

既可能为中枢性，亦可能为周围性眩晕，表现为头处于某一位置时出现眩晕、眼震，可伴有恶心、呕吐等。

2. 非系统性眩晕

由前庭系统以外的全身系统疾病引起的眩晕，如眼部疾病、贫血、血液病、心功能不全、感染、中毒及神经功能失调等。

【临床表现】

1. 周围性眩晕

可由外耳道盯聍、急性中耳炎、鼓膜内陷、耳硬化症、迷路炎、梅尼埃病、良性发作性位置性眩晕、迷路动脉供血不足等引起。临床多表现为急性发病，眩晕典型，程度较重，患者自觉周围物体剧烈旋转或自身摇动，为此，患者常牢牢抓住周围物体不敢睁眼，走路向一侧偏斜或倾倒，持续时间短，几分钟至数小时；常伴有自主神经症状，如严重恶心、呕吐、出汗及面色苍白等，查体可见水平或水平加旋转性眼震。

2. 中枢性眩晕

常见于听神经瘤，脑桥小脑三角肿瘤，小脑或脑干的出血、梗死、炎症、肿瘤，多发性硬化，椎-基底动脉一过性缺血发作，颞叶的肿瘤、血管病，癫痫，颈椎病及椎间盘病变等。临床表现为急性或慢性发病，旋转感比较轻，性质为旋转性或向一侧运动感，闭目后可减轻，持续时间长，与头部和体位改变无关；自主神经症状比周围性眩晕轻，但持续时间长；脑功能损害表现如头痛、颅内压高、脑神经损害、瘫痪和抽搐。耳鸣和听力下降等症状不明显。

3. 非系统性眩晕

眩晕、视物模糊或轻度站立不稳，无眩晕感，很少伴有恶心、呕吐，也无眼震；视觉系统病变引起水平眼震，节律不整，持续时间长，睁眼看外界运动的物体时加重，闭眼症状减轻或消失。

【辅助检查】

1. 实验室检查

(1) 眼科检查

包括视力、视野、复相分析、瞳孔、眼底检查等。必要时，查眼震电图、视网膜电图、视动功能及视觉诱发电位等，以明确或排除眼部疾病及视神经疾病。

(2) 耳科检查

耳镜检查可观察耳道、鼓膜病变；听力测定可行耳语、音叉试验及电听力测定、耳蜗电图或听觉诱发电位等。

(3) 前庭功能检测

①平衡障碍可行过指试验、Romberg 或 Mann 试验及步态观察有无倾斜或倾倒。②眼球震颤诱发试验可行位置性诱发、变温试验（冷热水交替）、旋转椅试验、直流电试验（以观察眼球震颤与自主神经反应出现的潜伏期、持续时间、方向、类型，双侧对比），以及更加客观、敏感、可靠的眼震电图测定等。

(4) 神经科病理学检查

有助于脑部疾病的定位诊断。

(5) 血及脑脊液检查

有助于对感染、代谢内分泌疾病、血液病、血管病、尿毒症、中毒性疾病等的定性诊断。

2. 特殊检查

(1) 血流动力学检查

TCD、CVA 有助于脑部血管狭窄、闭塞及血流速度、血流量等测定，对脑血管病的诊断有重要意义。

(2) 影像学检查

①颈椎、内听道、颅底 X 线平片有助于发现颈椎病、听神经瘤、颅底畸形。②脑血管造影可发现血管畸形、动脉瘤、血管狭窄及阻塞的部位。③CT 及 MRI 可发现骨折、出血、梗死、占位病变或炎症病灶。

（3）其他检查

如脑电图、脑地形图、心电图，可依病情选择检查。

【体征诊断】

对眩晕的患者，应详细了解病史和进行全面的体格检查，必要时应做听力检查、眼球运动（眼外肌）检查、前庭功能检查、眼底检查，并适当选做脑脊液检查、头颅或颈椎 X 线片、心电图、脑电图及颅脑 CT、MRI 扫描等以查出病因。

【治疗原则】

1. 一般处理　控制水、盐摄入，减轻内耳水肿，进行心理治疗以解除患者恐惧，建立战胜疾病的信心。

2. 寻找和治疗原发病　分不同专科寻找和治疗颅内占位性病变、脑血管病、中耳及其周围的感染、颈椎病、眼屈光不正等。

3. 应用使平衡三联系统兴奋性降低的药物　降低内耳感受器和本体感受器的感受阈值及其中枢神经兴奋性，调整内淋巴水电解质平衡，改善耳蜗微循环和血管壁的渗透性。

4. 前庭功能锻炼适于发作间歇期　采用若干能激发眩晕的动作和姿势反复锻炼，使中枢多次接受不正常的刺激后逐渐变得耐受，不至于发生眩晕。

5. 中医药治疗、康复治疗。

6. 手术治疗　根据病变部位的不同，可分为外淋巴、内淋巴、前庭神经及原发病变的手术治疗。

【护理评估】

1. 评估眩晕是在什么情况下发生的，是否与转颈、仰头、起卧、翻身有固定的关系。

2. 评估眩晕发作有无周围物体旋转或自身旋转的感觉。

3. 评估眩晕发作时有无耳鸣、眼震的症状，是一侧还是双侧。

4. 评估眩晕伴随症状，有无全身疾病。

5. 评估眩晕发作时有无自主神经症状。

6. 评估眩晕患者既往有无类似的发作，如何治疗。

【护理措施】

1. 预防受伤

发作时应尽量卧位，避免搬动；保持安静，不要惊慌，尽量少与患者说话、少探视；经常发作的患者，应避免重体力劳动，尽量勿单独外出，扭头或仰头动作不宜过急，幅度不要太大，防止诱发发作或跌伤；平时生活起居要有规律，坚持适当的体育锻炼和运动，注意劳逸结合。

2. 生活护理

发作时如出现呕吐，应及时清除呕吐物，防止误吸；眩晕严重时额部可放置冷毛巾或冰袋，以减轻症状；由于发作时消化能力减低，故应给予清淡、易消化的半流质饮食，同时还应协助做好进食、洗漱、尿便等护理，保持体位舒适。

3. 心理护理

鼓励患者保持心情愉快、情绪稳定，避免精神紧张和过度操劳。

【健康教育】

1. 疾病知识指导 眩晕症患者的病程较长，病情常有反复，向患者介绍疾病的病因、特点、临床表现、治疗和护理方案，取得患者及家属的配合。

2. 护理知识指导 对行动不便、卧床患者指导其加强皮肤护理，保持床铺清洁、干燥，定时翻身，防止压疮。向眩晕患者及家属提供安全教育和训练指导，在改变体位时动作宜慢，最好有专人陪护，防止摔伤。

3. 功能锻炼指导 可适当用温热水洗颈、肩部，促进血液循环；正确合理使用颈部围领；指导患者做颈部体操及肩背部的肌力锻炼；避免转颈过猛，防止突然前倾后伸动作；指导患者进行穴位按摩。

4. 心理指导 指导患者掌握深呼吸、快乐联想等放松技巧，关心体贴患者，主动热情和患者交流，让患者以积极的心态接受治疗，树立战胜疾病的信心。

第三节　意 识 障 碍

意识障碍是指人对外界环境刺激缺乏反应的一种精神状态。任何病因引起的大脑皮质、皮质下结构、脑干网状上行激活系统等部位的损害或功能抑制，都可出现意识障碍。

【根据临床类型进行评估判断】

护士在不同的时间段通过对患者的呼唤、按压甲床、按压眶上神经出口处，观察患者应答情况，有无面部表情、肢体活动或翻身动作，以及瞳孔对光反射、角膜反射、吞咽和咳嗽反射等方面的检查来判定。临床上用嗜睡、昏睡、昏迷等名称来描述意识障碍的程度。

1. 按意识障碍程度

（1）嗜睡

嗜睡是意识障碍的早期表现。患者表现为持续睡眠状态，但能被叫醒，醒后能勉强配合检查及回答简单问题，停止刺激后即又入睡。常见于颅内压增高患者。

（2）昏睡

患者处于较深睡眠状态，正常的外界刺激不能使其觉醒，较重的疼痛或言语刺激方可唤醒，对言语的反应能力未完全丧失，醒后做简单模糊的回答，刺激停止旋即重新进入熟睡状态。对疼痛刺激有痛苦表情和躲避反应。

（3）昏迷

意识丧失，对言语刺激无应答反应，可分为浅、中、深昏迷。①浅昏迷：意识丧失，仍有较少的无意识自发动作。对周围事物及声、光等刺激全无反应，但对强烈刺激如疼痛有反应。吞咽、咳嗽、角膜反射以及瞳孔对光反射仍然存在。生命体征无明显改变。②中度昏迷：对各种刺激均无反应，自发动作很少。对强度刺激的防御反射、角膜和瞳孔对光反射均减弱，生命体征已有改变，尿便潴留或失禁。③深昏迷：全身肌肉松弛，处于完全不动的姿势。对外界任何刺激全无反应，各种反射消失，生命体征已有明显改变，呼吸不规则，血压或有下降。尿便多失禁。

意识障碍的分级及鉴别要点见表1-1。

表1-1 意识障碍的分级及鉴别要点

分级	对疼痛反应	唤醒反应	无意识自发动作	腱反射	对光反射	生命体征
嗜睡	+，明显	+，呼唤	+	+	+	稳定
昏睡	+，迟钝	+	+	+	+	稳定
浅昏迷	+	-	可有	+	+	无变化
中昏迷	重刺激+	-	很少	-	迟钝	轻度变化
深昏迷	-	-	-	-	-	显著变化

注：+：有反应；-：无反应

2. 伴意识内容改变的意识障碍

（1）急性意识模糊状态

意识轻度障碍，表现为意识范围缩小，常有定向力障碍，突出表现是错觉，幻觉较少见，情感反应与错觉相关，可见于癔症发作。

（2）谵妄状态

较意识模糊严重，定向力和自知力均有障碍，注意力涣散，与外界不能正常接触；常有丰富的错觉、幻觉，形象生动而逼真，以致有恐惧、外逃或伤人行为。急性谵妄状态常见于高热或中毒，如阿托品类中毒；慢性谵妄状态多见于慢性酒精中毒。

【根据特殊类型进行评估判断】

1. 去皮质综合征

为意识丧失，睡眠和觉醒周期存在的一种意识障碍。患者能无意识地睁眼、闭眼和转动眼球，但眼球不能随光线或物品转动，貌似清醒但对外界刺激无反应。对光反射、角膜反射，甚至咀嚼动作、吞咽、防御反射均存在，可有吸吮、强握等原始反射，但无自发动作。尿便失禁。如身体姿势为上肢屈曲、下肢伸性强直，称去皮质强直。与去大脑强直的区别为后者四肢均为伸性强直。

2. 无动性缄默症

又称睁眼昏迷，为脑干上部和丘脑的网状激活系统受损，而大脑半球及其传出通路无病变。患者能注视周围环境及人物，貌似清醒，但不能活动或言语，尿便失禁。肌张力减低，无锥体束征。强烈刺激不能改变其意识状态，存在睡眠-觉醒周期。

3. 闭锁综合征

又称为去传出状态，病变位于脑桥腹侧基底部，损及皮质脊髓束及皮质脑干束引起。患者呈失运动状态，眼球不能向两侧转动，不能张口，四肢瘫痪，不能言语，但意识清醒，能以瞬目和眼球垂直运动示意与周围建立联系。

4. 持久性植物状态

大片脑损害后仅保存间脑和脑干功能的意识障碍称之为植物状态。患者保存完整的睡眠-觉醒周期和心肺功能，对刺激有原始清醒，但无内在的思维活动。

【护理体格检查】

1. 昏迷程度

应用格拉斯哥昏迷评分（GCS评分）评定患者的意识状态。根据患者睁眼、言语、肢体运动情况制定的GCS分级计分法（表1-2）在临床应用较为广泛。14～15分为正常，8～13分为意识障碍，≤7分为浅昏迷，<3分为深昏迷。

表1-2　GCS昏迷分级计分法

睁眼反应		言语反应		运动反应	
自动睁眼	4分	回答正确	5分	按吩咐动作	6分
呼唤睁眼	3分	回答有错误	4分	刺痛定位	5分
刺痛睁眼	2分	回答含糊不清	3分	刺痛躲避	4分
不睁眼	1分	只能发音	2分	刺痛屈肢（去皮质）	3分
		不能言语	1分	刺痛时过伸（去脑强直）	2分
				肢体不动	1分

2. 眼部特征

(1) 瞳孔检查

对瞳孔大小、形态、对称性以及直接和间接对光反射的检查有重要价值。双侧瞳孔散大和对光反射消失见于严重的中脑损害或胆碱能受体阻断剂中毒；针尖样瞳孔是脑桥损害的特征；中毒或代谢性疾病引起昏迷的患者通常瞳孔对光反射保留。

(2) 角膜反射检查

特别注意反射是否对称。一侧角膜反射消失见于同侧三叉神经或延髓病变，双侧角膜反射消失表明昏迷程度较深。

3. 运动功能判断

判断昏迷患者是否存在肢体瘫痪有以下方法：

(1) 肢体坠落试验

将患者上肢抬高后让其自然下落，瘫痪侧下落较快。

(2) 下肢外旋征

患者仰卧，双下肢伸直位，瘫痪侧下肢外旋。

(3) 痛刺激试验

针刺肢体皮肤，瘫痪侧回避动作减弱或消失。

(4) 肌张力比较

瘫痪侧肢体肌张力异常改变。

【治疗原则】

1. 迅速查明病因，对因治疗。
2. 病因一时未明者应行对症治疗。
（1）保持呼吸道通畅，给氧，注射呼吸中枢兴奋剂，必要时行气管切开或插管辅以人工呼吸。
（2）维持有效的循环功能，给予强心、升压药物，纠正休克。
（3）有颅内压增高者给予脱水、降颅内压药物，必要时行脑室穿刺引流等。
（4）应用抗菌药物防治感染。
（5）控制过高血压和过高体温。
（6）控制抽搐。
（7）纠正水、电解质平衡紊乱，补充营养。

（8）给予脑代谢促进剂、苏醒剂。

（9）注意口腔、呼吸道、泌尿道及皮肤的护理。

【护理评估】

1. 健康史

评估患者有无意识障碍、相关疾病病史或诱发因素。

2. 身体状况

（1）密切观察患者对呼唤、疼痛等各种刺激的反应以判断意识障碍的程度及脑病变水平和病情转归，同时密切观察患者瞳孔大小、对光反射、角膜反射与生命体征变化。

（2）当患者意识障碍程度加深、瞳孔进行性散大、呼吸不规则、脉搏缓慢或快、血压不稳定时提示预后不好，应立即报告医师并配合采取相应抢救措施。

（3）当患者意识障碍逐渐好转时，深浅反射逐渐恢复，眼球及头可转动，继而视觉、言语功能、随意运动也逐渐恢复，瞳孔对光反射、角膜反射由消失转为迟钝乃至正常。

（4）急性期一般每 30 分钟监测 1 次意识、瞳孔、生命体征，病情稳定后逐渐改为 4~8 小时 1 次。

3. 心理-社会状况

患者长期昏迷不醒，大量的治疗费用和心理煎熬是否给家属带来困难。

【护理诊断】

有受伤的危险

与脑组织受损导致的意识障碍有关。

【护理措施】

1. 体位护理

患者取侧卧或头侧仰卧位，以利口腔分泌物引流，意识障碍伴有窒息、严重出血、休克或脑疝者不宜搬动，以免造成呼吸心跳骤停；颅内高压无禁忌患者，给予抬高床头 15°～30°，以利颅内静脉回流，减轻脑水肿；休克患者采取头低足高位，以保证脑的血液供应，定时翻身及改变头部位置，防止压疮形成；肢体瘫痪者，协助并指导家属进行肢体按摩和被动运动，并保持肢体功能位置，防止足下垂、肌肉萎缩及关节僵直，一般被动运动及按摩肢体 2～3 次/天，每次 15～30 分钟。

2. 日常生活护理

口腔护理 2～3 次/天，洗脸、擦澡 1 次/天，每次翻身时按摩骨隆突部并予以拍背。眼睑闭合不全患者，以 0.25% 氯霉素眼药水滴患眼 3 次/天，四环素眼膏涂眼每晚 1 次，并用眼垫遮盖患眼，必要时行上下眼睑缝合术。防止压疮、口腔感染、暴露性角膜炎发生。

3. 保持呼吸道通畅

意识障碍时，呼吸中枢处于抑制状态，呼吸反射及呼吸道纤毛运动减弱，使分泌物积聚，应保持呼吸道通畅，及时给予氧气吸入，以减少、预防呼吸道并发症，保证脑的血氧供应。应及时取下义齿，吸除口鼻分泌物、痰液或呕吐物，以免进入呼吸道造成梗阻或肺炎。吸痰尽可能彻底、操作轻柔、方法正确，防止损伤气管黏膜并使吸痰有效。舌根后坠患者使用口咽通气管、托起下颌或以舌钳拉出舌前端。深度昏迷者应尽早行气管切开，必要时行机械通气并加强呼吸机应用的护理。

4. 营养供给

给予高维生素、高热量饮食，补充足够的水分。遵医嘱静脉补充营养的同时，给予鼻饲流质饮食，不可经口喂饮食，以免发生窒息、吸入性肺炎等意外。鼻饲饮食应严格遵守操作规程，定时喂食，保证足够的营养供给，喂食 6～7 次/天，每次量不超过 200ml，对于胃液反流的患者，每次喂食量减少，并注意抬高床头 30°～60°，喂食时和喂食后 30 分钟内尽量避免给患者翻身、吸痰，防止食物反流。

5. 保持尿便通畅

便秘时以开塞露或肥皂水低压灌肠，不可高压大量液体灌肠，以免反射性引起颅内压增高而加重病情。腹泻时，用烧伤湿润膏或氧化锌软膏保护肛周，防止肛周及会阴部糜烂。尿失禁、潴留而留置导尿管时，严格无菌操作，以 1∶2000 苯扎溴铵溶液消毒尿道口 2 次/天，女患者会阴部擦洗 2 次/天。

6. 安全护理

伴有抽搐、躁动、谵妄、精神错乱患者，应加强保护措施，使用床栏，防止坠床。指导患者家属关心体贴患者，预防患者伤人或自伤，及时修剪患者指甲、防止抓伤。

7. 监测水、电解质、维持酸碱平衡

意识障碍尤其是昏迷患者遵医嘱输液，并及时抽血查电解质，防止因电解质平衡紊乱而加重病情，必要时记录 24 小时出入量。

8. 病情监测

严密监测并记录生命体征及意识、瞳孔变化，观察有无恶心、呕吐及呕吐物的性状与量，准确记录出入量，预防消化道出血和脑疝发生。

【健康教育】

1. 指导患者进行相应的意识恢复训练。
2. 指导家属生活护理技巧。
3. 指导家属为患者做肢体功能训练。

第四节 语 言 障 碍

言语障碍包括失语和构音障碍。失语是脑损害导致的语言交流能力障碍，包括对各种语言符号如口语、文字、手语等的表达及认识能力的受损或丧失；构音障碍是纯口语语音障碍，是发音器官神经肌肉病变造成发音器官肌无力及运动不协调所致。

【构音障碍临床表现及分类】

构音障碍指是指因神经肌肉系统器质性损害所致口语（说话）动作控制失常而产生的语言障碍。其临床表现为说话含糊不清和不流利，严重时言不分音、语不成句、难以听懂，最严重时完全不能说话。患者表达的内容与语法正常，也能理解他人的语言。构音障碍可分为以下几种。

1. 迟缓性构音障碍

多见于进行性延髓性麻痹、急性脊髓炎、重症肌无力、吉兰-巴雷综合征、脑干肿瘤、延髓空洞症,第Ⅸ、Ⅹ、Ⅻ对脑神经损害等。

2. 痉挛性构音障碍

多见于脑卒中、运动神经元病、多发性硬化等。

3. 运动过少性构音障碍

见于帕金森综合征和进行性核上麻痹。

4. 运动过多性构音障碍

见于小舞蹈病。

5. 运动失调性构音障碍

见于遗传性共济失调、多发性硬化等。

6. 混合性构音障碍

见于肌萎缩性侧索硬化、多发性硬化和肝豆状核变性。

【失语症临床表现及分类】

失语症是脑部病变所致语言功能的丧失或障碍,患者理解形成和表达语言的能力受损,而并非由于感觉障碍或肌力下降。临床将失语症分为以下几种类型。

1. Broca 失语

又称运动性失语或表达性失语。口语表达障碍为其突出的临床特点。患者不能说话,或者只能讲一两个简单的字,且不流畅,常用错词,自己也知道,对别人的语言能理解;对书写的词语、句子也能理解,但读出来有困难,也不能流利地诵诗、唱歌;多伴有右上肢的轻瘫。

2. Wernicke 失语

又称感觉性失语或感受性失语。口语理解严重障碍为其突出特点。患者发音清晰,语言流畅,但内容不正常;无听力障碍,却不能理解别人和自己所说的话。在用词方面有错误,严重时说出的话,别人完全听不懂。

3. 传导性失语

复述不成比例的受损为其最大特点。患者口语清晰,能自发讲出语意完整、语法结构正常的句子,且听理解正常,但不能复述出在自发谈话时较易说出的词、句子或以错语复述,多为语音错语(如将"铅笔"说成"先北"),自发谈话常因找词困难并有较多的语音错误出现犹豫、中断，常伴不同程度的书写障碍。

4. 命名性失语

又称遗忘性失语。患者不能说出物件的名称及人名，但可说出该物件的用途及如何使用，当别人提示物件的名称时，患者能辨别是否正确。

5. 失写

不能书写。患者无手部肌肉瘫痪，但不能书写或者写出的句子常有遗漏错误，却仍保存抄写能力。单纯的失写较少见，多伴有运动性或感觉性失语。

6. 失读

患者尽管无失明，但由于对视觉性符号丧失认识能力，故不识文字、词句、图画。失读和失写常同时存在，因此患者不能阅读，不能自发书写，也不能抄写。

一般认为，语言中枢在一侧半球发展起来，即善用右手（右利）者在左侧半球，善用左手（左利）者其语言中枢也在左侧半球，小部分人在右侧半球，故左侧半球被认为是语言中枢的"优势半球"。90% 以上的失语症都是左侧大脑半球受损伤的结果。语言区包括说话、听话、书写和阅读 4 个区。①运动性语言中枢：额下回后部，又称 Broca 区。②听觉语言中枢：颞上回后部。③书写中枢：额中回后部。④视觉语言中枢：角回。

【护理评估】

1. 健康史

（1）了解患者言语障碍的类型、程度，注意有无言语交流方面的困难，能否进行自发性谈话、命名及复述，有无音调、速度及韵律的改变。

（2）了解患者是否语言含混不清、发音不准或错语。

（3）了解患者能否理解他人语言等。

2. 身体状况

观察患者有无面部表情改变、流涎或口腔滞留食物等症状。

3. 心理-社会状况

评估患者的心理状态、精神状态及行为表现，观察患者有无孤独、烦躁及悲观情绪。

【护理诊断】

语言沟通障碍

与大脑语言中枢病变或发音器官的神经肌肉受损有关。

【护理措施】

1. 心理支持

体贴、关心、尊重患者，避免挫伤患者自尊心的言行；鼓励患者克服害羞心理，大声说话，当患者进行尝试和获得成功时给予表扬；鼓励家属、朋友多与患者交谈，并耐心、缓慢、清楚地逐个问题解释，直至患者理解；营造一种和谐的亲情氛围或语言学习环境。

2. 康复训练

由患者、家属及参与语言康复训练的医护人员共同制定语言康复计划，让患者、家属理解康复目标，既要考虑到患者要达到的主观要求，又要兼顾康复效果的客观可能性；根据病情选择适当的训练方法，原则上是轻症者以直接改善其功能为目标，而重症者则重点放在活化其残存功能或进行试验性的治疗。

（1）对于 Broca 失语者

训练重点为口语表达。

（2）对于 Wernicke 失语者

训练重点为听理解、会话、复述。

（3）对于传导性失语者

重点训练听写、复述。

（4）对于命名性失语者

重点训练口语命名、文字称呼等。

（5）对于失读、失写者

可将日常用语、短语、短句或词、字写在卡片上，让其反复朗读、背诵和（或）抄写、默写。

（6）对于构音障碍的患者

训练越早，效果越好，训练重点为构音器官运动功能训练和构音训练。根据患者情况，还可选择一些实用性的非语言交流，如手势的运用，利用符号、图画、交流画板等，也可利用电脑、电话等训练患者实用交流能力。

语言的康复训练是一个由少到多，由易到难，由简单到复杂的过程，训练中应根据患者病情及情绪状态，循序渐进地进行训练。一般正答率约80%时即可进入下一组训练课题，使其既有成功感，又有求知欲，而不至于产生厌烦或失望情绪。

【健康教育】

1. 指导患者放松身心，坚持语言康复训练，循序渐进。
2. 当患者进行尝试和取得进步时及时给予表扬。
3. 鼓励家属与患者多交谈，采取适宜方法耐心、缓慢、清楚地进行语言训练，营造良好的语言沟通环境和氛围。

第五节　感　觉　障　碍

感觉是作用于各种感受器的各种形式的刺激在人脑中的直接反映。感觉障碍是指机体对各种形式（痛、温、触、压、位置、振动等）的刺激无感知、感知减退或异常的综合征。

【临床分类及表现】

1. 感觉的分类

（1）一般感觉

①浅感觉：来自皮肤和黏膜，包括痛觉、温度觉和触觉。②深感觉：来自肌腱、肌肉、骨膜和关节，包括运动觉、位置觉和振动觉。③复合感觉：包括实体觉、图形觉、两点辨别觉、定位觉和质量觉等。

（2）特殊感觉

特殊感觉是指视觉、听觉、嗅觉和味觉。

2. 感觉障碍的分类

根据病变性质，临床上将感觉障碍分为抑制性症状和刺激性症状两大类。

（1）抑制性症状

感觉传导通路受到破坏或功能受到抑制时，感觉缺失或感觉减退。同一部位各种感觉都缺失，为完全性感觉缺失。若同一部位仅有某种感觉障碍，而其他感觉保存，称分离性感觉障碍。

（2）刺激性症状

感觉传导通路受刺激或兴奋性增高出现刺激性症状。常见的刺激性症状有以下几种表现：

1）感觉过敏：感觉过敏指轻微刺激引起强烈的感觉，如用针轻刺皮肤引起强烈的疼痛感受，此为检查时的刺激与传导通路上的兴奋性病灶产生的刺激总和所引起。

2）感觉过度：多发生在感觉障碍的基础上，感觉的刺激阈增高，反应剧烈、时间延长。当刺激达到阈值时，经潜伏期，可产生一种强烈的、定位不明确的不适感，患者不能正确指出刺激的部位、刺激的性质与强度，且可有刺激点向四周扩散之感，持续一段时间后才消失。

3）感觉异常：没有任何外界刺激而出现的感觉，常见的感觉异常有：麻木感、痒感、发重感、针刺感、蚁行感、电击感、紧束感、冷热感、肿胀感等。感觉异常出现的范围也有定位的价值。

4）感觉倒错：指热觉刺激引起冷觉感，非疼痛刺激而出现疼痛感觉。

5）疼痛：疼痛为临床上最常见的症状，可分为以下几种。①局部疼痛：指病变部位的局限性疼痛。②放射性疼痛：系神经干、神经根或中枢神经受病变刺激，疼痛不仅发生于刺激局部，而且可扩展到受累感觉神经的支配区，如周围神经损害、脊髓后根受肿瘤或椎间盘突出压迫引起的痛性麻木。③扩散性疼痛：由一个神经分支疼痛扩散到另一个神经分支而产生的疼痛。例如当三叉神经某一支受到刺激时，疼痛会扩散到其他分支。手指远端的挫伤，疼痛扩散到整个上肢，甚至扩散到枕颈部。④灼性神经痛：为一种烧灼样剧烈疼痛，迫使患者用冷水浸湿患肢，多见于正中神经和坐骨神经受损后。⑤牵涉性疼痛：也可看成为一种扩散性疼痛，内脏有疾病时，在与罹病内脏相当的脊髓段所支配的体表部分出现感觉过敏区、有压痛点或疼痛。这是由于内脏和皮肤的传入纤维都是汇聚到脊髓后角神经元，当内脏有病变时，内脏的疼痛性冲动便扩散到相应节段的体表。临床上多见于心绞痛时引起左胸及左上肢内侧疼痛；肝胆病变可引起右肩痛；肾脏疾病引起腰痛；小肠病变引起脐周痛；五官疾病可引起头痛等。

【定位诊断】

不同解剖部位的损伤产生不同类型的感觉障碍，而典型的感觉障碍具有特殊的定位诊断价值。

1. 末梢型感觉障碍

表现为痛觉、温觉、触觉障碍，呈手套或袜子状分布，主要在四肢远端，越远末端越明显，见于多发性周围神经病。

2. 传导束型感觉障碍

病损以下部位的感觉缺损或分离，见于脊髓病变。

3. 交叉型感觉障碍

延髓外侧和脑桥病变时，常产生病变同侧的面部和对侧身体的感觉缺失。

4. 皮质型感觉障碍

特点为精细性感觉的形体觉、两点辨别觉、定位觉、图形觉的障碍。

5. 内囊型感觉障碍

半身痛觉、温觉、触觉减退或消失，常包括头、面部，称"偏麻"，与偏瘫、偏盲共同组成"三偏症"，见于内囊病变。

【护理评估】

1. 健康史

评估患者的意识状态与精神状况，注意有无认知、情感或意识行为方面的异常；有无智力障碍，是否疲劳或注意力不集中；了解感觉障碍出现的时间、发展的过程、传播的方式、加重或缓解的因素，是否有麻木感、冷热感、潮湿感、重压感、针刺感、振动感或自发疼痛，如感觉过敏常见于浅感觉障碍，感觉过度常见于烧灼性神经痛、带状疱疹疼痛、丘脑的血管性病变，感觉倒错常见于顶叶病变或癔症，感觉异常常见于周围神经或自主神经病变等。

2. 身体状况

宜在环境安静、患者意识清醒及情绪稳定的情况下评估感觉障碍的性质、部位、范围及双侧是否对称等。进行全身评估，评估有无肢体运动障碍及类型，肌力情况如何；观察患者的全身情况及伴随症状，注意相应区域的皮肤颜色、毛发分布，有无烫伤或外伤瘢痕、皮疹、出汗等。如肢体末梢型感觉障碍为周围性神经病，部分肢体或躯干分布区域受累提示一个神经或神经根损害，半球病变可伴失语和视野缺损，脑干病变可伴构音障碍、眩晕和共济失调等。感觉系统检查主观性较强，应注意患者情绪、心理状态，确保客观真实，切忌暗示性提问。

3. 心理-社会状况

评估患者是否有因感觉异常而烦闷、忧虑或失眠的症状。

【护理诊断】

感知觉紊乱

与脑、脊髓病变及周围神经受损有关。

【护理措施】

1. 生活护理

保持床单整洁、干燥、无渣屑，防止感觉障碍的身体部位受压或机械性刺激；避免高温或过冷刺激，慎用热水袋或冰袋，防止烫伤或冻伤，肢体保暖需用热水袋时，水温不宜超过 50℃，对感觉过敏的患者尽量避免不必要的刺激。

2. 知觉训练

每日用温水擦洗感觉障碍的身体部位，以促进血液循环和刺激感觉恢复；同时可进行肢体的被动运动、按摩、理疗及针灸。

【健康教育】

1. 指导患者坚持做感知觉训练，鼓励家属积极配合练习，循序渐进。
2. 建立感知觉训练与日常生活能力训练一体化的理念。

第六节　运动障碍

运动障碍可分为瘫痪、僵硬、不随意运动和共济失调等。

【瘫痪】

肢体因肌力下降而出现运动障碍称为瘫痪。临床常根据瘫痪程度分为完全性瘫痪（肌力完全丧失而不能运动）和不完全性瘫痪（保存部分运动的能力）；根据瘫痪的不同分布分为单瘫、偏瘫、截瘫、四瘫、交叉性瘫痪和局限性瘫痪等；根据病变部位可分为痉挛性瘫痪（上运动元瘫、中枢性瘫）和迟缓性瘫痪（下运动元瘫、周围性瘫）。瘫痪性质鉴别见表1-3。

表1-3 上、下运动神经元性瘫痪的鉴别

体征	上运动神经元性瘫痪	下运动神经元性瘫痪
瘫痪分布	以整个肢体为主（如单瘫、偏瘫、截瘫等）	以肌群为主
肌张力	增高	减低
腱反射	增强	减低或消失
病理反射	有	无
肌萎缩	无或轻度失用性萎缩	明显
肌束颤动	无	有
肌电图	神经传导速度正常，无失神经电位	神经传导速度异常，有失神经电位
肌肉活检	正常，后期呈失用性萎缩	失神经改变
皮肤营养障碍	无，可有轻度失用性萎缩	显著，且早期出现

【僵硬】

僵硬是指肌张力增加所致的肌肉僵硬、活动受限或不能活动的一组综合征，包括痉挛、僵直、强直等不同的临床表现，可由中枢神经、周围神经、肌肉和神经-肌肉接头病变引起。

【不随意运动】

不随意运动是指不随意志控制的无规律、无目的的面、舌、躯干、肢体等骨骼肌的不自主运动。包括肌张力增高、动作减少和肌张力减低、动作增多两大类。主要表现形式为震颤、舞蹈、手足徐动、扭转痉挛、投掷动作等，所有不随意运动随睡眠消失。

【共济失调】

共济失调是指在肌力正常、无视觉障碍和失用症的情况下，出现肢体随意运动的幅度和协调障碍，从而不能维持躯体正常的姿势、平衡和协调动作，多由前庭小脑、本体感觉及其相连接结构受损所致。根据病变部位和特征的不同，临床上将共济失调分为感觉性共济失调、前庭性共济失调、小脑性共济失调和大脑性共济失调四类。其中，以小脑性共济失调最为常见。

【护理评估】

1. 健康史

了解患者起病的缓急，运动障碍的性质、分布、程度及伴发症状。了解患者步行的模式、速度、节律、步幅以及是否需要支持。

2. 身体状况

评估检查患者四肢的营养、肌力、肌张力情况，注意有无损伤、发热、抽搐或疼痛。

3. 心理-社会状况

评估患者是否因肢体运动障碍而产生急躁、焦虑情绪或悲观、抑郁心理。

【护理诊断】

1. 躯体活动障碍

与大脑、小脑、脊髓病变及神经肌肉受损、肢体瘫痪或协调能力异常有关。

2. 有失用综合征的危险

与肢体瘫痪、僵硬、长期卧床、体位不当或异常运动模式有关。

【护理措施】

1. 生活护理

指导和协助患者洗漱、进食、如厕、穿脱衣服及保持个人卫生，帮助患者翻身和保持床单位整洁，满足患者基本生活需要；指导患者学会配合和使用便器，要注意动作轻柔，勿拖拉和用力过猛。

2. 安全护理

运动障碍的患者要防止跌倒，确保安全。床铺要有护栏；走廊、厕所要装扶手；地面要保持平整干燥，防湿、防滑，去除门槛；呼叫器应置于床头患者随手可及处；患者的鞋最好是防滑软橡胶底鞋；患者在行走时不要在其身旁擦过或在其面前穿过，同时避免突然呼唤患者，以免分散其注意力；行走不稳或步态不稳者，选用三角手杖等合适的辅助具，并有人陪伴，防止受伤。

3. 心理护理

给患者提供有关疾病、治疗及预后的可靠信息；鼓励患者正确对待疾病，消除抑郁、恐惧心理或悲观情绪，摆脱对他人的依赖心理；关心、尊重患者，多与患者交谈，鼓励患者表达自己的感受；避免任何刺激和伤害患者自尊的言行，尤其在喂饭、帮助患者洗漱和处理大小便时不要流露出厌烦情绪；营造一种舒适的休养环境和亲情氛围。正确对待康复训练过程中患者所出现的诸如注意力不集中，缺乏主动性，情感活动难以自制等现象，鼓励患者克服困难，增强自我照顾能力与自信心。

【康复护理】

医师要与患者、家属共同制定康复训练计划，并及时评价和修改；告知患者及家属，早期康复锻炼的重要性，指导患者急性期床上的患肢体位摆放、翻身、床上的上下移动；协助和督促患者早期床上的桥式主动运动、Bobath 握手（十字交叉握手），床旁坐起及下床进行日常生活动作的主动训练；鼓励患者使用健侧肢体从事自我照顾的活动，并协助患肢进行主动或被动运动；教会家属协助患者锻炼的方法与注意事项，使患者保持正确的运动模式；指导和教会患者使用自助具；必要时选择理疗、针灸、按摩等辅助治疗。

1. 重视患侧刺激

通常患侧的体表感觉、视觉和听觉减少，有必要加强刺激，以对抗疾病所引起的感觉丧失。房间的布置应尽可能地使患侧在白天自然地接受更多的刺激。如床头柜、电视机应置于患侧；所有护理工作如帮助患者洗漱、进食、测血压、脉搏等都应在患侧进行；家属与患者交谈时也应握住患侧手，引导偏瘫患者头转向患侧，以免忽略患侧身体和患侧空间；避免手的损伤，尽量不在患肢静脉输液；慎用热水瓶、热水袋等热敷。

2. 正确变换体位

正确的体位摆放可以减轻患肢的痉挛、水肿，增加舒适感。

(1) 床上卧位

床应放平，床头不宜过高，尽量避免半卧位，仰卧时身体与床边保持平衡，而不是斜卧。

(2) 定时翻身

翻身主要是躯干的旋转，它能刺激全身的反应与活动，是抑制痉挛和减少患侧受压最具治疗意义的活动。患侧卧位是所有体位中最重要的体位，应给予正确引导（如指导患者肩关节向前伸展并外旋，肘关节伸展，前臂旋前，手掌向上放在最高处，患腿伸展、膝关节轻度屈曲等）；仰卧位因为受颈牵张性反射和迷路反射的影响，异常反射活动增强，应尽可能少用。不同的体位均应备数个不同大小和形状的软枕以支持。

(3) 避免不舒适的体位

避免被褥过重或太紧；患手应张开，手中不应放任何东西，以避免让手处于抗重力的体位；也不应在足部放置坚硬的物体以试图避免足跖屈畸形，硬物压在足底部可增加不必要的伸肌模式的反射活动。

鼓励患者尽早坐起来：坐位时其上肢始终放置于前面桌子上，可在臂下垫一软枕以帮助上举；轮椅活动时，应在轮椅上放一桌板，保证手不悬垂在一边。

3. 指导选择性运动

选择性运动有助于缓解痉挛和改善已形成的异常运动模式，教会患者正常的运动方法。

（1）十指交叉握手的自我辅助运动（Bobath 握手）

可教会患者如何放松上肢和肩胛的痉挛，并保持关节的被动上举，可避免手的僵硬收缩，同时也使躯干活动受到刺激，对称性运动和负重得到改善。应鼓励患者每日多次练习，即使静脉输液，也应小心地继续上举其患肢，以充分保持肩关节无痛范围的活动。

（2）垫上活动

垫上活动可通过运动肢体近端而减轻远端痉挛，在偏瘫患者治疗过程中起着重要作用。垫上活动包括坐到垫上、侧坐、直腿坐、翻身、俯卧、俯跪、单跪及单腿跪站立等活动。患者可在垫上自由活动，而不必担心跌倒。垫上活动应针对患者康复过程的难点有选择性、有针对性地进行锻炼，并做到循序渐进。

（3）桥式运动（选择性伸髋）

训练用患腿负重，仰卧时抬高和放下臀部，为患者行走做准备，还可以防止患者在行走中的膝关节锁住（膝过伸位）。

第七节　颅内压增高

颅腔内容物如脑组织、脑脊液和血液等对颅腔所产生的压力即为颅内压。当颅腔内任何一种内容物体积增加或颅内占位性病变时，其增加的体积超过颅内压的调节能力（通常认为不超过颅腔容积的10%），将导致颅内压增高，患者出现颅内压增高表现。颅内压增高即颅内容物体积超过了颅腔可代偿的容量而引起的临床病理综合征。

正常成人平卧时颅内压为 $70\sim180mmH_2O$，儿童为 $50\sim100mmH_2O$，颅内压超过 $200mmH_2O$（儿童超过 $100mmH_2O$）即为颅内压增高，患者表现为剧烈头痛、呕吐、视盘水肿及生命体征改变。

【临床表现】

1. 代偿期

当颅内容积开始增加时，脑脊液从颅腔内挤入硬脊膜下隙，血液从扩张的脑静脉挤出颅腔，此时颅内顺应性良好，颅内压波动在正常范围内，临床上不出现症状和体征。

2. 早期

颅内代偿容积失代偿时，颅内压增高，脑血流量减少，脑组织缺血缺氧，临床上出现三个典型症状：头痛、呕吐、视盘水肿。

（1）头痛 头痛常为颅内压增高最先出现的症状，部位呈弥漫性，以额枕部较明显，呈撕裂样或搏动性持续疼痛，清晨及夜间加重是其重要特点，咳嗽及用力的动作可使疼痛加剧。

（2）呕吐 典型表现为喷射性呕吐，多在头痛剧烈时伴发，一般不伴恶心，常与进食无关。

（3）视盘水肿 是颅内压增高最重要的客观体征，具有诊断价值，但急性颅内压增高不一定出现视盘水肿。早期表现为视盘鼻侧边缘模糊、视网膜静脉增粗与搏动消失，逐渐发展为生理凹陷不清楚、视盘隆起、静脉迂曲、视盘周围有火焰状出血。延续较久的视盘水肿可继发视神经萎缩及视力减退。

3. 高峰期

颅内压达到高峰期后，不仅头痛、呕吐加重，而且出现意识障碍，其病理解剖学基础是颅内压增高导致的全脑严重缺血缺氧和脑干网状结构功能受累。此时另一重要的临床表现是库欣综合征（Cushing syndrome）：心跳减慢、呼吸减慢和血压增高。

4. 晚期

颅内压增高造成的脑损伤难以逆转，临床表现为深昏迷，瞳孔不等大或扩大，去脑强直发作，心率加快，血压下降，呼吸不规则或暂停，最终呼吸、心跳停止。

【急性和慢性颅内压增高临床表现鉴别】

表 1-4 急性和慢性颅内压增高临床表现鉴别

临床表现	急性颅内压增高	慢性颅内压增高
头痛	极剧烈	持续钝痛，阵发性加剧，夜间痛醒
视盘水肿	不一定出现	典型而具有诊断价值

续　表

临床表现	急性颅内压增高	慢性颅内压增高
单侧或双侧展神经麻痹	多无	较常见
意识障碍及生命体征改变	出现早而明显，甚至去脑强直	不一定出现，如出现则为缓慢进展
癫痫	多有，可为强直阵挛发作	可有，多为部分性发作
脑疝	发生快，有时数小时即可出现	缓慢发生甚至不发生
常见病因	蛛网膜下隙出血、脑出血、脑膜炎、脑炎等	颅内肿瘤、炎症及出血后粘连

【颅内压增高程度的判断】

　　颅内压增高程度的判断对疾病缓急及严重程度的判断有重要意义，一般来说，如有下述情形即认为颅内压已增高到较为严重的程度：

　　1. 头痛剧烈且频繁加重，伴有反复恶心、呕吐。

　　2. 血压增高，脉搏减缓，呼吸节律不规则，提示病变已累及脑干。

　　3. 反应渐迟钝，渐出现嗜睡、昏睡甚至昏迷等意识障碍，提示脑干功能受累，脑血流量供应出现障碍。

　　4. 出现脑疝前兆，如瞳孔不等大、颈强直、枕部压痛。

【治疗原则】

　　1. 高渗药物和利尿药物脱水降颅内压处理。

　　2. 应用激素，吸氧、过度换气、冬眠低温等辅助降颅内压。

　　3. 侧脑室引流脑脊液降颅内压。

　　4. 脑室-腹腔分流术分流脑脊液降颅内压。

　　5. 开颅探查清除占位病变，去骨瓣减压降颅内压。

【护理评估】

1. 健康史

评估引起颅内压增高的原因和导致颅内压急骤升高的相关因素。

2. 身体状况

评估头痛的程度、持续时间、是否伴随意识障碍、视力障碍和呕吐等；评估瞳孔大小、对光反射情况；评估患者的意识状态，是否为喷射性呕吐；评估患者的血压、脉搏和呼吸，是否出现库欣综合征；评估脑室引流量、性质、液面波动情况。患者应答，进行 GCS 评分。

3. 心理-社会状况

颅内压增高的患者可因头痛、呕吐等引起烦躁不安、焦虑、紧张等心理反应。要了解患者对疾病的认知程度和恢复信心，了解家属对疾病的认知和心理反应，对患者的关心程度及家庭经济情况。

【护理诊断】

1. 有脑组织灌注无效的危险

与颅内压增高有关。

2. 有受伤的危险

与血压增高导致头晕有关。

3. 有误吸的危险

与昏迷、抽搐有关。

4. 头痛

与颅内压增高有关。

5. 有体液不足的危险

与剧烈呕吐及应用脱水剂有关。

6. 潜在并发症

脑疝。

【护理措施】

1. 日常生活护理

保持病室安静，减少各种不良刺激，避免情绪激动、屏气、剧烈咳嗽、癫痫发作等使颅内压进一步升高的诱因；便秘者给予润滑通便或低压灌肠，禁用高压及大量盐水灌肠。

2. 绝对卧床休息

患者绝对卧床休息并抬高床头 15°～30°，以利颅内静脉回流，减轻脑水肿，同时避免头部扭转，以利于颅内血液和脑脊液引流。

3. 脱水降颅内压

遵医嘱以 20%甘露醇 125～250ml 快速静脉滴注，必要时 2～3 次/天，以减少脑组织中的水分，从而缩小脑体积，降低颅内压。同时可配合使用利尿脱水剂，如呋塞米 20～40mg 静脉推注。

4. 脑室穿刺外引流

通过放出脑脊液，降低颅内压。

5. 心理护理

耐心倾听患者主诉，做好细致的心理安抚。

6. 保持呼吸道通畅

充足给氧可以改善脑缺氧，并可使脑血管收缩，降低脑血流量。患者意识障碍、呼吸深慢、咳嗽吞咽反射减弱，易导致呼吸道梗阻、呼吸骤停，应及时清除呼吸道分泌物，高流量输氧，必要时置口咽通气管或气管插管开放气管解除呼吸道梗阻。吸痰是解除呼吸道梗阻、抢救颅内压增高的重要措施，吸痰前予以吸入高浓度氧气，防止缺氧，吸痰应彻底、有效，吸尽气管深部痰液，以维持动脉血氧饱和度（SaO_2）。高热、尿崩、呕吐等患者，应密切注意水电解质平衡，准确记录24小时出入量，监测血生化指标，及时处理低钠低氯血症，并适当增加补液，否则将影响脑灌注和脑部血液供应。

【健康教育】

1. 建议患者改善饮食结构，保持饮食清淡，多食蔬菜、水果，勿过饱等良好习惯，规劝其戒烟酒。

2. 指导患者保持情绪稳定和心态平衡，避免受到不良刺激。

3. 随访控制血压，控制饮食，生活规律，防止情绪波动，劳逸结合。

第二章 神经系统体格检查

第一节 一般检查

【一般检查的内容】

一般检查是对患者全身健康状况的概括性观察，是体格检查过程中的第一步。一般检查包括一般情况（性别、年龄、发育、营养、面容表情）、生命体征（体温、呼吸、脉搏、血压）、意识状态、体位、姿势、步态、皮肤黏膜、头面部、胸腹部和脊柱四肢等检查；同时也要注意患者服饰仪容、个人卫生、呼吸或身体气味，以及患者精神状态、对周围环境中人和物的反应、全身状况等。

【生命体征】

根据其生命体征的变化来判断病情的预后和转归。生命体征主要包括：

1. 体温

升高常见于继发感染、下丘脑或脑干受损（因影响体温调节中枢功能而引起中枢性发热，临床特点为持续高热而无寒战，四肢不热不出汗）、严重的高颈髓段病变（因躯干和肢体的汗腺分泌和散热功能受到损害）；体温升高还可由躁动或抽搐所引起。体温下降或不升，为呼吸、循环衰竭，下丘脑严重病变或临终的表现。

2. 呼吸

呼吸节律不整，如潮式呼吸、叹息样双吸气或呼吸暂停，常为昏迷末期或脑干受损时中枢性呼吸衰竭的一种表现。呼吸深而慢，同时伴有脉搏缓慢有力及血压增高者为颅内压增高的表现；呼吸表浅无力或不能，见于颈髓病变和急性感染性多发性神经根神经炎等引起的膈神经和肋间神经麻痹。重症肌无力危象和多发性肌炎等亦可引起呼吸肌瘫痪。此外，黏痰的堆积、呕吐物的阻塞、深昏迷患者的舌后坠、继发性肺部感染、肺不张、肺水肿等均可引起呼吸困难，临床上要注意鉴别。

3. 脉搏	4. 血压
缓慢有力见于颅内压增高。脉速通常见于继发性发热、脑疝晚期失代偿、脑实质及脑干出血、癫痫发作、缺氧和中枢性及周围性呼吸循环衰竭患者。	增高见于病前原有高血压、颅内压增高及脑疝前期的代偿期。下降则多为周围循环衰竭、严重酸中毒、脑干或下丘脑受损、脑疝末期的失代偿期、脑出血伴大量胃出血及氯普芬、硝普钠等静脉给药后。

【意识状态】

1. 嗜睡	2. 昏睡
意识障碍的早期表现，表现为精神萎靡、动作减少、持续地处于睡眠状态；能被叫醒正确回答问题及配合身体检查，刺激停止后又进入睡眠。	意识清醒水平较前者降低，需较强刺激方能唤醒，不能配合检查，刺激停止后又进入睡眠。

3. 浅昏迷	4. 中昏迷
意识丧失，对强烈疼痛刺激如压眶可有反应，可有较少无意识自发动作；腹壁反射消失，但角膜反射、对光反射、咳嗽反射、吞咽反射、腱反射存在，生命体征无改变，抑制水平达到皮质。	对疼痛反应消失，四肢完全处于瘫痪状态，腱反射亢进，病理征阳性；角膜反射、对光反射、咳嗽反射和吞咽反射减弱，呼吸和循环尚稳定，抑制达皮质下。

5. 深昏迷
患者眼球固定，瞳孔散大，角膜反射、对光反射、咳嗽反射、吞咽反射消失，四肢迟缓性瘫痪，腱反射、病理反射均消失，呼吸、循环和体温调节功能障碍。抑制达脑干。
特殊的意识状态主要包括意识模糊状态及谵妄状态。

【记忆、思维、情感、智力、言语】

1. 记忆

询问患者生活史中的往事，如参加工作的时间等评估远期记忆，询问患者何时来医院，当日的早餐内容等查看近期记忆；了解记忆的保持力，可告诉患者一个电话号码或地址，请他记住，3~5分钟后再请他说出。

2. 思维

通过交谈注意思维是否清晰、连贯性和逻辑性。有无联想障碍，思考内容是否现实，有无妄想、幻觉，以及自大的想法，反应是否迟钝，语句是否经常中断，有无反复说一件事的现象或对不同的话题以相同的方式回答。

3. 情感

观察患者的表情、动作、语调。注意有无情绪高涨、欣快、情绪低落、恐惧与焦虑、情绪淡漠、情绪不稳、情感倒错和易受激惹等。

4. 智力

是人们运用以往积累的知识和经验，以获得新知识及解决新问题的能力。用口语令患者做一些动作观察理解能力。

5. 言语

语言的表达能力的检查可通过注意患者说话是否自在、正确，是否有丰富的词汇，有无错句等，并令患者重复检查者的言语。理解文字能力的检查可通过用书面文字命令患者做某些动作、拿某种东西等。书写能力的检查可通过让患者自动书写，注意写得是否利落或有困难，造句是否正确。

第二节 脑神经检查

脑神经共12对，一般用罗马数字按次序命名。具体包括：嗅神经（Ⅰ）、视神经（Ⅱ）、动眼神经（Ⅲ）、滑车神经（Ⅳ）、三叉神经（Ⅴ）、展神经（Ⅵ）、面神经（Ⅶ）、位听神经（Ⅷ）、舌咽神经（Ⅸ）、迷走神经（Ⅹ）、副神经（Ⅺ）、舌下神经（Ⅻ）。

【嗅神经】

1. 检查方法

被检查者闭目，用手指压塞一侧鼻孔，医师用茶叶、香皂、香烟等物轮流置于另一侧鼻孔下面，嘱其说出嗅到的气味。嗅觉的精密检查方法可用 Elsberg 法。

2. 神经损害的临床表现

嗅觉的感受器和传导部分受损，可引起病侧的嗅觉减退或消失。中枢病变不引起嗅觉消失，因两侧有较多联络纤维。颞叶的损伤或瘢痕常出现幻嗅，也就是无刺激物存在，但患者闻到实际上没有的气味，多为难闻的臭味，如臭蛋味、臭肉味，也可为香味，有时在幻嗅之后有奇特的梦样状态，伴有咂嘴、下颌嚼动及吞咽动作或全身抽搐等钩回发作症状。

【视神经】

1. 检查方法

视神经的检查包括视力、视野、瞳孔和眼底，双眼分别检查。

（1）视力

检查近视力时，将国内通用近视力表置于眼前 30cm 处，视力表视力为 0.1~1.5，小于 1.0 为视力减退。远视力检查用国际远视力表，视力用分数表示，分子表示患者检查的距离，一般为 5m，分母为正常人看到该行的距离。例如，视力 5/10 指患者在 5m 处仅能看清正常人在 10m 处应能看清楚的一行。

（2）视野

粗查用手试法，细查则用视野计，正常单眼视野为内侧 60°，外侧 90°~100°，上方 50°，下方 60°~70°。

（3）瞳孔

检查其大小，并用电筒观察对光反射。

（4）眼底

用眼底镜检查视盘的形态、大小、颜色、边缘及生理凹陷，还要注意动、静脉及视网膜的情况。

2. 神经损害的临床表现

（1）视力减退或丧失

见于视神经炎及长期颅内压增高所致的继发性视神经萎缩。

（2）视野改变

主要表现为各种视野缩小和偏盲。管状视野见于视神经萎缩；双颞侧偏盲为视交叉中部损害；一眼鼻侧盲为一侧视交叉外侧部病变；双眼同向偏盲为对侧视束或视辐射全部受损；双眼同向上象限盲为对侧颞叶的视辐射下部受损；双眼同向下象限盲为对侧顶叶的视辐射上部损伤。

（3）瞳孔改变

患侧瞳孔扩大，患侧的直接对光反射及对侧的间接对光反射减弱或消失，患侧间接对光反射正常，这种瞳孔改变见于视神经损害。

（4）眼底改变

视盘水肿见于颅内压增高，表现为视盘充血、边缘模糊、生理凹陷消失，视盘凸起，静脉怒张、迂曲，视网膜出血及水肿。

（5）视神经萎缩

表现为视盘颜色变浅，呈灰白色或苍白色，血管细小、伴视力减退或消失，由球后视神经炎或肿瘤直接压迫引起者为原发性萎缩，由颅脑疾病等原因引起颅内压增高所致者为继发性视神经萎缩，二者的区别为：前者视盘边缘清楚，生理凹陷扩大，筛板清晰可见；后者视盘边缘较模糊，筛板不清。

【动眼神经、滑车神经、展神经】

1. 检查方法

（1）眼睑和眼裂

嘱患者平视前方，观察有无上睑下垂及两侧眼裂大小。

（2）眼球位置

观察眼球有无凸出、凹陷或斜视。

（3）瞳孔

注意两侧瞳孔的形状、大小，并用电筒从侧面分别照射眼，检查瞳孔对光反射，直接感光的瞳孔缩小称为直接对光反射，未直接感光的瞳孔亦缩小称为间接对光反射。

（4）眼球运动

嘱患者头部不动，注意检查者的手指，做向左、右、上、下活动，或其他方位的转动，以发现有无眼肌瘫痪、眼球震颤及复视。复视的检查，有时需让患者的患眼戴上红色眼镜，健眼戴绿色眼镜仔细检查。

2. 神经损害的临床表现

神经损害的临床表现有：①上睑下垂。②外斜视，表现为眼球转向外方。③复视，即一物视为两物，尤其是当向瘫痪肌肉收缩的方向注视时更为明显。④眼球不能向内、向上和向下转动。⑤瞳孔扩大，这是动眼神经的副交感神经纤维受损，瞳孔括约肌麻痹所致。⑥瞳孔对光反射消失或减弱。滑车神经核或交叉前纤维受损引起对侧上斜肌麻痹，若前髓帆交叉后的滑车神经损害则使同侧上斜肌麻痹。滑车神经单独受损较为少见，症状不明显，患眼向下外运动可减弱或出现复视，临床上滑车神经损害常合并动眼神经损害。展神经损害时，出现内斜视，眼球不能向外转，并有复视。

【三叉神经】

1. 检查方法

（1）感觉

用针、棉花及盛冷水（5～10℃）、热水（40～45℃）的玻璃管分别检查痛觉、触觉及冷、热觉。

（2）角膜反射

请患者向对侧外上方注视，检查者用棉花轻触角膜周边部，观察眼睑闭合的敏感性，同侧眼睑闭合称为直接角膜反射，对侧闭合称为间接角膜反射。

（3）运动

先观察两侧颞部及颊部肌肉有无萎缩；然后检查者将双手接触颞部、颊部，嘱患者做咀嚼动作，以了解两侧收缩力是否相等；再嘱患者张口，注意下颌有无偏斜。

（4）下颌反射

患者口微张，检查者将左拇指末节置于下颌中部，右手用叩诊锤叩击该指，观察口部闭合情况。正常时，此反射轻微。

2. 神经损害的临床表现

（1）三叉神经某分支供应范围的剧烈疼痛或痛、温、触觉的减退、消失。

（2）角膜反射减弱或消失。见于三叉神经第一支损伤时，因角膜反射的传入神经是三叉神经第一支，中枢是脑桥的三叉神经感觉核和面神经核，传出神经是面神经。

（3）咀嚼肌在三叉神经第三支损伤时出现萎缩和收缩无力，张口下颌偏向病侧。

（4）两侧皮质脑干束损害时，下颌反射增强。

【面神经】

1. 检查方法

（1）运动	（2）味觉
先观察额纹及鼻唇沟是否变浅、口角是否低垂或向一侧歪斜，然后嘱患者做蹙额、皱眉、闭眼、露齿、鼓腮及吹口哨动作。	嘱患者伸舌，检查者用棉签分别蘸少许糖、醋、盐或奎宁溶液涂于舌的不同部位，辨味后令其指出事先写在纸上的甜、酸、咸、苦（对不识字者可用符号代替）四字之一，患者不要缩舌和讲话，先试可疑一侧，再试健侧，每测试一种味觉后要漱口。

2. 神经损害的临床表现

（1）中枢性面瘫	（2）周围性面瘫
皮质运动区或皮质脑干束损害引起，表现为对侧下半部面肌瘫痪，如鼻唇沟变浅，口角轻度下垂，但皱眉、蹙额、闭眼无障碍。	由面神经核或其面神经纤维损害所致，表现为损伤侧的上、下面部表情肌的瘫痪或无力，由于损伤部位不同，附加症状略有差异。①茎乳孔以下损伤：单有周围性面瘫。②面神经管内损伤：周围性面瘫合并舌前2/3味觉障碍。③膝神经节损伤：合并耳部疼痛和疱疹。④内听道孔附近损伤：合并听神经及其他脑神经症状。⑤脑桥损伤：可合并损伤侧的展神经、三叉神经麻痹和对侧偏瘫。

【位听神经】

1. 检查方法

（1）听力检查
一般可用低语、听表声和音叉检查，即在静室内观察患者用单耳（另一侧塞住）能听到低语、表声和振动音叉的距离，两侧对比，并与检

查者比较；听力的精细检查可用电测听器。音叉检查（用 128Hz 音叉）还可以通过以下试验鉴别神经性耳聋和传导性耳聋。①林尼（Rinne）试验：将振动的音叉先置于患者的耳后乳突上（测骨导），待听不到后，将音叉移至耳前（测气导），如仍能听到，则为 Rinne 试验阳性，如听不到，则先试气导、后测骨导。②韦伯（Weber）试验：将振动的音叉柄置于额部或头顶正中，比较两耳音响是相等或偏于一侧。

（2）前庭功能检查

①变温试验：正常时冷水（15~20℃）灌注外耳道，引起眼球震颤快相向对侧，热水（35℃左右）灌注则向同侧，持续 1.5~2 分钟，伴眩晕。②旋转试验：患者坐于转椅上，头前倾 30°，将椅子在 20 秒内向同一侧旋转 10 次后急停，引起眼球震颤，其快相向旋转方向对侧，持续 30 秒，伴眩晕。

2. 神经损害的临床表现

（1）蜗神经

蜗神经受刺激时出现耳鸣，破坏性损害出现神经性耳聋，Rinne 试验阳性（气导>骨导，但二者时间均缩短），Weber 试验偏向健侧。神经性耳聋必须与传导性耳聋相鉴别，后者表现为 Rinne 试验阴性（骨导>气导），Weber 试验偏向患侧。

（2）前庭神经

症状包括：①眩晕：这是前庭刺激症状，常伴有恶心、呕吐。②眼球震颤。③平衡障碍，步态不稳，Romberg 征阳性。④变温试验：反应减弱。旋转试验后眼球震颤持续少于 15 秒，提示前庭功能障碍。

【舌咽神经、迷走神经】

1. 检查方法

舌咽、迷走神经因解剖生理有密切关系，又常同时受损，故二者检查方法合在一起。检查方法包括以下几种。

（1）运动

首先注意声音是否嘶哑或带鼻音，有无饮水呛咳、吞咽困难，然后令患者张口，观察两侧软腭弓高度是否一致，发"啊"音时两侧软腭是否上提，必要时可用间接喉镜检查声带的运动，以确定有无迷走神经的分支喉返神经麻痹。

（2）感觉
用棉签轻触软腭及咽后壁，了解有无感觉障碍。舌后 1/3 的味觉，一般用直流电极检查。

（3）咽反射	（4）眼心反射
嘱患者张口，用棉签或压舌板分别轻接触两侧咽后壁，观察有无作呕动作。	患者仰卧数分钟后，测 1 分钟脉搏，然后闭合眼睑，检查者用示指与拇指，或示指与中指缓慢地逐渐加强地压一眼或两眼的侧面，以不引起眼球疼痛为原则，压迫 10~15 秒后再测脉搏。正常反应为脉搏减慢 6~8 次/分，迷走神经功能低下者无反应，迷走神经兴奋者每分钟减慢超过 15 次。

2. 神经损害的临床表现

（1）声音嘶哑、饮水呛咳、吞咽困难等。

（2）张口可见损伤侧的软腭弓较低，做"啊"发音时，健侧软腭上提正常，损伤侧受限。

（3）咽部感觉缺失，咽反射消失。

【副神经】

1. 检查方法	2. 神经损害的临床表现
首先观察患者是否有胸锁乳突肌、斜方肌萎缩，有无斜颈及垂肩，然后嘱患者做对抗阻力的转头及耸肩动作。	副神经损害的临床表现有：损伤侧的斜方肌及胸锁乳突肌萎缩，向对侧转头及耸肩无力。

【舌下神经】

1. 检查方法

首先观察舌在口腔内的位置，然后嘱患者伸舌，注意伸舌后是否偏斜，有无肌萎缩及震颤。

2. 神经损害的临床表现

(1) 核下性损伤	(2) 核上性损伤
舌在口腔内的休息位置被健侧的茎突舌肌牵向健侧，但在伸舌时却被健侧的颏舌肌将舌前部推向损伤侧，并可见肌萎缩和肌束震颤。	伸舌偏向损伤对侧，无舌肌萎缩和肌束震颤，但常伴有偏瘫。

第三节 感觉系统检查

感觉分为特殊感觉（包括视、听、嗅、味觉）和一般感觉两大类。一般感觉又分为浅感觉、深感觉和复合感觉。浅感觉又名皮肤感觉，包括痛觉、温度觉和触觉；深感觉又名本体感觉，包括振动觉、运动觉和位置觉；复合感觉又名复杂感觉，包括形体觉、定位觉、图案觉和两点辨别觉。

查感觉系统时要在患者处于意识清楚的状态下进行，应多次复查核实，着重左、右侧和远、近端部分的对比，一般从感觉障碍区逐步查至健康部位。

【浅感觉的检查方法】

1. 痛觉	2. 触觉
用大头针尖端和钝端交替轻刺皮肤，询问患者是否疼痛。	用棉花束或毛笔接触皮肤，请患者在感受接触时说"有"或"无"。

3. 温度觉
用装有冷水（5~10℃）及热水（40~45℃）的试管分别接触皮肤，请患者辨别冷、热。浅感觉丧失或减退见于脑卒中后、脊髓损伤等，糖尿病神经病变、神经炎，带状疱疹神经痛常出现感觉异常或感觉迟钝。如触、痛觉无改变，一般可不做温度觉的检查。

【深感觉的检查方法】

1. 运动觉

嘱患者闭目，用拇指和示指轻夹患者手指和足趾两侧，上下移动5°左右，由患者说出具体的移动方向。如感觉不清楚可加大活动幅度，或再试较大的关节。

2. 振动觉

将振动着的音叉柄置于患者骨突起处，如手指、足趾、内外踝、膝、髂嵴、肋骨、胸骨、锁骨、桡尺茎突、鹰嘴等处，询问有无感觉，并注意感受时间，两侧对比。

3. 位置觉

患者闭目，检查者将其肢体放于某一位置，嘱用另一肢体模仿或说出所放位置。

【复合感觉的检查方法】

1. 形体觉

将患者熟悉的常用物体，如钢笔、钥匙、纽扣、硬币、手表等放在患者手中，让其触摸或感受后说出物体的大小、形状和名称。

2. 定位觉

患者闭目，检查者用手指或笔杆轻划其皮肤，嘱患者指出刺激部位，正常时手掌部位误差不超过3~4cm。

3. 图案觉

患者闭目，检查者用手指或笔杆在患者皮肤上画简单图形，如圆圈"O"、三角"△"，或写数字，请患者辨别。

4. 两点辨别觉

用两脚规交替地以一脚或两脚触皮肤，让患者报"一"或"二"，并缩短脚间距离至最小辨别能力。身体辨别能力不一，指尖2~8mm，手背2~3cm，上臂、大腿6~7cm。

触觉正常而两点辨别觉障碍见于额叶病变，图案觉障碍见于大脑皮质病变，形体觉障碍提示丘脑水平以上的病变，脑血管意外后偏瘫和神经炎常有复合感觉障碍。

【感觉系统损害的临床表现】

1. 皮质型

顶叶皮质中枢损害表现为对侧半身的复合感觉障碍，这是主要的体征；浅感觉可以正常、轻度损害或局限于一个肢体；深感觉障碍较明显，并可出现感觉性癫痫，表现为短暂发作性感觉异常。

2. 内囊型

内囊损伤引起对侧偏身（包括面部）感觉障碍，常伴有偏瘫和偏盲。

3. 丘脑型

丘脑损伤引起对侧偏身症状。表现为：①感觉障碍：各种感觉都受损，而以深感觉和触觉障碍较明显。②丘脑性疼痛：对侧偏身发作性剧烈疼痛，烧灼样痛。③感觉过度：表现为皮肤受刺激后，经过一个潜伏期才有感觉，这种感觉定位不明确，如点状刺激感受为片状，而且伴有非常不舒服的感觉。

4. 脑干型

延髓外侧损伤表现为同侧面部和对侧偏身痛、温觉障碍，这是由于损害三叉神经脊束、脊束核和脊髓丘脑束所致。脑桥及中脑一侧病变，对侧面部及偏身一切感觉均发生障碍，这是由于损害了脊髓丘脑束、内侧丘系和三叉丘系。

第四节 运动系统检查

运动系统检查包括肌营养、肌张力、肌力、不自主运动、共济运动、姿势及步态等。

【肌营养】

观察和比较双侧对称部位的肌肉外形及体积，有无肌萎缩及假性肥大。

【肌张力】

肌张力指肌肉松弛状态下做被动运动时检查者所遇到的阻力，表现为肌张力增高、肌张力正常、肌张力降低。肌张力的高低通过观察肌肉肌腹的饱满程度，触摸肌肉的硬度及被动伸屈其肢体所感受的阻力来判断。肌张力增高时，肌腹明显、肌肉坚硬，被动运动时阻力大，关节运动范围缩小；肌张力减低时，肌腹不明显、肌肉松弛，被动运动时阻力减低或消失，关节运动范围增大。

【肌力】

肌力是指随意运动时肌肉收缩的力量。以关节为中心检查肌群的伸、屈力量，或外展、内收、旋前、旋后等功能。检查方法是嘱患者两侧上下肢各关节做伸屈等运动，检查者从相反的方向测试被检查者对阻力的克服力量。肌力采用0~5级的分级法：

0级	1级
完全瘫痪。	肌肉可收缩，但不能产生动作。

2级	3级
肢体能在床面上移动，但不能抗地心引力，不能抬起。	肢体能抗地心引力而抬离床面，但不能抗阻力。

4级	5级
能做抗阻力的动作，但肌力弱未达到正常。	正常肌力。

【不自主运动】

观察患者是否有不自主的异常动作，以及出现的部位、范围、程度、规律，与情绪、饮酒等的关系，注意询问家族史和遗传史。

【共济运动】

首先观察患者的日常活动，排除瘫痪、不自主动作和肌张力增高后，做以下检查。

1. 指鼻试验

患者先将一侧上肢伸直外展，然后用伸直的示指尖以不同方向和速度反复触及自己的鼻尖，睁眼、闭眼比较，左右两侧比较。

2. 误指试验

患者上肢向前伸直，从高处向下指向检查者伸出的示指，睁眼、闭眼比较，左右两侧比较。

3. 跟膝胫试验

患者仰卧，将一侧下肢伸直抬起；然后将足跟置于对侧下肢的膝盖上，足跟沿胫骨前缘直线下移。

4. 快复轮替试验

嘱患者做快速、反复的重复性动作。

5. 闭目难立征

患者双足并拢站立，双手向前平伸，然后闭目。

【姿势及步态】

常见的步态异常有痉挛性偏瘫步态、痉挛性截瘫步态、慌张步态、小脑性步态、醉酒步态、感觉性共济失调步态、跨阈步态、肌病步态、癔病步态等。

第五节 反射检查

人体感受刺激到做出反应的过程叫反射。反射是机体对外界环境刺激的规律性反应，是一切神经活动的基础，它的完成需要一个完整的反射弧才能实现。反射活动的结构基础称为反射弧，反射弧是由感受器、传入神经、神经中枢、传出神经和效应器五个部分组成。

各反射弧均有其一定的解剖生理基础，反射弧受损可出现反射异常。因此，检查反射活动有助于确定损害的部位。根据刺激部位和反射性质的不同，可将反射分为深反射（又称腱反射）、浅反射（包括皮肤及黏膜的反射）和病理反射。

【深反射】

1. 肱二头肌反射

（1）反射弧

传入和传出神经为肌皮神经；中枢在颈$_{5\sim6}$。

（2）检查方法

卧位时患者双前臂半屈，手置于腹部，检查者以左手拇指或中指置于患者肱二头肌肌腱上，右手用叩诊锤叩击该指，反应为肱二头肌收缩，引起前臂屈曲；坐位时，检查者将其肘部用左手托住，左拇指置于肱二头肌肌腱上，右手用叩诊锤叩击。

2. 肱三头肌反射

（1）反射弧	**（2）检查方法**
传入和传出神经为桡神经；中枢在颈$_{6\sim7}$。	卧位时，双臂半屈，检查者左手抬起被检查者肘部，用叩诊锤叩击鹰嘴突上 1.5~2cm 的肱三头肌肌腱，反应为肱三头肌收缩，前臂伸展；坐位时，患者上臂稍外展，前臂半屈，检查者以左手托住其肘部内侧，用叩诊锤叩击。

3. 桡反射

（1）反射弧	**（2）检查方法**
传入和传出神经为桡神经；中枢在颈$_{5\sim6}$。	患者卧位时，双前臂置于腹部上；坐位时，检查者用左手握住患者的双手使其前臂置于半屈半旋前位，用叩诊锤分别叩击两侧桡骨茎突，反应为肱桡肌收缩，引起肘关节屈曲、前臂旋前和手指屈曲。

4. 膝反射

（1）反射弧	**（2）检查方法**
传入和传出神经为股神经；中枢在腰$_{2\sim4}$。	患者平卧，下肢膝关节约屈曲成120°，检查者用左手或前臂托住其腘部，足跟接触床面；坐位时，两小腿自然下垂，用叩诊锤叩击股四头肌肌腱，反应为股四头肌收缩，小腿伸直。

5. 踝反射

（1）反射弧

传入和传出神经为胫神经；中枢在骶$_{1\sim2}$。

（2）检查方法

仰卧位时，下肢外旋，膝关节略屈曲，检查者用左手轻推其足掌，使足稍背屈，叩击跟腱，反应为腓肠肌及比目鱼肌收缩、足跖屈；俯卧位时，屈膝至90°，检查者以左手使足稍背屈，叩击跟腱；跪位，患者跪于椅上，双足悬于椅边外约20cm，检查者用左手轻推其足使背屈，叩击跟腱。

6. 阵挛

阵挛主要有髌阵挛和踝阵挛两种，是腱反射亢进的表现。

（1）髌阵挛的检查方法	（2）踝阵挛的检查方法
患者仰卧，下肢伸直，检查者以拇指及示指夹髌骨上缘，急速向下推动，并维持向下的推力，保持股四头肌的紧张度。正常人无此反应。在锥体束损害，腱反射极度亢进时，出现髌骨一连串的节律性上下颤动。	患者仰卧，膝关节微屈，检查者用左手托腘窝，右手握其足前端，急骤推向背屈，并用手保持背屈。正常无反应。当锥体束损害、腱反射极度亢进时，引起比目鱼肌及腓肠肌阵挛性收缩、足背交替性上下伸屈的阵挛。

7. 霍夫曼征

（1）反射弧	（2）检查方法
传入和传出神经为正中神经；中枢在颈$_7\sim$胸$_1$。	检查者以右手示、中两指夹住患者中指的中节，并使腕关节略背屈，检查者以拇指向下迅速弹刮患者的中指指甲，此时，中指的指深屈肌突然被牵引。正常时不起反应。当深反射亢进时，呈阳性反应：拇指及其他各指屈曲。

【深反射损害的临床表现】

深反射由脊髓反射弧完成，但锥体束对深反射有抑制作用，深反射的异常表现为减弱、消失、亢进、阵挛和两侧不对称。减退或消失是反射弧受到不完全的破坏所致，见于周围神经、前后根、脊髓前后角及脊髓后索的病变。亢进或阵挛是由于上运动神经元受损，以致对脊髓反射弧的抑制被解除所引起，脊髓内一侧锥体束受损，产生病变水平以下同侧深反射亢进；延髓以上脑内一侧锥体束受损，则产生对侧上、下肢深反射亢进。深反射两侧不对称是由于一侧反射异常，或两侧异常而以一侧为重所致，通常说明神经系统受损伤。

【浅反射】

1. 腹壁反射

（1）反射弧

传入神经为第7～12肋间神经。中枢为胸髓第7～12节段的后角细胞及前角细胞。后角细胞还发出上行纤维至对侧大脑顶叶皮质，再由大脑运动区发出纤维随锥体束下行，止于第7～12胸髓前角。传出神经为第7～12肋间神经。

（2）检查方法

患者仰卧，两下肢略屈曲，以使腹壁放松，若患者腹壁过于松弛时，检查者可用左手将皱折的腹壁向下拉平，用骨针或竹签由外向内侧轻划两侧腹壁皮肤，根据刺激部位及脊髓中枢的不同，分别称为上、中、下腹壁反射，刺激沿肋缘下称为上腹壁反射（胸$_{7~8}$），平脐称为中腹壁反射（胸$_{9~10}$），沿腹股沟上平行方向称为下腹壁反射（胸$_{11~12}$）。正常反应为该侧腹肌收缩，脐向刺激部位偏移。

2. 提睾反射

（1）反射弧

传入神经为生殖股神经皮支；中枢为腰$_{1~2}$节段的后角细胞及前角细胞；传出神经为生殖股神经肌支。

（2）检查方法

用骨针或竹签由上向下轻划大腿内侧上部皮肤，正常反应为同侧提睾肌收缩，睾丸上提。

3. 跖反射（足跖反射）

（1）反射弧

传入神经为胫神经；中枢为骶$_{1~2}$的后角及前角细胞；传出神经为胫神经。

（2）检查方法

用骨针或竹签轻划足底外侧缘自跟部向前方至小趾根部的肉球时转向内侧，正常引起足趾屈肌群收缩，足趾跖屈。

4. 肛门反射

（1）反射弧	（2）检查方法
传入神经为肛尾神经；中枢为骶$_{4\sim5}$；传出神经为肛尾神经。	用骨针或竹签轻划肛门周围皮肤，正常反应为肛门外括约肌收缩。

【浅反射损害的临床表现】

浅反射的脊髓反射弧任何部分受损害，均可引起浅反射减弱或消失。肛门括约肌可能受两侧皮质中枢支配，故一侧皮质脊髓束受损，不影响肛门反射。而提睾反射、足跖反射等经过皮质的长反射弧与腹壁反射相似，因此，任何部位一侧皮质脊髓束受损，可使经过皮质的长反射弧中断而出现这些浅反射减弱或消失。如大脑皮质至脑干的一侧皮质脊髓束损害，则产生病灶对侧的腹壁反射、提睾反射、足跖反射减弱或消失；脊髓内一侧皮质脊髓束受损害，引起同侧病变水平以下的这些浅反射减弱或消失。

【病理反射的检查方法】

1. 巴宾斯基征（Babinski sign）

Babinski 征是经典的病理反射，提示锥体束受损。检查方法同跖反射，阳性表现为拇趾缓慢背屈、上翘，其余四趾呈扇形分开。

2. 巴宾斯基等位征

（1）查多克征（Chaddock sign）	（2）奥本海姆征（Oppenheim sign）
用骨针或竹签由后向前轻划患者外踝后下方。	用拇指、示指紧压患者胫骨前内侧，由上往下推移。

（3）Schaefer 征

用手紧捏患者跟腱。

（4）戈登征（Gordon sign）

用手紧捏腓肠肌。

（5）Gonda 征

用手紧压患者第 4 趾或小趾，使其强烈跖屈，数秒后突然放松。

（6）Pussep 征

用骨针或竹签沿足外侧缘从足跟划向小趾根部，阳性为拇趾背屈，小趾外展。

（7）Stransky 征

缓慢拉小趾至最大外展位，维持 1~2 秒钟，然后突然放松。

3. 强握反射

是指检查者用手指触摸患者手掌时被强直性握住的一种反射。新生儿为正常反射，成人见于对侧额叶运动前区病变。

4. 脊髓自主反射

脊髓横贯性病变时，针刺病变平面以下皮肤引起单侧或双侧髋、膝、踝部屈曲（三短反射）和 Babinski 征阳性。若双侧屈曲并伴腹肌收缩、膀胱及直肠排空，以及病变以下竖毛、出汗、皮肤发红等，称为总体反射。

第六节　自主神经检查

自主神经系统由交感神经和副交感神经系统组成。交感神经系统受刺激产生：心动过速、支气管扩张、肾上腺素和去甲肾上腺素释放（维持血压）、胃肠道蠕动减弱、排尿抑制、排汗增加和瞳孔扩大。副交感神经系统受刺激产生：心动过缓、支气管收缩、唾液和泪液分泌增加、胃肠蠕动增加、勃起亢进、排尿增加和瞳孔缩小。

【自主神经系统的一般检查】

1. 皮肤黏膜

颜色（苍白、潮红、发绀、红斑、色素沉着、色素脱失等）、质地（光滑、变硬、增厚、变薄、脱屑、干燥、潮湿等）、温度（发热、发凉）以及水肿、溃疡和压疮等。

2. 毛发和指甲

多毛、毛发稀疏、局部脱毛，指和趾甲变厚、变形、松脆、脱落等。

3. 出汗

全身或局部出汗过多、过少或无汗等，汗腺分泌增多时，可通过肉眼观察；无汗或少汗可通过触摸感知皮肤的干湿度，必要时可进行两侧对比。

4. 瞳孔

正常的瞳孔对光反射和调节反射见脑神经检查部分。

【自主神经反射的检查】

1. 竖毛试验

皮肤受寒冷或搔划刺激，可引起立毛肌（由交感神经支配）收缩，局部出现竖毛反应，毛囊隆起如鸡皮状，逐渐向周围扩散，刺激后7～10秒最明显，15～20秒后消失。竖毛反应一般扩展至脊髓横贯性损害的平面停止，可帮助判断脊髓损害的部位。

2. 皮肤划痕试验

用钝竹签在两侧胸腹壁皮肤适度加压划一条线，数秒钟后出现白线条，稍后变为红条纹，为正常反应；如划线后白线条持续较久超过5分钟，为交感神经兴奋性增高；红条纹持续较久（数小时）且明显增宽或隆起，为副交感神经兴奋性增高或交感神经麻痹。

3. 眼心反射

患者仰卧数分钟后，测1分钟脉搏，然后闭合眼睑，检查者用示指与拇指，或示指与中指缓慢地逐渐加强地压一眼或两眼的侧面，以不引起眼球疼痛为原则，压迫10~15秒后再测脉搏。正常反应为脉搏减慢6~8次/分，迷走神经功能低下者无反应，迷走神经兴奋者每分钟减慢超过15次。

【内脏及括约肌功能】

1. 注意胃肠功能。
2. 有无排尿、排便障碍及其性质，检查下腹部膀胱区膨胀程度。

第三章　周围神经疾病患者的护理

第一节　三叉神经痛

三叉神经痛是指三叉神经分布区域内反复发作的阵发性、短暂性剧痛。多发于中老年人，女性略多于男性。

三叉神经痛分为原发性和继发性两种类型。原发性的病因尚不明确，可能为致病因子使三叉神经脱髓鞘而产生异位冲动或伪突触传递所致。继发性是指有明确的病因，如邻近三叉神经部位发生的肿瘤（胆脂瘤）、炎症、血管病等引起三叉神经受累，多发性硬化的脑干病灶也可引起三叉神经痛。

【临床表现】

1. 本病多见于中老年人，女性较多。

2. 疼痛严格局限于三叉神经感觉支配区内，以第 2、3 支最常见，多为单侧性，极个别患者可先后或同时发生两侧三叉神经痛。

3. 呈短暂发作性闪电样、刀割样、烧灼样、撕裂样疼痛；常伴患侧面肌抽搐，历时几秒至 1~2 分钟，每次发作性质相似，间歇期无症状。

4. 发作时患者常紧按患侧面部或用力擦面部以减轻疼痛，可致局部皮肤粗糙、眉毛脱落。

5. 常有触发点或称扳机点，多位于上唇外侧、鼻翼、颊部、舌缘等处。洗脸、刷牙易诱发第 2 支疼痛发作；咀嚼、哈欠和讲话诱发第 3 支发作。患者因而不敢大声说话，洗脸或进食，严重影响患者生活，甚至导致营养状况不良，有的产生消极情绪。

6. 部分患者发作时不断做咀嚼动作，严重病例伴同侧面部肌肉的反射性抽搐，称为痛性抽搐，可伴面红、皮温高、结膜充血和流泪等。

7. 病程可呈周期性，每次发作为数日、数周或数月，缓解期数日至数年。病程初期发作较少，间歇期较长。随病程进展，间歇期逐渐缩短。

8. 神经系统检查通常无阳性体征。通常自一侧的上颌支（第 2 支）或下颌支（第 3 支）开始，随病情进展而影响其他分支。由眼支起病者极少见。个别患者可先后或同时发生两侧三叉神经痛。

【辅助检查】

可针对病况选择颅底或内听道 X 线摄片、鼻咽部检查、听力和前庭功能检查、CT 或 MRI 检查，以明确病因。

【三叉神经痛与其他头面部疼痛的鉴别】

1. 牙痛

一般为持续性钝痛，可因进食冷、热食物而加剧。

2. 鼻窦炎

也表现持续钝痛，可有时间规律，伴脓涕及鼻窦区压痛，鼻窦 X 线摄片有助诊断。

3. 偏头痛

以青年女性多见，发作持续时间数小时至数天，疼痛性质为搏动性或胀痛，可伴恶心呕吐。先兆性偏头痛患者发作前有眼前闪光、视觉暗点等先兆。

4. 舌咽神经痛

疼痛部位在舌根、软腭、扁桃体、咽部及外耳道，疼痛性质与三叉神经痛相似，为短暂发作的剧痛。局麻药喷涂于咽部，可暂时镇痛。

5. 蝶腭神经痛

又称 Sluder 综合征，鼻与鼻窦疾病易使翼腭窝上方的蝶腭神经节及其分支受累而发病，表现鼻根后方、上颌部、上腭及牙龈部发作性疼痛并向额、颞、枕、耳等部位扩散，疼痛性质呈烧灼样、刀割样，较剧烈，可持续数分钟至数小时，发作时可有患侧鼻黏膜充血、鼻塞、流泪。

【治疗原则】

1. 药物治疗

（1）卡马西平：为抗惊厥药，作用于网状结构、丘脑系统，可抑制三叉神经系统的病理性多神经元反射。初剂量为 0.1g，2 次/日，以后每日增加 0.1g，分 3 次服用，最大剂量为 1.0g/d，疼痛停止后维持治疗剂量 2 周左右，逐渐减量至最小有效维持量。不良反应有头晕、嗜睡、走路不稳、口干、恶心等。孕妇忌用。

（2）苯妥英钠：0.1g，3 次/日，口服。如无效可加大剂量，每日增加 0.1g（最大量不超过 0.6g/d）。如产生中毒症状（如头晕、步态不稳、眼球震颤等）应立即减量到中毒症状消失为止。如仍有效，即以此为维持量。

（3）氯硝西泮：开始每日 1mg，逐渐增至每日 6~8mg，分次口服，亦有一定疗效。

（4）维生素 B_{12}：500μg，1 次/日，肌内注射，2 周为一疗程。

（5）七叶莲（野木瓜）：一种草药，属木通科，制成针剂及片剂。针剂每次 4ml，2~3 次/天，待疼痛减轻后改服口服药片，每次 3 片，4 次/日，连续服用。有时与苯妥英钠、卡马西平合用可提高疗效。

2. 封闭治疗

将无水酒精或其他药物，如甘油、维生素 B_{12}、泼尼松等，注射到三叉神经分支或半月神经节内，可获镇痛效果。适应证为药物疗效不佳或不能耐受不良反应、拒绝手术或不适宜手术者，疗效可持续 6~12 个月。

3. 半月神经节射频热凝治疗

在 X 线或 CT 导向下，将射频电极经皮插入半月神经节，通电加热 65~80℃，维持 1 分钟。适应证同封闭治疗。

4. 手术治疗

用于其他治疗方法无效的原发性三叉神经痛，或继发性三叉神经痛的病因适于手术者。原发性者手术方式有：①三叉神经感觉根部分切断术。②三叉神经脊髓束切断术。③三叉神经显微血管减压术。

5. 伽马刀或 X 线刀治疗

药物与封闭治疗效果不佳、不愿或不适于接受手术者，也可采用伽马刀或 X 线刀治疗，靶点是三叉神经感觉根。起效一般开始于治疗后 1 周。

【护理评估】

1. 健康史

了解三叉神经痛的产生原因及以前是否有该病史。

2. 身体状况

询问患者疼痛的部位、性质及频率；了解起病形式及病程特点；了解其发病时局部是否有伴随症状，如伴有面部发红、皮温升高、结膜充血和流泪等；了解神经系统有无阳性体征；了解患者的病程长短，一般病程越长，发作越频繁、越重。

3. 心理-社会状况

评估患者的精神状态、心理状态、文化程度、对所患疾病的认识、心理状态及家庭经济状况等。三叉神经痛严重时可昼夜发作，使患者夜不成眠或睡后痛醒，同时很多动作可以诱发疼痛发作，常导致患者面色憔悴，甚至精神抑郁或情绪低落。

【护理诊断】

1. 疼痛

主要由于三叉神经受损引起面颊、上下颌及舌痛，与三叉神经受损（发作性放电）有关。

2. 焦虑

与疼痛反复、频繁发作有关。

【护理措施】

1. 一般护理

保持室内光线柔和，周围环境安静、清洁、整齐和安全，避免患者因周围环境刺激而产生焦虑，加重疼痛。

2. 饮食护理

饮食宜清淡，保证机体营养，避免粗糙、干硬、辛辣食物，严重者予以流质饮食。

3. 症状护理

观察患者疼痛的部位、性质，与患者进行交谈，帮助患者了解疼痛的原因与诱因；与患者讨论减轻疼痛的方法，如精神放松，听轻音乐，指导性想象，让患者回忆一些有趣的事情等，使其分散注意力，以减轻疼痛。

4. 药物治疗护理

注意观察药物的疗效与不良反应，发现异常情况及时报告医师处理。原发性三叉神经痛首选卡马西平药物治疗，其不良反应为头晕、嗜睡、口干、恶心、皮疹、再生障碍性贫血、肝功能损害、智力和体力衰弱等，护理者必须注意观察，每 1~2 个月复查肝功能和血常规。偶有皮疹、肝功能损害和白细胞减少，需停药。也可按医师建议单独或联合使用苯妥英钠、氯硝西泮、巴氯芬片、野木瓜等治疗。

5. 经皮选择性半月神经节射频电凝术术后并发症的观察护理

术后观察患者的恶心、呕吐反应，随时处理污物，遵医嘱补液补钾；术后询问患者有无局部皮肤感觉减退，观察其是否有同侧角膜反射迟钝、咀嚼无力、面部异样不适等感觉，并注意给患者进软食，洗脸水温要适宜；如有术中穿刺方向偏内、偏深误伤视神经引起视力减退、复视等并发症，应积极遵医嘱给予治疗，并防止患者活动摔伤、碰伤。

6. 心理护理

由于本病为突然发作的、反复的、阵发性剧痛，易出现精神抑郁和情绪低落等表现，护士应根据患者不同的心理给予疏导和支持，帮助患者树立战胜疾病的信心，积极配合治疗。

【健康教育】

1. 注意药物疗效与副作用，在医师指导下减量或更改药物。

2. 服用卡马西平期间应每周检查血常规，每月检查肝、肾功能，有异常及时就医。

3. 积极锻炼身体，增加机体免疫力。

4. 指导患者生活有规律，合理休息、娱乐；鼓励患者运用指导式想象、听音乐、阅读报刊等分散注意力，消除紧张情绪。

第二节　特发性面神经麻痹

特发性面神经麻痹又称贝尔（Bell）麻痹或面神经炎，是指病因不明的、面神经管内面神经的急性非化脓性炎症所致的单侧周围性面神经麻痹。

本病的病因尚不完全清楚，多认为由风寒、病毒感染和自主神经功能障碍致面神经内的营养血管痉挛，引起面神经缺血、水肿。由于面神经通过狭窄的骨性面神经管出颅，故受压而发病。另外，带状疱疹、单纯疱疹、流行性腮腺炎、巨细胞病毒等神经病毒感染一直是被怀疑的致病因素。

【临床表现】

1. 本病可发生于任何年龄，男性略多。通常急性起病，症状可于数小时至 1～3 天内达到高峰。病初可伴麻痹侧乳突区、耳内或下颌疼痛。

2. 患侧表情肌瘫痪，可见额纹消失，不能皱额蹙眉，眼裂变大，眼睑不能闭合或闭合不全；闭眼时眼球向上外方转动，显露白色巩膜，称为 Bell 征；鼻唇沟变浅，口角下垂，示齿时口角偏向健侧；口轮匝肌瘫痪使鼓腮和吹口哨漏气；颊肌瘫痪可使食物滞留于病侧齿颊之间。多为单侧性，双侧多见于吉兰-巴雷综合征。

3. 鼓索以上的面神经病变出现同侧舌前 2/3 味觉丧失；发出镫骨肌支以上受损时出现同侧舌前 2/3 味觉丧失和听觉过敏；膝状神经节病变除有周围性面瘫、舌前 2/3 味觉障碍和听觉过敏外，还可有患侧乳突部疼痛、耳郭和外耳道感觉减退、外耳道或鼓膜疱疹，称 Hunt 综合征。

4. 通常在起病后 2 周进入恢复期。

【辅助检查】

为除外脑桥小脑三角肿瘤、颅底占位病变、脑桥血管病等颅后窝病变，部分患者需做颅脑 MRI 或 CT 扫描。发病后 14～21 天肌电图检查及面神经传导功能测定，可协助判断疗程及预后。

【诊断及鉴别诊断】

根据急性发病、一侧的周围性面瘫，而无其他神经系统阳性体征即可诊断。但需与下列疾病鉴别：

1. 吉兰-巴雷综合征

可出现周围性面瘫，多为双侧性，对称性肢体下运动神经元瘫痪和脑脊液蛋白细胞分离现象是特征性表现。

2. 各种中耳炎、迷路炎、乳突炎等并发的耳源性面神经麻痹

多有原发病的特殊症状及病史。

3. 颅后窝的肿瘤或脑膜炎引起的周围性面瘫

大多起病缓慢，且有其他脑神经受损或原发病的表现。

4. 莱姆病

伯氏包柔螺旋体感染导致的面神经麻痹，多经蜱叮咬传播，伴慢性游走性红斑或关节炎史。可应用病毒分离及血清学试验证实。

5. 糖尿病性神经病变

有糖尿病史，常伴其他脑神经麻痹，以动眼、展及面神经麻痹居多，可单独发生。

【治疗原则】

1. 糖皮质激素治疗

急性期口服糖皮质激素可减轻面神经水肿、缓解神经受压和促进神经功能恢复。泼尼松，剂量为 30mg/d，顿服或分 2 次口服，连续 5 天，随后在 7~10 天内逐渐减量。也可用地塞米松 10~15mg/d，7~10 天，如系带状疱疹感染引起 Hunt 综合征可口服阿昔洛韦 5mg/kg，3 次/日，连服 7~10 日。

2. 维生素治疗

维生素 B_1 100mg、维生素 B_{12} 500μg 均 1 次/日肌内注射，可促进神经髓鞘恢复。

3. 巴氯芬治疗

每次 5mg，3 次/日口服，可逐渐增量至 30~40mg/d，分 3 次服。可通过减低肌张力改善局部血液循环，但个别患者不能耐受不良反应，如恶心、呕吐和嗜睡等。

4. 理疗

急性期行茎乳孔附近超短波透热疗法、红外线照射等有利于改善局部血液循环，消除神经水肿。恢复期可行碘离子透入疗法、针刺或电针治疗。

5. 康复治疗

患侧面肌活动开始恢复时应尽早进行功能训练，对着镜子皱眉、举额、闭眼、露齿、鼓腮和吹口哨等，每日数次，每次数分钟，辅以面部肌肉按摩。

6. 手术疗法

病后 2 年仍未恢复者可行面神经-副神经、面神经-舌下神经或面神经-膈神经吻合术，但疗效尚难肯定，宜在严重病例试用。严重面瘫患者可行整容手术。

7. 预防眼部合并症

由于不能闭眼、瞬目，角膜长期暴露，易发生感染，可用眼罩、眼药水和眼膏加以防护。

【护理评估】

1. 健康史

询问患者的起病情况。面神经炎患者通常急性起病，症状可于数小时或 1~3 日内达到高峰。常于起床后刷牙时，从病侧口角漏水而发现。病初可伴有麻痹侧耳后乳突区、耳内或下颌角的疼痛。

2. 身体状况

评估神经功能受损情况；评估患者有无味觉和听觉障碍。

3. 心理-社会状况

评估患者的精神、心理状态。突起的口角㖞斜、流涎等面部形象改变常可导致患者焦急、烦躁或情绪低落，甚至离群索居，羞于见人。

【护理诊断】

1. 自我形象紊乱

与面神经麻痹所致口角㖞斜等有关。

2. 疼痛：下颌角或乳突部疼痛

与面神经病变累及膝神经节有关。

【护理措施】

1. 一般护理

急性期注意休息，防风、防受寒，特别是患侧茎乳孔周围应加以保护，如出门穿风衣或系围巾等，避免诱因。

2. 饮食护理

饮食宜清淡，保证机体营养，避免粗糙、干硬、辛辣食物，严重者予以流质饮食；有味觉障碍的患者，应注意食物的冷热度，防烫、冻伤口腔黏膜。

3. 症状护理

（1）对因不能闭眼而角膜长期暴露的患者，应以眼罩加以防护，局部涂以眼膏，滴眼药水，以防感染。

（2）口腔麻痹侧食物残存时应漱口或行口腔护理，及时清除，保持口腔清洁，预防口腔感染。

（3）应尽早加强面肌的主动和被动运动，可教患者对着镜子做皱眉、举额、闭眼、露齿、鼓腮和吹口哨等动作，每日数次，每次 5~15 分钟，并辅以面部肌肉按摩。

4. 用药护理

（1）使用糖皮质激素治疗的患者，应注意药物的副作用，观察有无胃、肠道出血、感染征象，并及时测量血压等。

（2）使用阿昔洛韦的患者，应定期检查血常规，肝、肾功能等。

5. 心理护理

患者因口角㖞斜而难为情，心理负担加重，护士应解释病情的过程、治疗和预后，开导患者积极配合治疗，使患者树立战胜疾病的信心。

【健康教育】

1. 激素治疗不能突然停药，应遵医嘱逐渐减量。
2. 遵医嘱定期检查肝、肾功能。
3. 加强体育锻炼，避免受凉。
4. 加强面肌功能锻炼，并持之以恒。

第三节　多发性神经病

多发性神经病是指主要表现为四肢对称性末梢型感觉障碍、下运动神经元瘫痪和（或）自主神经障碍的临床综合征，亦称多发性神经炎、周围神经炎或末梢神经炎。可发生于任何年龄。无论是周围神经的神经元病轴突变性或节段性脱髓鞘，只要累及全身，特别是四肢的周围神经，都表现为多发性神经病。

【常见病因】

1. 中毒

（1）药物：如异烟肼、磺胺类、链霉素、两性霉素等，长期服用异烟肼可干扰维生素 B_6 的代谢而致多发性神经病。

（2）化学品：如二硫化碳，三氯乙烯，丙烯酰胺等。重金属：如铅、汞、砷等。有机磷农药和有机氯杀虫剂。白喉毒素。

2. 营养缺乏和代谢障碍

如 B 族维生素缺乏、慢性酒精中毒、慢性胃肠道疾病等；代谢障碍性疾病也可继发营养障碍，如糖尿病、尿毒症、肢端肥大症、恶病质等。

3. 继发于结缔组织病

如结节性多动脉炎、系统性红斑狼疮（SLE）、硬皮病、类风湿关节炎（RA）等。

4. 自身免疫性疾病

如吉兰-巴雷综合征、急性过敏性神经病等。

5. 遗传性

如遗传性运动感觉性神经病，遗传性共济失调性多发性神经病、遗传性自主神经障碍等。

6. 其他

如淋巴瘤、肺癌、多发性骨髓瘤等。

【临床表现】

1. 临床症状与体征

由于本病为多种病因所致，可发生于任何年龄，故其发病形式、病情、病程各不相同。临床表现主要为肢体远端对称性分布的感觉、运动和（或）自主神经障碍。

（1）感觉障碍

早期出现感觉异常，如针刺、蚁走、烧灼、触痛和感觉过度，病情进展可出现肢体远端对称性深浅感觉减退或缺失，呈手套袜子型分布。

（2）运动障碍

肢体远端对称性无力，可伴肌萎缩、肌束颤动等，晚期肌肉挛缩明显可出现畸形。

（3）自主神经障碍

表现为肢体末端皮肤菲薄、干燥、苍白、变冷、发绀、汗多或无汗，指/趾甲粗糙、松脆等，高血压或直立性低血压等。

2. 病程进展

无论是感觉、运动还是自主神经障碍的症状和体征的改变，其程度总是随病情发展而加重，受累区域亦随之由远端向近端扩展，病情缓解则自近端向远端恢复，程度亦减轻。

【辅助检查】

1. 脑脊液检查

一般正常，个别患者有脑脊液蛋白含量轻度升高。

2. 肌电图检查

肌电图为神经源性损害，神经传导速度可有不同程度减低。

3. 神经活检

可见周围神经节段性髓鞘脱失或轴突变性。

【诊断要点】

根据本病的临床特点，即肢体对称性末梢感觉障碍，下运动神经元性瘫痪、自主神经障碍以及肌电图为神经源性损害、伴不同程度的神经传导速度减低等特征可做出临床诊断。

【治疗原则】

1. 病因治疗

积极查找病因，对不同的病因采取不同的治疗。如中毒所致（如农药中毒）应采取措施阻止毒物继续进入人体内，加速排泄和使用解毒剂等；药物引起者应立即停药；重金属和化学中毒应立即脱离中毒环境；急性中毒应快速补液，促进排尿、排汗和通便等。营养缺乏和代谢性障碍所致者应积极治疗原发病，如糖尿病控制血糖、尿毒症采用透析治疗等。酒精中毒者应戒酒。

2. 综合治疗

急性期应卧床休息，特别是病变累及心肌者（如维生素 B_1 缺乏及白喉性多发性神经病）。各种原因所致的多发性神经病均可使用大剂量 B 族维生素（B_1、B_6、B_{12} 等）、神经生长因子等，严重病例可并用辅酶 A、腺苷三磷酸（ATP）等。疼痛严重者可使用各种镇痛剂，如卡马西平或苯妥英钠等，效果较好。恢复期采用针灸、理疗、按摩及康复治疗。

【护理评估】

1. 健康史

（1）了解起病的过程和患病时间的长短。该病的临床表现因病因不同而不同，可分为急性、亚急性或慢性病程，但多数经过数周至数月的进展过程；询问其肢体的异常感觉是怎样发展和缓解的，此病发展一般由肢体远端向近端，而病情缓解则由近端向远端。

（2）了解患者既往生活情况和用药史。询问有无引起多发性神经病的相关原因，有无药物、毒物接触史，有无营养缺乏以及遗传代谢性疾病等。

2. 身体状况

评估神经功能受损情况。神经损害的共同特点是肢体远端对称性分布的感觉、运动和（或）自主神经障碍。

3. 心理-社会状况

本病发病急，病情进展快，常产生焦虑、恐惧、失望的心理状态，长期情绪低落会给疾病的康复带来不利影响。

【护理诊断】

1. 自理缺陷

与周围神经损害所致肢体远端下运动神经元瘫痪和感觉异常有关。

2. 末梢型感觉障碍

与周围神经损害有关。

【护理措施】

1. 一般护理

急性期应卧床休息，特别是维生素 B_1 缺乏和白喉性多发性神经病等累及心肌者；重症患者有肢体瘫痪时，应保持肢体功能位置。

2. 饮食护理

给予高热量、高维生素、清淡易消化的饮食，多吃新鲜水果、蔬菜，补充足够的 B 族维生素；对于营养缺乏者要保证各种营养物质的充分和均衡供给；对于烟酒嗜好尤其是长期酗酒、大量吸烟者要规劝其戒酒、戒烟。

3. 生活护理

评估患者的生活自理能力，对于肢体麻木、乏力、行走不稳及急性起病需卧床休息的患者，应给予进食、穿衣、洗漱、尿便及个人卫生等生活上的照顾，满足患者生活需求；做好口腔护理、皮肤护理，协助翻身，以促进睡眠、增进舒适、预防压疮等并发症；尤其对于多汗或皮肤干燥、脱屑等自主神经障碍者要勤换衣服、被褥，保持床单位整洁，减少机械性刺激，督促患者勤洗澡或协助床上擦浴，指导涂抹防裂油膏。

4. 症状护理

（1）对有感觉障碍的患者，应注意勿让患者烫伤和冻伤，禁用热水袋。加强皮肤护理，每日用温水泡手、泡脚，并辅助局部按摩，刺激和促进患者对感觉的恢复。

（2）对有手、足运动障碍的患者，护士既应给予日常生活协助，又要鼓励和督促患者做一些力所能及的事情，并指导手、足功能的锻炼；四肢瘫痪者应定时翻身，维持肢体功能位置，有手足下垂用夹板和支架以防瘫痪肢体的挛缩和畸形。

（3）对多汗的患者，应及时更换衣服、床单，保持床单平整、无屑，注意水、电解质平衡。

（4）急性中毒应大量补液，并密切观察患者生命体征变化，及时调节输液速度。

5. 用药护理

指导患者正确服药和学会观察药物不良反应。如病情需要继续使用异烟肼者，应配以较大剂量维生素 B_6，以防因维生素 B_6 缺乏而出现周围神经炎、眩晕、失眠、惊厥等中枢神经反应；砷中毒用二巯基丙醇（BAL）时应深部肌内注射，防止局部硬结形成。铅中毒用二巯丁二钠静脉滴注时可产生神经系统副作用，应注意观察及时报告医师。

6. 心理护理

护士应多与患者交谈，及时了解患者的想法，解释疾病的病因、进展及预后，减轻心理负担，使患者懂得肢体功能锻炼的重要性而主动配合治疗。

7. 康复护理

指导患者进行肢体的主动和被动运动，并辅以针灸、理疗、按摩，防止肌肉萎缩和关节挛缩，促进知觉恢复；鼓励患者在能够承受的活动范围内坚持日常生活中的锻炼，并为其提供宽敞的活动环境和必要的辅助设施。

【健康教育】

1. 疾病预防指导

生活有规律；合理饮食、均衡营养、戒烟限酒，尤其是怀疑慢性酒精中毒者应戒酒；预防感冒；避免药物和食物中毒；保持平衡心态；积极治疗原发病。

2. 疾病知识指导

告知患者及家属疾病相关知识与自我护理方法，帮助患者分析寻找病因和不利于恢复的因素，每天坚持适度的运动和肢体功能锻炼，防止跌倒、坠床、外伤、烫伤和肢体挛缩畸形；每晚睡前用温水泡脚，以促进血液循环和感觉恢复，增进睡眠；糖尿病周围神经病者应特别注意保护足部，预防糖尿病足；有直立性低血压者起坐、站立时动作要慢，注意做好安全防护；定期门诊复查，当感觉和运动障碍症状加重或出现外伤、感染、尿潴留或尿失禁时立即就诊。

第四节　急性炎症性脱髓鞘性多发性神经病

急性炎症性脱髓鞘性多发性神经病（AIDP）又称为吉兰-巴雷综合征（GBS），是以周围神经和神经根的脱髓鞘及小血管周围淋巴细胞及巨噬细胞的炎性反应为病理特点的自身免疫疾病。AIDP 是世界范围内引起急性弛缓性瘫痪最常见的疾病之一，临床呈急性起病，症状多在 2 周内达到高峰。主要表现为多发的神经根和周围神经损害，常见四肢对称性、弛缓性瘫痪。各年龄组均可发病，男性略高于女性。

本病病因及发病机制还不完全清楚，多数认为属神经系统的一种迟发性过敏性自身免疫性疾病。大部分患者可完全恢复或遗留轻微的下肢无力，约10%患者可出现后遗症，多发生在病情严重、进展快、轴索变性和需长期辅助通气的患者。

GBS的分型根据其临床、病理、电生理表现分为：①急性炎症性脱髓鞘性多发性神经病（AIDP）。②急性运动性轴索型神经病（AMAN）。③急性运动感觉性轴索型神经病（AMSAN）。④Miller Fisher综合征（MFS）。⑤急性泛自主神经病和急性感觉神经病（ASN）。

【临床表现】

1. 发病情况

各年龄组均可发病，本病好发于青壮年。一年四季均可患病，多数患者病前数日到数周有上呼吸道感染或胃肠道感染。

2. 起病形式

本病起病呈急性或亚急性，一般病程呈渐进性发展，2周左右达到最高峰。也有少数患者病情发展极快，在数天至1~2周内肌无力发展至高峰，同时出现呼吸肌无力而危及生命。

3. 弛缓性瘫痪

一般来说，肢体无力多从双下肢开始，逐渐向上发展，累及躯干、上肢及脑神经支配肌肉。瘫痪为对称性的下运动神经元性表现，肌肉无力以近端为重。腱反射明显减弱或消失，无锥体束征。反射的改变较早，而且相当重要，可以出现在肌无力症状之前，也是诊断的主要依据之一。

4. 感觉障碍

患者可有主观感觉异常，如肢体远端的麻木、针刺感、疼痛等，有时可有手套、袜子样感觉障碍或无明确的感觉障碍体征。也有一些患者有严重的位置觉障碍。脑神经受累亦较多见，最常见者是双侧面瘫。三叉神经、动眼神经、展神经亦可受累，也可出现后组脑神经损害而影响吞咽、发音。

5. 脑神经损害

以双侧周围性面瘫多见，尤其在成年人多见；延髓麻痹以儿童多见。偶见视盘水肿。

6. 自主神经症状

自主神经功能受损表现为肢端皮肤营养障碍、发绀、出汗。极少数患者可有短暂的排尿功能障碍。有的患者还可出现心动过速、心动过缓、血压不稳等心血管功能障碍的表现。

7. 体格检查

体格检查可见四肢腱反射降低或消失、末梢型感觉减退；腓肠肌压痛、凯尔尼格征阳性等。

【辅助检查】

1. 脑脊液检查

脑脊液蛋白-细胞分离是 GBS 的特征之一，多数患者在发病数天内蛋白含量正常，2~4 周内蛋白不同程度升高，但较少超过 1.0g/L；糖和氯化物正常；白细胞计数一般 $<10×10^6/L$。部分患者脑脊液出现寡克隆区带（OB），但并非特征性改变。部分患者脑脊液抗神经节苷脂抗体阳性。

2. 血清学检查

少数患者出现肌酸激酶（CK）轻度升高，肝功能轻度异常。部分患者血抗神经节苷脂抗体阳性。部分患者血清可检测到抗空肠弯曲菌抗体、抗巨细胞病毒抗体等。

3. 粪便检查

部分患者粪便中可分离和培养出空肠弯曲菌。

4. 神经电生理检查

主要根据运动神经传导测定，提示周围神经存在脱髓鞘性病变，在非嵌压部位出现传导阻滞或异常波形离散对诊断脱髓鞘病变更有价值。

5. 腓肠神经活检

可作为 GBS 辅助诊断方法，但不作为必需的检查。活检可见有髓纤维脱髓鞘，部分出现吞噬细胞浸润，小血管周围可有炎症细胞浸润。

【诊断要点】

急性或亚急性起病，病前有感染史，四肢对称弛缓性瘫痪，可有脑神经损害，常有脑脊液蛋白-细胞分离现象，可诊断为本病。

【治疗原则】

1. 对因治疗

（1）血浆置换疗法（PE）

每次交换血浆量按照 40ml/kg 体重或 1~1.5 倍血浆容量计算，可用 5%清蛋白复原血浆量，减少使用血浆的并发症。轻、中和重度患者每周应分别做 2、4、6 次血浆置换。主要禁忌证为严重感染、心律失常、心功能不全及凝血系统疾病等。

（2）大剂量免疫球蛋白

0.4g/（kg·d），静脉滴注，连续用 3~5 天；尽早或在出现呼吸肌麻痹前应用。临床比较：免疫球蛋白静脉滴注、PE 及两者合用的疗效无差异，推荐单一应用。禁忌证为先天性 IgA 缺乏，因 Ig 制剂含少量 IgA，可能致敏，再次应用可以发生过敏反应。对于面红、发热等常见不良反应减慢输液速度即可减轻。

（3）免疫抑制剂

糖皮质激素通常认为对吉兰-巴雷综合征（GBS）无效，并有不良反应，但对于无条件使用静脉注射免疫球蛋白（IVIG）和 PE 的患者可试用甲泼尼龙 500mg/d，静脉滴注，连用 5~7 天；或地塞米松 10mg/d 静脉滴注，7~10 天为一疗程。

2. 对症治疗及支持治疗

（1）辅助呼吸

呼吸麻痹是 GBS 的主要危险，呼吸麻痹的抢救成功与否是增加本病的治愈率、降低病死率的关键，而呼吸机的正确使用是成功抢救呼吸麻痹的保证。因此，应严密观察病情，对有呼吸困难者及时进行气管插管、气管切开和人工辅助呼吸。

（2）保持呼吸道通畅

定时翻身拍背，使呼吸道分泌物及时排除，并预防肺不张及呼吸道感染。

（3）插鼻饲管

延髓麻痹者及早插鼻饲管。

（4）药物治疗

可给予 B 族维生素等神经营养药物治疗。

3. 功能锻炼

（1）及早进行被动、主动的功能锻炼。

（2）配合针灸、按摩和理疗。

4. 并发症治疗

（1）并发肺部感染者

加强护理，保持呼吸道通畅，及早应用抗生素，也可根据痰培养及药敏试验结果选择抗生素。

（2）并发压疮者

勤翻身，局部保持干燥，贴敷溃疡膜等。

（3）并发泌尿系感染者

定时用3%硼酸溶液冲洗膀胱，选用抗生素进行治疗。

【护理评估】

1. 健康史

询问患者病史及起病原因：多数患者病前1~4周有胃肠道或呼吸道感染症状。患者的发病季节是否是夏秋季。发病前有无患过胃肠炎、呼吸道感染，或近期是否曾有过腹泻、病毒性感冒。发病前是否接种疫苗（如注射流感疫苗）。

2. 身体状况

①评估患者肌无力特点，有无呼吸肌麻痹。②评估患者有无感觉异常、感觉异常的特点。③评估患者脑神经症状：有的患者以脑神经麻痹为首发症状，双侧周围性面瘫最常见，其次是延髓麻痹，眼肌及舌肌瘫痪较少见。因数日内必然要出现肢体瘫痪，故易于鉴别。④评估患者自主神经症状：自主神经症状常见皮肤潮红、出汗增多、手足肿胀及营养障碍，严重患者可见窦性心动过速、直立性低血压、高血压和暂时性尿潴留。所有类型GBS均为单相病程，多于发病4周时肌力开始恢复。

3. 心理-社会状况

评估患者的精神、心理状态。了解患者是否因突然瘫痪而焦虑，是否因呼吸麻痹、濒死感而恐惧、紧张或害怕，是否因恢复慢而出现消极情绪等。

【护理诊断】

1. 低效型呼吸型态

与周围神经损害、呼吸肌麻痹有关。

2. 误吸

与病变侵犯脑神经，使得面、舌、咽喉肌麻痹有关。

3. 吞咽障碍

与脑神经受损所致延髓麻痹，咀嚼肌无力及气管切开等有关。

4. 清理呼吸道无效

与肌麻痹致咳嗽无力、肺部感染所致分泌物增多等有关。

5. 躯体活动障碍

与运动神经脱髓鞘改变引起四肢瘫痪有关。

6. 疼痛、麻木等不适

与周围神经损伤引起感知觉障碍有关。

7. 皮肤潮红、出汗增多、手足肿胀及营养障碍，窦性心动过速、直立性低血压、高血压和暂时性尿潴留

与自主神经障碍有关。

8. 恐惧

与呼吸困难、濒死感或害怕气管切开有关。

9. 潜在并发症

深静脉血栓形成、营养失调。

【护理措施】

1. 一般护理

急性期卧床休息，让患者处于舒适卧位；密切观察神志、瞳孔、呼吸、血压变化及肌力情况等，鼓励患者多咳嗽和深呼吸；有呼吸困难者应抬高床头；肢体瘫痪时应维持肢体的功能位置，相应部位辅以软枕支持；慢性起病或恢复期的患者可适当运动，并在医护人员指导下进行肢体功能康复训练。

2. 饮食护理

指导进食高蛋白、高维生素、高热量且易消化的软食，多食水果、蔬菜，补充足够的水分。吞咽困难和气管切开、呼吸机辅助呼吸者应及时插胃管，给予鼻饲流质，以保证机体足够的营养供给，维持水、电解质平衡。留置胃管的患者强调在进食时到进食后 30 分钟应抬高床头，防止食物反流引起窒息和吸入性肺炎。

3. 症状护理

（1）对肢体活动障碍的患者应说明早期肢体锻炼的重要性，保持肢体的轻度伸展，帮助患者被动运动，防止肌挛缩，维持肢体正常运动功能及正常功能位置，防止足下垂，必要时用"T"字形木板固定双足，可穿弹力长袜预防深静脉血栓形成及并发肺栓塞。

（2）对有感觉障碍的患者应注意保护皮肤勿被烫伤、冻伤及擦破，定时翻身，每小时 1 次，加用按摩气垫床，防止发生压疮。

（3）对不能吞咽的患者应尽早鼻饲，进食时和进食后 30 分钟取坐位，以免误入气管引起窒息或吸入性肺炎。

（4）对多汗的患者要勤换衣服、被褥，以防因受凉而加重病情。

4. 预防并发症

重症 GBS 因为瘫痪、气管切开和机械通气，往往卧床时间较长，机体抵抗力低下，除容易发生肺部感染、压疮、营养失调外，还可导致下肢静脉血栓形成、肢体挛缩和肌肉失用性萎缩、便秘、尿潴留等并发症。护士应指导和协助患者翻身、拍背、活动肢体、按摩腹部，必要时穿弹力长袜、灌肠、导尿等。

5. 用药护理

应教会患者遵医嘱正确服药，告知药物的作用、不良反应、使用时间、方法及注意事项；告知激素治疗可致骨质疏松、电解质紊乱和消化系统并发症等不良反应，应注意观察有无低钾、低钙等，及时预防和处理。

6. 心理护理

本病发病急，病情进展快，恢复期较长，患者常产生焦虑、恐惧、失望心理，情绪低落，对疾病的康复很不利。护士应向患者解释疾病的发展过程及预后，及时了解患者的心理状况，主动关心患者，不怕麻烦，使患者解除心理负担，懂得早期肢体锻炼的重要性，积极配合治疗和主动功能锻炼；对气管切开的患者，可帮助其采用身体语言或书写的方式表达个人感受和想法。

【健康教育】

1. 疾病知识指导

指导患者及家属了解本病的病因、进展、常见并发症及预后；保持情绪稳定和健康心态；加强营养，增强体质和机体抵抗力，避免淋雨、受凉、疲劳和创伤，防止复发。

2. 康复指导

加强肢体功能锻炼和日常生活活动训练，减少并发症，促进康复。肢体被动和主动运动均应保持关节的最大活动度；运动锻炼过程中应有家人陪同，防止跌倒、受伤。GBS恢复过程长，需要数周或数月，家属应理解和关心患者，督促患者坚持运动锻炼。

3. 病情监测指导

告知消化道出血、营养失调、压疮、下肢静脉血栓形成的表现以及预防窒息的方法，当患者出现胃部不适、腹痛、柏油样便，肢体肿胀疼痛，以及咳嗽、咳痰、发热、外伤等情况时立即就诊。

第四章　脊髓疾病患者的护理

第一节　急性脊髓炎

急性脊髓炎是指各种感染引起自身免疫反应所致的急性横贯性脊髓炎性病变，又称急性横贯性脊髓炎，是临床上最常见的一种脊髓炎，以病损平面以下肢体瘫痪、传导束性感觉障碍和尿便障碍为特征。

病因不清，多数患者出现脊髓症状前 1~4 周有呼吸道感染、发热、腹泻等病毒感染症状，但脑脊液未检出抗体，神经组织亦未分离出病毒，其发生可能为病毒感染后诱发的异常免疫应答，而不是感染因素的直接作用。病变可累及脊髓的任何节段，以胸$_{3~5}$最为常见，其次为颈段和腰段。病理改变主要为充血、水肿、炎性细胞浸润、白质髓鞘脱失、胶质细胞增生等。本病若无严重合并症通常 3~6 个月可恢复至生活自理；若合并压疮、肺部或泌尿系感染常影响康复，或遗留后遗症。部分患者可死于并发症；上升性脊髓炎患者往往短期内死于呼吸循环衰竭。

【临床表现】

1. 发病情况

本病见于任何年龄，但以青壮年为常见，尤以农村青壮年为多。一年四季均可发病，但在春初和秋末季节发病稍多。两性均可患病，男性略多。多数患者神经症状出现之前有发热或上呼吸道感染等病史，在神经症状出现时不伴发热。

2. 起病形式

急性起病，起病时有低热，病变部位神经根痛，肢体麻木无力和病变节段束带感；亦有患者无任何其他症状而突然发生瘫痪。大多在数小时或数日内出现受累平面以下运动障碍、感觉缺失及膀胱、直肠括约肌功能障碍。以胸段脊髓炎最为常见，尤其是胸$_{3~5}$节段，颈髓、腰髓次之。

3. 运动障碍的临床症状与体征

运动障碍以胸髓受损害后引起的截瘫最常见，如颈髓受损则出现四肢瘫，并可伴有呼吸肌麻痹。早期有脊髓休克期，倘病变重、范围广或合并有尿路感染等并发症，脊髓休克期可能延长，有的可长期表现为弛缓性瘫痪，或脊髓休克期过后出现痉挛性屈曲性肢体瘫痪，此时肢体屈肌张力增高，稍有刺激，双下肢屈曲痉挛，伴出汗、竖毛反应和尿便自动排出等症状，称为脊髓总体反射。以上情况常提示预后较差，一些患者可终生瘫痪致残。

4. 感觉障碍的临床症状与体征

损害平面以下肢体和躯干的各类感觉均有障碍，重者完全消失，呈传导束型感觉障碍，系双脊髓丘脑束和后索受损所致。有的患者在感觉缺失上缘常有1~2个节段的感觉过敏带，病变节段可有束带样感觉异常。少数患者由于脊髓炎的局灶性损伤，表现为脊髓半切综合征样的感觉障碍，出现同侧深感觉和对侧浅感觉缺失。骶段脊髓炎患者多出现马鞍区感觉障碍、肛门及提睾反射消失。另有一些儿童患者由于脊髓损伤较轻而无明显的感觉平面，恢复也较快。随着病变恢复，感觉障碍平面会逐渐下降，逐渐恢复正常，但恢复速度较运动功能恢复更慢。甚至有些患者终身遗留部分感觉功能障碍。

5. 自主神经功能障碍的临床症状与体征

自主神经功能障碍的早期表现为排尿功能丧失，尿潴留，脊髓休克期膀胱容量可达1000ml，呈无张力性神经源性膀胱，因膀胱充盈过度，可出现充盈性尿失禁。如病变继续好转，可逐步恢复随意排尿能力。此外，脊髓休克期尚有便秘，损害平面以下躯体无汗或少汗，皮肤干燥、苍白、发凉，立毛肌不能收缩；休克期过后，皮肤出汗及皮肤温度均可改善。

【辅助检查】

1. 外周血和脑脊液检查

急性期仅有外周血和脑脊液白细胞稍增高。

2. 腰椎穿刺检查

少数脊髓水肿严重者，脊髓腔可出现梗阻，腰椎穿刺时奎肯施泰特试验（Queckenstedt test）不通。

3. 诱发电位检查

下肢体感诱发电位和运动诱发电位异常。

4. 脊髓造影或磁共振成像检查

可见病变部位脊髓肿胀及异常信号等改变。

【诊断要点】

多青壮年发病，病前2周内有上呼吸道感染、腹泻症状或疫苗接种史，有外伤、过度疲劳等发病诱因。急性起病，迅速出现肢体麻木、无力，病变相应部位背痛和束带感。

1. 体检发现

①早期因"脊髓休克期"表现为弛缓性瘫痪，休克期后病变部位以下支配的肢体呈现上运动神经元瘫痪。②病损平面以下深浅感觉消失，部分可有病损平面感觉过敏带。③自主神经障碍：尿潴留、充盈性尿失禁、排便失禁。休克期后呈现反射性膀胱、便秘，阴茎异常勃起等。

2. 辅助检查发现

①急性期外周血白细胞计数正常或稍高。②脑脊液压力正常，部分患者白细胞和蛋白轻度增多，糖、氯化物含量正常。③脊髓 MRI 示病变部位脊髓增粗，长 T_1 长 T_2 异常信号。

【治疗原则】

1. 药物治疗

（1）糖皮质激素：可用地塞米松 10~20mg/d，静脉滴注，7~14 日后可改为泼尼松 30~60mg/d，口服，根据病情的逐渐好转而逐渐减量停用；也可加甲泼尼龙冲击治疗，成人 1g/d，静脉滴注，连用 3~5 天，改为泼尼松口服。

（2）B 族维生素治疗：维生素 B_1 10~20mg，3 次/日；维生素 B_6 10~20mg，3 次/日；维生素 B_{12} 500mg，1~2 次/日。

（3）硝酸士的宁：1~2mg/d，肌内注射，注意药物不良反应。

（4）大剂量免疫球蛋白治疗：0.4g/（kg·d），静脉滴注，连续用 3~5 天为一疗程。

（5）营养神经药物治疗：可用胞磷胆碱钠 0.5~0.75g/d，神经节苷脂 40~100mg/d，静脉滴注，2 周为一疗程。

（6）恢复期肌肉痉挛治疗：可口服地西泮 2.5mg，2~3 次/日；卡马西平 0.1~0.2g，3 次/日或乙哌立松 25~50mg，2~3 次/日。

2. 预防治疗

加强护理，定时翻身拍背，预防肺部感染、泌尿系感染及压疮的发生。

3. 护理治疗

排尿障碍的患者给予留置导尿管，3%的硼酸溶液冲洗膀胱，2 次/日。加强营养，保持水、电解质平衡。

4. 康复治疗

加强肢体的功能锻炼，及早进行被动、主动的功能锻炼，并可进行针灸、按摩、理疗等。

5. 并发症治疗

（1）肺部感染者：加强护理，保持呼吸道通畅，根据痰培养及药敏试验结果选择抗生素。

（2）泌尿系感染者：用 3%的硼酸水冲洗膀胱，选用适当抗生素进行治疗。

（3）并发压疮者：勤翻身，局部保持干燥，贴敷溃疡膜等。

【护理评估】

1. 健康史

了解有无前驱症状，即病前数日或 1~2 周有无发热、全身不适或呼吸道感染症状，或有无过劳、外伤或受凉等诱因。

2. 身体状况

（1）了解患者的起病情况，是否为急性发病，发病时有何异常感觉。

（2）评估神经功能受损情况。检查患者有无运动障碍，有无感觉障碍，有无自主神经功能障碍。

3. 心理-社会状况

评估患者是否常因突然瘫痪、生活不能自理而感到沮丧，因担心自己能否重新站起来，能否回归社会，害怕自己成为家庭的包袱，产生不良情绪。

【护理诊断】

1. 躯体活动障碍

脊髓横贯损害的急性期常出现脊髓休克（断联休克）的损害平面以下呈弛缓性瘫痪所致。

2. 尿便潴留或失禁

自主神经功能障碍引起的症状早期为尿潴留，无膀胱充盈感，呈无张力性神经源性膀胱，膀胱可因充盈过度而出现充盈性尿失禁；随着脊髓功能的恢复，膀胱容量缩小所致。

3. 低效型呼吸型态

与高位脊髓病变所致呼吸肌麻痹有关。上升性脊髓炎的脊髓受累节段上升至延髓，瘫痪由下肢迅速波及上肢或延髓支配肌群，出现吞咽困难、构音不清、交流困难、呼吸困难，甚至可致死亡。

4. 感知觉改变

各节段脊髓损伤都会出现损伤平面以下的感觉障碍，与脊髓损害有关。易出现烫伤、冻伤或输液肿胀。

5. 潜在并发症

压疮、肺炎、尿路感染。

【护理措施】

1. 保持呼吸道通畅

（1）脊髓高位损伤或出现呼吸困难时，给予低流量吸氧（鼻导管、吸氧面罩）。

（2）呼吸道痰鸣音明显时，鼓励、指导患者有效咳痰。如咳痰无力，予以吸痰管吸痰，清除痰液。每日按时给予雾化吸入以稀释痰液，减轻或消除肺部感染，利于排痰，同时雾化后及时有效吸痰，减少痰液坠积、结痂。

（3）对于舌后坠者，给予口咽通气道固定后，予以吸痰管吸痰，同时注意口腔清洁。

（4）患者出现呼吸困难且呼吸无效时准备好气管插管、呼吸机，并及时通知医师。

2. 病情监测

观察呼吸的频率、深度，判断呼吸无效的原因，如是否有呼吸困难，咳嗽是否有力，听诊气管、肺部有无痰鸣音，血氧饱和度的指标等，

X 线胸片示肺部感染情况。

3. 饮食指导

给予高蛋白、高维生素且易消化的饮食，多吃瘦肉、豆制品、新鲜蔬菜、水果和含纤维素多的食物，供给足够的热量与水分，以刺激肠蠕动，减轻便秘和肠胀气。

4. 排泄异常的护理

（1）促进膀胱功能恢复：对于排尿困难或尿潴留的患者可给予膀胱区按摩、热敷或进行针灸、穴位封闭等治疗，促使膀胱肌收缩、排尿；当膀胱残余尿量少于 100ml 时一般不再导尿，以防膀胱挛缩。排放尿液同时可采用一些方法刺激诱导膀胱收缩，如轻敲患者下腹部和听流水声。

（2）留置尿管的护理：①严格无菌操作，定期更换尿管和无菌接尿袋，每天进行尿道口的清洗、消毒，防止逆行感染。②观察尿的颜色、性质与量，注意有无血尿、脓尿或结晶尿。③每 4 小时开放尿管 1 次，以训练膀胱充盈与收缩功能。④鼓励患者多喝水，2500～3000ml/d，以稀释尿液，促进代谢产物的排泄。

（3）便秘的护理：便秘患者保证适当的高纤维饮食与水分的摄取，依照患者的排便习惯，选择一天中的一餐前给缓泻剂，饭后因有胃结肠反射，当患者有便意时，指导并协助患者增加腹压引发排便，必要时肛入开塞露一、两支，无效时，可予不保留灌肠，每天固定时间进行，养成排便规律。同样，开塞露、不保留灌肠适用于便秘者。

（4）排便失禁的护理：排便失禁患者选择易消化、吸收的高营养低排泄的要素饮食，同时指导患者练习腹肌加压与肛门括约肌的收缩，掌握进食后的排便时间规律，协助放置排便用品（便盆、尿垫）；随时清洁排便后肛周皮肤。

5. 做好皮肤护理，预防压疮、烫伤、冻伤

（1）每换班时认真床头交接、检查皮肤，观察有无发红等情况；每日清洁皮肤，随时保持床单位的平整、干净、干燥。

（2）对排便异常患者，及时清理排泄物，温水擦洗，维持会阴、肛周皮肤的清洁、干燥，观察皮肤有无淹红、破溃。出现臀红、肛周皮肤浸渍者，可予赛肤润喷涂后轻轻按摩 1 分钟。

（3）翻身每1~2小时1次，对骨凸或受压部位，如脚踝、足跟、膝部、股关节处、肘部等最易受压的部位常检查，予以按摩，促进皮肤的血液循环。

（4）使用一些护理用具，如给予气垫床，通过电动气泵自动交替充气，改变全身受压点，减少压力集中于局部而造成的皮肤受损（注意气垫床并不能替代定时翻身）；将骨隆突部位置入半开放小垫圈，使骨凸处半悬不受压（半封闭形小垫圈）；安普贴平敷于骨凸或因受压发红部位或皮肤表浅破溃处，于7~10天更换1次，可防止局部摩擦、减少受压，保护外周皮肤。

（5）了解患者是一侧痛、温度觉障碍，还是病变节段以下感觉障碍或自主神经功能障碍。根据感觉障碍情况正确护理：依据输液选择健侧、上肢的原则，输液前认真观察准备输液肢体一侧的皮肤情况，输液后随时观察输液肢体局部及皮肤情况，以免输液外渗而感觉减退造成严重损伤、自主神经功能障碍而皮肤红肿；给予洗漱、浸泡时，水温勿过热造成烫伤（比正常人感觉适度的温度要低），冰袋降温时间勿过长以免引起冻伤。自主神经功能障碍可致无外因肢体局部水肿，注意对皮肤的观察、保护。

6. 肢体康复

（1）每次翻身后将肢体位置摆放正确，做被动或主动的关节运动。

（2）做物理治疗。指导训练仰卧时抬高臀部以便在床上取放便器。给予日常生活活动训练，使患者能自行穿脱衣服、进食、盥洗、排尿便、淋浴及开关门窗、电灯、水龙头等，增进患者自我照顾的能力。

（3）当患者第一次坐起时，尤其半身瘫痪者，应在起身之前，穿着弹性袜，以增加静脉血回流，逐渐增加坐位的角度，以防产生低血压。

（4）鼓励患者持之以恒，循序渐进。

7. 用药护理

（1）了解患者使用激素治疗的时间，并观察应用激素治疗后原症状是否好转或加重，及时反馈给医师。用激素期间注意补钾。大剂量使用激素时，注意有无消化道出血倾向，观察粪便颜色，必要时做粪便隐血试验。

（2）患者临床症状的变化与脊髓损伤所致症状进行比较、区分，激素大剂量、长时间治疗会出现相应的不良临床症状，如面色潮红、情绪激动、入睡困难甚至心率增快等，患者对此不能正确认识，而且不能耐受，因此需要对用药进行详细的指导，以及通知医师给予必要对症处理。向患者讲明原因，是药物所致，而且随着药物的减量，症状也会减轻，停药后症状也会消失。药物必须按时使用，严禁骤然停药，否则会引发病情加重。

【健康教育】

1. 疾病知识指导

本病恢复时间长，指导患者及家属掌握疾病康复知识和自我护理方法，帮助分析和去除对疾病治疗与康复不利的因素。合理饮食、加强营养，多食瘦肉、鱼、豆制品、新鲜蔬菜、水果等高蛋白、高纤维素的食物，保持排便通畅；避免受凉、感染等诱因；鼓励患者树立信心，保持健康心态。

2. 康复指导

卧床期间应定时翻身，帮助患者掌握尿便的管理方法，养成良好的卫生习惯，保持清洁舒适，预防压疮；肌力开始恢复后应加强肢体的被动与主动运动，鼓励进行日常生活动作训练，尽量利用残存功能代偿，独立完成各种生活活动和做力所能及的家务。指导家庭环境改造，完善必要的设施，创造有利于患者康复与生活的家庭氛围与条件。

3. 预防尿路感染

带尿管出院者应向患者及照顾者讲授留置导尿的相关知识和操作注意事项，避免集尿袋接头的反复打开，防止逆行感染。保持外阴部清洁，定时开放尿管，鼓励多喝水，以达到促进代谢产物排泄、自动冲洗膀胱的目的。告知膀胱充盈的指征与尿路感染的相关表现；如发现患者尿液引流量明显减少或无尿、下腹部膨隆，小便呈红色或混浊时应协助及时就诊。

第二节 脊髓压迫症

脊髓压迫症是一组椎管内或椎骨占位性病变所引起的脊髓受压综

征，病变呈进行性发展，随病变进展出现脊髓半切综合征、横贯性损害及椎管梗阻，脊神经根和血管可不同程度受累。临床表现为病变节段以下的运动、感觉和自主神经功能障碍。

脊髓压迫症可由机械压迫、血供障碍及占位病变直接浸润破坏所引起。按发病急慢可分为急性脊髓压迫症和慢性脊髓压迫症；按发病部位可分为椎管内脊髓外的硬膜外、硬膜下压迫症，以及椎管内脊髓内压迫症。病因以椎管内肿瘤最多见。

【临床表现】

临床表现因病变性质的不同和病灶所在部位、发展速度、波及范围的不同而异。如脊髓肿瘤通常发病缓慢，逐渐进展；脊椎转移癌及硬脊膜外脓肿常引起急性压迫症状；脊柱结核所致的脊髓压迫症状可缓可急。一般而言，其临床症状的发展过程为：

1. 脊神经根受压症状

常因一条或多条脊神经后根受压而产生烧灼痛、撕裂痛或钻痛，并可放射到相应的皮肤节段，当活动脊柱、咳嗽、喷嚏时可引起疼痛加剧，适当改变体位可获减轻，这种首发的根性疼痛症状常有重要定位诊断意义。硬脊膜炎、髓外肿瘤尤其是神经纤维瘤和各种原因引起的椎管塌陷，根痛常较突出。在根痛部位常可查到感觉过敏或异常区，倘功能受损，则可引起节段性感觉迟钝。如病灶位于脊髓腹侧时，可刺激和损害脊神经前根，引起节段性肌痉挛和肌萎缩。

2. 脊髓受压症状

（1）运动障碍：脊髓前角受压时可出现节段性下运动神经元性瘫痪症状，表现为受损前角支配范围内的肢体或躯干肌肉萎缩、无力、肌肉纤颤。当皮质脊髓束受损时，引起受压平面以下肢体的痉挛性瘫痪. 瘫肢肌张力增高、腱反射亢进、病理反射阳性。慢性病变，先从一侧开始，后再波及另一侧；急性病变，常同时波及双侧，且在早期有脊髓休克（病变以下肢体呈弛缓性瘫痪），一般约 2 周后才逐渐过渡到痉挛性瘫痪。倘病灶在腰骶段，上运动神经元性损害症状则不会出现。

（2）感觉障碍：病变损害脊髓丘脑束和后束引起损害平面以下的躯体的束性感觉障碍。如先损害一侧的上升性感觉传导束路，则表现为损害平面以下同侧躯体的深感觉障碍和对侧的浅感觉障碍；病灶发展至脊髓横贯性损害时则损害平面以下的深浅感觉均有障碍。髓外压迫病变，痛温觉障碍常从下肢开始，延展至受压平面；髓内压迫病变，痛温觉障碍多从受压平面向下延伸。感觉障碍的平面对病灶定位常有较大参考价值。

（3）反射异常：病灶部位的反射弧受损，则该节段内的正常生理反射减弱或消失，有助于定位诊断。一侧锥体束受损时，病灶部位以下同侧的腱反射亢进，腹壁反射和提睾反射迟钝或消失，病理征阳性；当双侧锥体不受波及时，病灶以下双侧均同时出现反射异常和病理征。

（4）自主神经功能障碍：病变水平以下皮肤干燥、汗液少、趾（指）甲粗糙、肢体水肿。腰骶髓以上的慢性压迫病变，早期排尿急迫不易控制；如为急剧受损的休克期，则自动排尿和排便功能丧失，以后过渡至尿便失禁。腰骶髓病变则表现为尿、便潴留。髓内病变出现膀胱障碍较髓外病变早。下颈髓病变可产生 Horner 征。

脊髓慢性受压过程中可经历脊髓半横贯损害到横贯性损害的发展过程，这种现象易见于髓外肿瘤。半横贯损害是指损害平面以下同侧的深感觉障碍和锥体束征以及对侧的浅感觉障碍（脊髓半切综合征）；横贯性损害是指损害平面以下双侧深浅感觉、锥体束及自主神经功能障碍。

3. 脊椎症状

病灶所在部位可有压痛、叩痛、畸形、活动受限等体征。

4. 椎管梗阻

压迫性脊髓病可使脊髓的蛛网膜下隙发生不全或完全性梗阻，表现为腰椎穿刺时的脑脊液压力降低，缺乏正常时随呼吸和脉搏出现的脑脊液压力上的波动，奎肯施泰特试验显示不全或完全梗阻。脑脊液外观可呈淡黄或黄色，蛋白量增高。腰穿后常可出现神经症状加重，对疑为高颈髓段病变者腰穿时应格外小心，以免症状加重，引起呼吸肌麻痹。

【辅助检查】

1. 脊柱 X 线检查

提示脊柱结核、转移癌和原发性脊椎肿瘤者可出现骨质破坏，良性神经纤维瘤者可见椎间孔扩大、骨质吸收。

2. 脊髓造影检查

可显示脊髓梗阻界面，当完全梗阻时，上行造影只显示压迫性病变的下界；下行造影只显示病变的上界。

3. 脊髓 MRI 或 CT 检查

能清晰地显示脊髓压迫的影像，尤其是 MRI 能很好地提供脊髓病变部位、上下界线等信息。

4. 腰椎穿刺检查

Queckenstedt 试验可显示椎管部分或完全阻塞，蛋白质含量增高，对脊髓压迫症的诊断具有重要意义，但高颈段脊髓压迫症不宜做此试验。

【诊断要点】

慢性脊髓压迫症的特点是病灶从脊髓一侧开始，早期为单侧神经根刺激症状，逐渐出现脊髓部分受压症状，最终发展为脊髓横贯性损害症状。急性压迫常迅速表现为脊髓横贯性损害。临床表现结合腰椎穿刺、Queckenstedt 试验、脑脊液检查、影像学（X 线、CT 和 MRI 检查）资料等，可以确诊。

【治疗原则】

脊髓压迫症的治疗原则为尽快去除病因。

1. 急性脊髓压迫症的手术治疗尤其需要抓紧时机，及早手术，一般应争取在发病 6 小时内减压。

2. 硬膜外脓肿应紧急手术并给予足量抗生素。

3. 脊柱结核可在手术的同时施行抗结核治疗。

4. 对某些恶性肿瘤或转移癌手术后需采取放疗、化疗等措施，对不宜手术治疗者也可考虑放疗和（或）化疗。

5. 脊髓血管畸形所致出血可考虑介入治疗。

6. 手术后对瘫痪肢体应进行康复治疗，如积极进行功能锻炼及防治并发症。

【护理评估】

1. 健康史

询问患者病史及起病原因，如发病前是否患过肿瘤，转移瘤（如来自肺、乳房、肾脏、胃肠道等的转移瘤），患者有无接种史、炎性病变、先天畸形（如颅底凹陷症、寰椎枕化、颈椎融合畸形等）。

2. 身体状况

①评估患者有无神经根痛症状。②评估患者有无感觉异常。③评估患者有无运动障碍。④评估患者有无反射异常。⑤评估患者有无自主神经症状。

3. 心理-社会状况

评估患者是否有悲观情绪。脊髓压迫症患者术后症状难以立即缓解，有时反而加重，神经功能恢复非常缓慢，患者往往产生悲观情绪。

【护理诊断】

1. 疼痛

肿瘤是脊髓压迫症最常见的原因，根性神经痛常为髓外压迫的最早症状，表现为刺痛、烧灼或刀割样疼痛。患者受疼痛困扰。

2. 尿便潴留或失禁

自主神经功能障碍引起的症状早期为尿便潴留，无膀胱充盈感，呈无张力性神经源性膀胱，膀胱可因充盈过度而出现充盈性尿失禁；随着脊髓功能的恢复，膀胱容量缩小。

3. 呼吸肌瘫痪

上升性脊髓炎的脊髓受累节段上升至延髓，瘫痪由下肢迅速波及上肢或延髓支配肌群，出现吞咽困难、构音不清、交流困难、呼吸困难，甚至可致死亡。

4. 感知觉改变

各节段脊髓损伤都会出现损伤平面以下的感觉障碍，与脊髓损害有关。易出现烫伤、冻伤或输液肿胀。

【护理措施】

1. 减轻疼痛的护理

减轻引起疼痛的因素，因咳嗽、喷嚏、用力时脑脊液一过性增高，神经根被牵拉，可加剧疼痛，所以，指导患者减少突然用力动作，不可避免时，做好心理准备；同时处理诱发原因，如咳嗽频繁者遵医嘱应用镇咳剂；用力后观察、记录疼痛变化。疼痛明显加重时通知医师，遵医嘱给予镇痛剂或进行相应检查。

2. 心理护理

向患者解释疼痛原因，使患者心理放松，才能准确评价疼痛级别，向护理人员提供有效信息并配合治疗。同情、鼓励患者，但注意适当分散患者注意力。

3. 手术治疗的术前护理

（1）向患者讲明手术时间、术前的准备（备皮、禁食），备好颈托，并告之术后体位及轴位翻身，消除患者紧张的情绪。

（2）术前日予以颈背部备皮，饮番泻叶水，晚餐流食，晚8时后禁食、水。观察、保证患者夜间安睡。

（3）术前手术室接患者时，测量血压是否稳定，遵医嘱予以术前针，鼓励患者。由手术室护士给予留置胃管、尿管（手术室实施麻醉后予以插管的方法，可大大减少患者不适及并发症的发生，对患者也非常人性化）。

4. 手术治疗的术后护理

（1）术后回病房，轴位搬动患者，去枕平卧，颈部固定。

（2）给予心电、血压、呼吸、血氧饱和度及意识、瞳孔的严密观察。

（3）术后观察患者麻醉恢复情况，清醒后呼吸指标良好通知医师配合拔除气管插管：拔管前气管插管、口腔内充分吸痰，拔管后经口、鼻充分吸痰，并予以外观清洁。

（4）固定好手术引流袋的高度，观察引流液的量、色及性状，每日医师更换引流袋后记录引流量。如果引流袋漏，及时通知医师更换，以免引起颅内负压及与外界相通引起感染。

（5）术后每1~2小时进行轴位翻身。翻身时脊柱一定要平直成一直线（头颈，胸腰，骶、尾、腿三部分同时相向、同速移动），特别是高颈位手术者还需带颈托固定。

（6）留置胃管根据患者意识恢复情况，自主吞咽功能，胃肠蠕动情况，遵医嘱给予鼻饲饮食或拔除胃管。手术创伤大，胃肠功能较差，可通过鼻胃管给予持续、慢速的鼻饲流食。

5. 其他同本章第一节。

【健康教育】

1. 疾病知识指导

指导患者和家属掌握疾病康复知识和护理方法，鼓励患者树立信心。

2. 生活与康复指导

肢体锻炼，加强营养，适当体育锻炼增强体质。

3. 药物指导

按时按量服药，定时复诊。

4. 安全和预防指导

注意安全，防止受凉感冒、疲劳等。

第三节　脊　髓　损　伤

脊髓损伤是脊柱骨折或骨折脱位的严重并发症，损伤高度以下的脊神经所支配的身体部位的功能会丧失。脊柱骨折造成的脊髓损伤可分为屈曲型损伤、伸展型损伤、纵轴型损伤和旋转型损伤。造成脊髓损伤的主要原因是直接与间接的外力对脊柱的重击，常见的原因有：自高处跌落、交通事故、枪伤、刀伤等。

【临床表现】

1. 脊髓休克期

脊髓损伤后，在损伤平面以下立即出现肢体的弛缓性瘫痪，肌张力减低，各种感觉和反射均消失，病理反射阴性，膀胱无张力，尿潴留，便失禁，低血压（收缩压降至 $70\sim80mmHg$）。脊髓休克是损伤平面以下的脊髓节段失去高级中枢调节的结果，一般持续 $2\sim4$ 周，再合并压疮或尿路感染时持续时间还可延长。

2. 完全性的脊髓损伤

在损伤平面以下，各种感觉均消失，肢体弛缓性瘫痪，深浅反射均消失，括约肌功能亦消失，经 2~4 周脊髓休克过后，损伤平面以下肌张力增高，腱反射亢进，病理反射阳性，出现总体反射，即受刺激时，髋、膝关节屈曲，踝关节跖曲，两下肢内收，腹肌收缩，反射性排尿和阴茎勃起等，但运动、感觉和括约肌功能无恢复。

3. 不完全性的脊髓损伤

在脊髓休克消失后，可见部分感觉、运动和括约肌功能恢复，但肌张力仍高，腱反射亢进，病理反射可为阳性。

4. 脊髓瘫痪

（1）上颈段脊髓损伤：膈肌和肋间肌瘫痪，呼吸困难，四肢瘫痪，死亡率很高。

（2）下颈段髓损伤：两上肢的颈髓受损节段神经支配区，呈下运动神经元损害的表现，该节段支配的肌肉萎缩，呈条状感觉减退区，肱二头肌或肱三头肌反射减退；即上肢可有下神经元和上神经元两种损害症状同时存在，而两下肢为上运动神经元损害，表现为痉挛性截瘫。

（3）胸段脊髓损伤：有一清楚的感觉障碍平面，脊髓休克消失后，损伤平面以下、两下肢呈痉挛性瘫痪。

（4）胸腰段脊髓损伤：感觉障碍平面在腹股沟韧带上方或下方，如为第 11~12 胸椎骨折，脊髓为腰段损伤，两下肢主要呈痉挛性瘫痪；第 1~2 腰椎骨折，脊髓骶节段和马尾神经上部损伤，两下肢主要呈弛缓性瘫痪，并由于直肠膀胱中枢受损，尿失禁，不能建立反射性膀胱，直肠括约肌松弛，便失禁。

（5）马尾神经损伤：第 3~5 腰椎骨折，马尾神经损伤大多为不全性，两下肢股以下呈弛缓性瘫痪，尿便失禁。

【辅助检查】

1. 创伤局部检查

了解损伤的原因，分析致伤方式，检查局部有无肿胀，压痛，有无脊柱后突畸形，棘突间隙是否增宽等。

2. 感觉系统检查

以手接触患者损伤平面以下的皮肤，如患者有感觉，为不完全性脊髓损伤，然后分别检查触觉、痛觉、温度觉和深部感觉，划出感觉障碍的上缘，并定时复查其上缘的变化。

3. 运动系统检查

了解患者肢体有无随意运动，记录肌力的等级，并重复检查，了解肌力变化的情况。

4. 反射系统检查

脊髓横断性损伤，休克期内所有深浅反射均消失，经 2~4 周休克消失后，腱反射亢进，病理反射阳性。

5. 括约肌功能检查

了解尿潴留和尿失禁，必要时做膀胱测压。肛门指诊，检查括约肌能否收缩或呈弛缓状态。

6. X 线片检查

检查脊柱损伤的水平和脱位情况，较大骨折位置及子弹或弹片在椎管内滞留位置及有无骨折，并根据脊椎骨受损位置估计脊椎受损的程度。

7. CT 检查

可显示骨折部位，有无椎管内血肿。

8. MRI 检查

是目前对脊柱脊髓检查最理想的手段，不仅能直接看到脊髓是否有损伤，还能够判定其损伤的程度、类型及治疗后的估计。同时可清晰地看到椎间盘以及脊椎损伤压迫脊髓的情况。

【诊断要点】

主要的诊断手段是结合脊柱骨折脱位的位置与程度，从 X 线片、CT、MRI 扫描、脊髓造影观察加以估计，并依靠详细的神经系统检查及肌电图、脊髓诱发电位的测定等，了解脊髓神经损伤情况。

【治疗原则】

1. 非手术治疗

伤后 6 小时是关键时期，24 小时内为急性期，抓住时机，尽早治疗。

（1）药物治疗：甲泼尼龙冲击疗法以 30mg/kg 一次给药，15 分钟静脉注射完毕，休息 45 分钟，在以后 23 小时内以 5.4mg/(kg·h) 剂量持续静脉滴注，本法只适用于受伤后 8 小时以内者。

（2）高压氧治疗：高压氧用 0.2MPa 氧压，1.5 小时/次，10 次为 1 个疗程。

（3）其他：自由基清除剂、改善微循环药物、兴奋性氨基酸受体阻滞剂等。

2. 手术治疗

手术只能解除对脊髓的压迫和恢复脊柱的稳定性，目前还无法使损伤的脊髓恢复功能。手术的途径和方式视骨折的类型和致压物的部位而定。手术的指征是：

（1）脊柱骨折-脱位有关节突交锁者。

（2）脊柱骨折复位不满意，或仍有脊柱不稳定因素存在者。

（3）影像学显示有碎骨片突入椎管内压迫脊髓者。

（4）截瘫平面不断上升，提示椎管内有活动性出血者。

MRI 显示脊髓内有出血者可在脊髓背侧正中切开脊髓至中央沟，清除血块与积液，有利于水肿的消退。

【护理评估】

1. 健康史

脊髓损伤是一种致残率高、后果严重的疾病，直接或间接暴力作用于脊柱和脊髓皆可造成脊髓损伤，间接暴力损伤比较常见，脊髓损伤的节段常发生于暴力作用的远隔部位，如从高处坠落，两足或臀部着地，或暴力作用于头顶、肩背部，而脊椎骨折发生在活动度较大的颈部和腰骶部，造成相应部位的脊髓损伤。

2. 身体状况

①评估患者的病情、损伤类型、配合情况、自理能力、心理状况。②评估患者的生命体征、饮食、睡眠、排便、原发病治疗用药情况。③评估患者脊髓损伤平面以下的感觉、运动及反射情况。

3. 心理-社会状况

患者在受伤后，突然变成下半身麻痹或四肢瘫痪，患者会出现伤心、失望及抑郁等心理反应，而不能面对现实，或对医疗失去信心。

【护理诊断】

1. 肢体麻痹及下半身瘫痪

因脊髓完全受损的部位不同，故肢体麻痹的范围也不同。

(1) 第4颈椎以上损伤

会引起完全麻痹，即躯干和四肢麻痹。

(2) 第1胸椎以上损伤

会引起不完全麻痹，上肢神经支配完全，但躯干稳定力较差，下肢完全麻痹。

(3) 第6胸椎以下受伤

会造成下半身瘫痪。

2. 营养摄入困难

(1) 胃肠系统功能

在脊髓受损后48小时之内，胃肠系统的功能可能会减低。

(2) 消化功能障碍

脊髓损伤后，患者可能会出现消化功能障碍，以至患者对食物的摄取缺乏耐力，易引起恶心、呕吐，且摄入的食物也不易消化吸收。

3. 排泄问题

(1) 排尿功能障碍

①尿潴留：在脊髓休克期膀胱括约肌功能消失，膀胱无收缩功能。②尿失禁：脊髓休克过后，损伤平面以下肌张力增高，膀胱中枢受损不能建立反射性膀胱，尿失禁。

(2) 排便功能障碍

由于脊髓受损，直肠失去反射，以致粪便排出失去控制，造成排便失禁。

【护理措施】

1. 现场急救护理

对患者迅速及较准确地作出判断，有无合并伤及重要脏器损伤，并根据其疼痛、畸形部位和功能障碍情况，判断有无脊髓损伤及其性质、部位。对颈段脊髓损伤者，首要是稳定生命体征。高位脊髓损伤患者，多有呼吸浅，呼吸困难，应配合医师立即气管切开，气管内插管。插管时特别注意，有颈椎骨折时，头部制动，绝对不能使头颈部多动；气管插管时，宜采用鼻咽插管，借助纤维喉镜插管。

2. 正确运送患者，保持脊柱平直

现场搬运患者时至少要三人蹲在患者一侧，协调一致平起，防止脊柱扭转屈曲，平放在硬板单架上。对有颈椎骨折者，有一人在头顶部，双手托下颌及枕部，保持轻度向头顶牵引，颈部中立位，旁置砂袋以防扭转。胸腰段骨折者在胸腰部垫一软垫，切忌一人抱腋下，另一人抱腿屈曲搬动而致脊髓损伤加重。

3. 定时翻身，给予适当的卧位

（1）脊髓损伤患者给其提供硬板床，加用预防压疮的气垫床。

（2）翻身时应采用轴线翻身，保持脊柱呈直线，两人动作一致，防止再次脊髓损伤。每隔 2 小时翻身 1 次。

（3）仰卧位：患者仰卧位时髋关节伸展并轻度外展。膝伸展，但不能过伸。踝关节背屈，趾伸展。在两腿之间可放一枕头，可保持髋关节轻度外展。肩应内收，中立位或前伸，勿后缩。肘关节伸展，腕背屈约45°。指轻度屈曲，拇指对掌。患者双上肢放在身体两侧的枕头上，肩下垫枕头要足够高，确保两肩部后缩，亦可将两枕头垫在前臂或手下，使手的位置高于肩部，可以预防重力性肿胀。

（4）侧卧位：髋膝关节屈曲，两腿之间垫上软枕，使上面的腿轻轻压在下面的枕头上。踝背屈，趾伸展。下面的肩呈屈曲位，上肢放于垫在头下和胸背部的两个枕头之间，以减少肩部受压。肘伸展，前臂旋后。上面的上肢也是旋后位，胸壁和上肢之间垫一枕头。

4. 饮食护理

少食或不食产气过多的食物，如甜食、豆类食品等。指导患者食用含纤维素多的食物。鼓励患者多饮用热果汁。

5. 供给营养

（1）在脊髓损伤初期，先给患者静脉输液，并插入鼻胃管以防腹胀。

（2）观察患者肠蠕动情况，当肠蠕动恢复后，可经口摄入饮食。

（3）给予高蛋白、高维生素、高纤维素的食物，以及足够的水分。

（4）若患者长期卧床不动，应限制含钙的食物的摄取，以防泌尿道结石。

（5）若患者有恶心、呕吐，应注意防止患者发生吸入性肺炎。

6. 尿便护理

（1）急性尿潴留：脊髓损伤后最初几天即脊髓休克期，膀胱呈弛缓性麻痹，患者出现急性尿潴留，应立即留置导尿引流膀胱的尿液，导尿采用密闭式引流，使用抗反流尿袋。随时保持会阴部的清洁，每天消毒尿道口，定期更换尿管，以防细菌感染。

（2）便失禁及麻痹性肠梗阻或腹胀：患者出现便失禁及时处理，并保持肛周皮肤清洁、干燥无破损，在肛周涂皮肤保护剂。患者出现麻痹性肠梗阻或腹胀时，给予患者脐周顺时针按摩。可遵医嘱给予肛管排气或胃肠减压，必要时给予缓泻剂，使用热水袋热敷脐部。

7. 训练患者排便、排尿功能恢复

（1）对痉挛性神经源性膀胱患者，应定时喝一定量的水，使膀胱充盈，定时开放尿管，引流膀胱内尿液。也可定期刺激膀胱收缩排出尿液，如轻敲患者的下腹部（耻骨上方）、用手刺激股内侧，以刺激膀胱收缩。间歇性导尿，即4小时导尿1次，这种方法可以使膀胱有一定的充盈，形成对排尿反应的生理刺激，这种冲动传到脊髓的膀胱中枢，可促进逼尿肌的恢复。

（2）训练患者排便，应先确定患者患病前的排便习惯，并维持适当的高纤维素饮食与水分的摄取，以患者的习惯，选择一天中的一餐后，进行排便训练，因患者饭后有胃结肠反射，可在患者臀下垫便盆，教导患者有效地以腹部压力来引发排便，如无效，则可戴手套，伸入患者肛门口刺激排便，或再加甘油灌肠，每天固定时间训练。

8. 呼吸道管理

（1）颈$_{1\sim4}$受损者，膈神经、横膈及肋间肌的活动均丧失，并且无法深呼吸及咳嗽，为了维持生命而行气管切开，并使用呼吸机辅助呼吸。及时吸痰保持呼吸道通畅。

（2）在损伤后48小时应密切观察患者呼吸型态的变化，呼吸的频率和节律。

（3）监测血氧饱和度及动脉血气分析的变化，以了解其缺氧的情况是否加重。

（4）在病情允许的范围内协助患者翻身，并指导患者深呼吸与咳嗽，以预防肺不张及坠积性肺炎等并发症。

9. 基础护理

患者脊髓受损后可出现四肢瘫或截瘫，生活自理能力缺陷，其一切生活料理均由护理人员完成。每天定时翻身，变换体位，观察皮肤，保护皮肤完整性。保持床单位的平整。

10. 观察神经功能的变化

（1）观察脊髓受压的征象，在受伤的 24～36 小时内，每隔 2～4 小时检查患者四肢的肌力，肌张力、痛触觉等，以后每班至少检查 1 次。及时记录患者感觉平面、肌张力、痛温触觉恢复的情况。

（2）检查发现患者有任何变化时，应立即通知医师，以便及时进行手术减压。

11. 脊髓手术前护理

（1）观察脊髓受压的情况，特别注意维持患者的呼吸。

（2）观察患者脊柱的功能，以及活动与感觉功能的丧失或恢复情况。

（3）做好患者心理护理，解除患者的恐惧、忧虑和不安的心理。

（4）遵医嘱进行术前准备，灌肠排除肠内粪便，可减少手术后的肿胀和压迫。

12. 脊髓手术后护理

（1）手术后搬运患者时，应保持患者背部平直，避免不必要的振动、旋转、摩擦和任意暴露患者；如为颈椎手术，则应注意颈部的固定，戴颈托。

（2）颈部手术后，应该去掉枕头平卧。必要时使用砂袋固定头部，保持颈椎平直。

（3）观察患者的一般情况，如皮肤的颜色、意识状况、定向力、生命体征以及监测四肢运动、肌力和感觉。

（4）颈椎手术时，由于颈部被固定，不能弯曲，常使口腔的分泌物不易咳出，应及时吸痰保持呼吸道的通畅。

（5）观察伤口敷料是否干燥，有无出血、有无液体自伤口处渗出，观察术后应用止痛泵的效果。

13. 颅骨牵引患者护理

（1）随时观察患者有无局部肿胀或出血的情况。

（2）由于颅骨牵引，时间过长枕部及肩胛骨易发生压疮，可根据情况应用减压贴。

（3）定期检查牵引的位置、功效是否正确，如有松动，及时报告医师。

（4）牵引时使用便器要小心，不可由于使用便器不当造成牵引位置、角度及功效发生改变。

14. 康复护理

（1）在康复医师的指导下，给予患者日常生活活动训练，使患者能自行穿脱衣服、进食、盥洗、排便、沐浴及开关门窗、电灯、水龙头等，增进患者自我照顾的能力。

（2）按照运动计划做肢体运动。颈椎以下受伤的患者，运用各种支具下床行走。

（3）指导患者及家属如何把身体自床上移到轮椅或床边的便器上。

（4）教导患者使用辅助的运动器材，例如轮椅、助行器、手杖来加强自我照顾能力。

15. 预防并发症护理

脊髓损伤后常发生的并发症是压疮、泌尿系感染和结石、肺部感染、深静脉血栓形成和肢体挛缩。

（1）压疮：定时评估患者皮肤情况，采用诺顿评分，护士按照评分表中五项内容分别打分并相加。总分小于14分，可认为患者是发生压疮的高危人群，必须进行严格的压疮预防。可应用气垫床，定时翻身缓解患者的持续受压，对于危险区域的皮肤应用减压贴、透明贴、皮肤保护剂赛肤润，保持床单位平整、清洁，每班加强检查。

（2）肺部护理：鼓励患者咳嗽，压住胸壁或腹壁辅助咳嗽。不能自行咳痰者进行气管内吸痰。变换体位、进行体位引流，雾化吸入。颈段脊髓损伤者，必要时行气管切开，辅助呼吸。

（3）防深静脉血栓形成：深静脉血栓形成常发生在伤后10~40天，主要原因是血流缓慢。临床表现为下肢肿胀、胀痛、皮肤发红，亦可肢体温度降低。防治的方法有患肢被动活动，穿预防深静脉血栓的弹力袜。定期测下肢周径，发现肿胀，立即制动。静脉应用抗凝剂，亦可行彩色多普勒检查，证实为血栓者可行溶栓治疗，可用尿激酶或东菱克栓酶等。

（4）预防痉挛护理：痉挛是中枢神经系统损害后出现的以肌张力异常增高为表现的综合征，痉挛可出现在肢体整体或局部，亦可出现在胸、背、腹部肌肉。有些痉挛对患者是有利的，比如：股四头肌痉挛有助于患者的站立和行走，下肢肌痉挛有助于防止直立性低血压，四肢痉挛有助于防止深静脉血栓形成。但严重的肌痉挛会给患者带来很大的痛苦，妨碍自主运动的恢复，成为功能恢复的主要障碍。痉挛在截瘫患者常表现为以伸肌张力异常增高的痉挛模式，持续的髋膝踝的伸展，最后出现跟腱缩短，踝关节旋前畸形及内收肌紧张。患者从急性期开始采用抗痉挛的良肢体位摆放，下肢伸肌张力增高将下肢摆放为屈曲位。对肢体进行主动运动和被动运动，主动运动：做痉挛肌的拮抗肌适度的主动运动，对肌痉挛有交替性抑制作用。被动运动与按摩：进行肌肉按摩，或温和地被动牵张痉挛肌，可降低肌张力，有利于系统康复训练。冷疗或热疗可使肌痉挛一过性放松。水疗温水浸浴有利于缓解肌痉挛。

【健康教育】

　　患者和家属对突然遭受到脊髓损伤所带来的四肢瘫或截瘫事实不能接受，患者和家属都比较紧张，因此对患者和家属的健康教育就非常重要。

1. 教导患者需保持情绪稳定，向患者简单的解释所有治疗的过程。
2. 鼓励家属参加康复治疗活动。
3. 告知患者注意安全，以防发生意外。
4. 教导运动计划的重要性，并能切实执行。
5. 教导家属能适时给予患者协助及心理支持，并时常给予鼓励。
6. 教导患者及家属重视日常生活的照顾，预防并发症。
7. 定期返院检查。

第四节　脊髓血管疾病

　　脊髓血管疾病是指脊髓的血管阻塞或破裂出血，导致脊髓所支配的运动、感觉和括约肌功能障碍的一组疾病，分缺血性、出血性及血管畸形三大类。脊髓血管疾病的发病率远低于脑血管疾病，但脊髓较小的血管损害即可造成严重后果。

　　外伤是椎管内出血的最主要原因；动脉粥样硬化、低血压、动脉炎、肿瘤、蛛网膜粘连、心功能不全等均可导致缺血性脊髓病；而自发性出血则多见于脊髓动静脉畸形、血管瘤、血液病、抗凝治疗和肿瘤等。

【临床表现】

1. 缺血性疾病

（1）脊髓短暂性缺血性发作：类似短暂性脑缺血发作，发作突然，持续时间短暂，不超过 24 小时，恢复完全，不遗留任何后遗症。

间歇性跛行和下肢远端发作性无力是本病的典型临床表现。行走一段距离后，单侧或双下肢沉重、无力甚至瘫痪，休息或使用血管扩张剂后缓解；或仅有自发性下肢远端发作性无力，反复发作，可自行缓解，间歇期症状消失。短暂性缺血发作反复发作，可导致脊髓永久性损害。

（2）脊髓梗死：呈卒中样起病，脊髓症状常在数分钟或数小时达到高峰。因发生闭塞的供血动脉不同而出现以下综合征：①脊髓前动脉综合征：以中胸段或下胸段多见。首发症状常为突然出现病变水平相应部位的根性疼痛或弥漫性疼痛，短时间内发生弛缓性瘫痪，脊髓休克期过后转变为病变水平以下痉挛性瘫痪；感觉障碍为传导束型，痛温觉缺失而深感觉保留，尿便障碍较明显。②脊髓后动脉综合征：脊髓后动脉极少闭塞，即使发生，也因有良好的侧支循环而症状较轻且恢复较快；表现为急性根痛，病变水平以下深感觉缺失和感觉性共济失调，痛温觉和肌力保存，括约肌功能常不受影响。③中央动脉综合征：病变水平相应阶段的下运动元性瘫痪、肌张力减低、肌萎缩，多无感觉障碍和锥体束损害。

2. 出血性疾病

硬膜外、硬膜下和脊髓内出血均可骤然出现剧烈的背痛、截瘫、括约肌功能障碍、病变水平以下感觉缺损等急性横贯性脊髓损害表现。硬膜下血肿比硬膜外血肿少见的多。

脊髓蛛网膜下隙出血，表现急骤的颈背痛、脑膜刺激征、截瘫、括约肌功能障碍等；如出血部位近颅内则可有意识障碍或其他脑部表现；如为脊髓表面血管破裂所致，则可能只有背痛而无血管受压表现。

3. 血管畸形

多在 45 岁前发病，约半数在 14 岁前发病，男女之比为 3∶1。纯动脉性与静脉性罕见，绝大多数为动静脉畸形。多见于胸腰段，其次为中胸段，颈段少见。

缓慢起病者多见，亦可为间歇性病程，有症状缓解期；突然发病者，系由畸形血管破裂所致，多以急性疼痛为首发症状，表现为不同程度的截瘫，根性或传导束性分布的感觉障碍，如脊髓半侧受累可表现为脊髓半切综合征；括约肌功能障碍早期为尿便困难，晚期则失禁；也有少数患者表现为单纯性脊髓蛛网膜下隙出血。

【辅助检查】

1. 脑脊液检查

脊髓蛛网膜下隙出血，呈血性；椎管梗阻，脑脊液蛋白量增高，压力低。

2. CT 和 MRI 检查

可显示脊髓局部增粗、出血、梗死，增强后可以发现血管畸形。

3. 脊髓造影检查

可确定血肿部位，显示脊髓表面血管畸形的位置和范围，但不能区别病变类型。选择性脊髓动脉造影对确诊脊髓血管畸形最有价值，可明确显示畸形血管的大小、范围、类型及与脊髓的关系，有助于治疗方法的选择。

【诊断要点】

脊髓血管疾病的临床表现较复杂，缺乏特异性检查手段，特别是缺血性病变的诊断有一定难度。常依据动脉硬化、外伤、血压波动等，配合脊髓影像学和脑脊液检查等可明确诊断。

1. 急性发病，从首发症状到最高峰大多仅为数分钟至数小时。

2. 先有疼痛为节段性根性疼痛，继而出现瘫痪。

3. 脊髓损害的症状、体征符合脊髓的血管分布，如脊髓前动脉血栓，会出现痛温觉丧失与局部触觉、深感觉存在的分离性感觉障碍；而脊髓后动脉梗死，则出现痛温觉存在而深感觉丧失的分离性感觉障碍；中央动脉梗死，仅有弛缓性瘫痪。

4. 辅助检查尤其是 MRI 可协助确诊。

【治疗原则】

1. 缺血性脊髓血管疾病的治疗原则与缺血性脑血管病相似，可以应用血管扩张剂及促进神经功能恢复的药物。

2. 低血压者应予纠正血压，疼痛明显者可给予镇静、镇痛剂，硬膜外或硬膜下血肿应紧急手术以清除血肿，解除对脊髓压迫症状。

3. 其他类型椎管内出血应针对病因治疗，使用脱水剂、止血剂。

4. 脊髓血管畸形可根据情况行血管结扎、切除或介入栓塞，截瘫患者应加强护理，防止压疮及尿路感染的发生，急性期过后或病情稳定后应尽早开始进行肢体的功能训练及康复治疗。

【护理评估】

1. 健康史

病因分析:脊髓血管畸形是一种脊膜脊髓血管的先天发育异常，常引起脊髓梗死或脊椎管内出血，出现脊髓神经损害症状，脊髓血管畸形导致脊髓损害引起盗血、压迫、脊髓静脉高压及脊髓缺血等。盗血是因脊髓供血动脉与异常血管通连，致使脊髓供血被异常血管偷流而引起脊髓缺血性损害。压迫是匍匐于脊髓表面异常粗大的、扭曲的血管团，对脊髓造成持久性的机械性压迫，使脊髓直接遭受损害。脊髓静脉高压是由于异常的血管内大量血液注入静脉内，使静脉压力增高，脉压减小，导致脊髓内血流灌注减少，造成脊髓长期的缺血、缺氧而使脊髓变性、坏死。脊髓缺血是因血管内血栓形成，或经多次轻微的脊椎管内出血，导致脊髓粘连性蛛网膜炎和瘢痕形成，引起继发性脊髓缺血、坏死。

2. 身体状况

本病发病年龄多在 30~40 岁之间，以男性为多，男女之比 3∶1。起病的缓急和病程的进展情况因病变的部位、年龄的分布和病理改变而有不同的表现。一般分为三个类型：缓慢进展性、急性卒中型和反复发作型。

（1）疼痛：早期常有短暂性神经根痛，间或剧痛，呈刺痛或灼痛样。部位与病变节段吻合。咳嗽、喷嚏或排便时加重。

（2）感觉症状：肢体麻木、蚁走感，常有躯体深、浅感觉障碍。

（3）运动症状：肢体无力，逐渐加重，一侧或双侧肢体完全或不完全瘫痪。

（4）括约肌症状：尿便失禁。

（5）自发性蛛网膜下隙出血：突然头痛、截瘫、颈强直，凯尔尼格征阳性。

3. 心理-社会状况

患者年龄不等，但均在短时间内由行动自如到被迫静卧、双下肢瘫痪、尿便困难，心理难以适应。评估患者是否有焦虑、紧张、恐惧、情绪不稳定等心理。

【护理诊断】

1. 尿便失禁或尿潴留、便秘

脊髓损害所致。

2. 脊髓间歇性跛行

当运动时病变节段脊髓神经元需要供血量增加，如不能满足时即出现疼痛，休息后缓解。

3. 瘫痪

瘫痪的初期可为痉挛性瘫痪，持续一段时间后则变为痉挛性瘫痪和弛缓性瘫痪共存的混杂性瘫痪。

4. 压疮

脊髓功能受损所致躯体移动障碍或肢体瘫痪不能自行活动。

【护理措施】

1. 预防性安全护理

（1）正确及时评估患者的肌力、肌张力及感觉平面。

（2）床上备有床栏杆，保护患者以防意外。

（3）介入治疗术后，穿刺部位加压包扎，嘱患者卧床 24 小时，患肢制动 8 小时，躁动患者必要时加用约束带保护患者。

（4）对于意识不清的患者应防外界热源、致冷物质的伤害（如电毯、热水袋、冰袋、冰毯）。

（5）压疮每 1~2 小时翻身，避免身体局部受压太久，骨突处给予减压贴、按摩。

2. 脊髓术后护理

（1）定时翻身，给予适当的卧位。

（2）脊髓术后患者给其提供硬板床，加用防止压疮的气垫床。

（3）翻身时应采用轴线翻身，保持脊柱呈直线，两人动作一致，每 2 小时翻身 1 次。

3. 尿便护理

（1）对于尿潴留者，应立即留置导尿引流膀胱的尿液，导尿采用密闭式引流，使用抗反流尿袋。随时保持会阴部的清洁，每天消毒尿道口，定期更换尿管，以防细菌感染。

（2）患者出现便失禁及时处理，并保持肛周皮肤清洁、干燥无破损，在肛周涂皮肤保护剂。患者出现便秘或腹胀时，给予患者脐周顺时针按摩。嘱患者多吃含纤维素多的食物，必要时给予缓泻剂，使用热水袋热敷脐部。

4. 腰背部护理

观察背部伤口敷料是否干燥，有无渗出。观察腰背部引流的颜色、性质及量的多少。保持引流管的通畅，管勿折受压，敷料渗出后通知医师及时更换，以免造成逆行感染。

5. 介入治疗后护理

观察足背动脉的搏动，皮肤的温度色泽，肢体血液循环，肢体的运动和感觉，肌张力的情况。

6. 供给营养

（1）给予高蛋白、高维生素、高纤维素的食物，以及足够的水分。

（2）若患者长期卧床不动，应限制含钙的食物的摄取，以防泌尿道结石。

（3）应用神经营养剂协助脊髓功能的恢复。

7. 药物护理

应用抗生素防止感染。遵医嘱应用钙通道阻滞剂，如尼莫地平防止血管痉挛。

8. 预防并发症护理

（1）压疮：定时评估患者皮肤情况，采用诺顿评分，护士按照评分表中五项内容分别打分并相加。总分小于 14 分，可认为患者是发生压疮的高危人群，必须进行严格的压疮预防。可应用气垫床，定时翻身缓解患者的持续受压，对于危险区域的皮肤应用减压贴、透明贴、皮肤保护剂赛肤润，保持床单位平整、清洁，每班加强检查。

（2）肺部护理：鼓励患者咳嗽，压住胸壁或腹壁辅助咳嗽。不能自行咳痰者进行气管内吸痰。变换体位、进行体位引流，雾化吸入。颈段脊髓损伤者，必要时行气管切开，辅助呼吸。

（3）防深静脉血栓形成：深静脉血栓形成常发生在伤后 10～40 天，主要原因是血流缓慢。临床表现为下肢肿胀、胀痛、皮肤发红，亦可肢体温度降低。防治的方法有患肢被动活动，穿预防深静脉血栓的弹力袜。定期测下肢周径，发现肿胀，立即制动。静脉应用抗凝剂，亦可行彩色多普勒检查，证实为血栓者可行溶栓治疗，可用尿激酶或东菱克栓酶等。

（4）预防痉挛护理：痉挛是中枢神经系统损害后出现的以肌肉张力异常增高为表现的综合征，痉挛可出现在肢体整体或局部，亦可出现在胸、背、腹部肌肉。有些痉挛对患者是有利的，比如：股四头肌痉挛有助于患者的站立和行走，下肢肌痉挛有助于防止直立性低血压，四肢痉挛有助于防止深静脉血栓形成。但严重的肌痉挛会给患者带来很大的痛苦，妨碍自主运动的恢复，成为功能恢复的主要障碍。痉挛在截瘫患者常表现为伸肌张力异常增高的痉挛模式，持续的髋膝踝的伸展，最后出现跟腱缩短，踝关节旋前畸形及内收肌紧张。患者从急性期开始采用抗痉挛的良肢体位摆放，下肢伸肌张力增高将下肢摆放为屈曲位。对肢体进行主动运动和被动运动，主动运动：做痉挛肌的拮抗肌适度的主动运动，对肌痉挛有交替性抑制作用。被动运动与按摩：进行肌肉按摩，或温和地被动牵张痉挛肌，可降低肌张力，有利于系统康复训练。冷疗或热疗可使肌痉挛一过性放松。水疗温水浸浴有利于缓解肌痉挛。

【健康教育】

1. 鼓励家属参加康复治疗活动。
2. 告知患者注意安全，以防发生意外。
3. 教导运动计划的重要性，并能切实执行。
4. 教导家属能适时给予患者协助及心理支持，并时常给予鼓励。
5. 教导患者及家属重视日常生活的照顾，预防并发症。
6. 定期返院检查。

第五节　运动神经元疾病

运动神经元病（MND）是一组病因未明的选择性侵犯脊髓前角细胞、脑干运动神经元、皮质锥体细胞及锥体束的慢性进行性神经变性疾病。临床上兼有上和（或）下运动神经元受损的体征，表现为肌无力、肌萎缩和锥体束征的不同组合，感觉和括约肌功能一般不受影响。好发于 30 岁以上，男性多见。病因尚不明确，可能与遗传、免疫、中毒、慢性病毒感染及恶性肿瘤有关。本病是一种慢性致残性神经变性病，预后较差，发病后生存期短者数月，长者 10 余年，一般 3~5 年，常死于肺部感染及呼吸肌麻痹。

【临床表现】

根据临床表现的不同，运动神经元病一般可以分为肌萎缩侧索硬化症（ALS）、进行性肌肉萎缩（PMA）、进行性延髓麻痹（PBP）和原发性侧索硬化（PLS）4 种类型。不管最初的起病形式如何，这 4 种类型现在均被认为是相关的疾病实体。PMA 和 PBP 通常都会最终进展为 ALS。运动神经元病是否为单一病因、表型不同的疾病尚不完全清楚，但 ALS 肯定是其中最为常见和最易识别的表型。故在对该病的各种研究中也多以 ALS 代表 MND 这一组疾病。

ALS 根据是否具有家族遗传性可以分为以下两种类型：

（1）散发性 ALS（sALS）：没有 ALS 家族史。

（2）家族性 ALS（fALS）：家族中存在 1 个以上 ALS 患者。根据遗传方式的不同，家族性 ALS 可分为常染色体显性遗传、常染色体隐性遗传和伴 X 染色体遗传。

ALS 多成年起病，散发性患者平均发病年龄 56 岁，具有阳性家族史患者平均发病年龄 46 岁。该病病程 3~5 年，但不同亚型患者病程也存在差异。一般而言，发病年龄小于 55 岁的患者生存期较长。此外，家族性 ALS 患者病程与散发性患者不尽相同，且与特定基因突变相关。但无论何种类型 ALS 患者，最终多死于呼吸衰竭。

ALS 临床以上、下运动神经系统受累为主要表现，包括肌肉无力、肌肉萎缩、肌束震颤及肌张力增高、腱反射亢进、病理征阳性。一般无感觉异常及尿便障碍。其中肌肉无力、肌肉萎缩、肌束震颤为下运动神经系统受累表现；肌张力增高、腱反射亢进、病理征阳性为上运动神经系统受累的主要表现。为诊断需要，通常将全身骨骼肌从上到下根据部位分为 4 段，即：球部、颈段、胸段和腰骶段，依次寻找以上 4 个部分上下运动神经元受损的证据。

对于不同的患者，ALS 的首发症状可以有多种表现。多数患者以不对称的局部肢体无力起病，如走路发僵、拖步、易跌倒，手指活动（如持筷、开门、系扣）不灵活等。也可以吞咽困难、构音障碍等球部症状起病。少数患者以呼吸系统症状起病。随着病情的进展，逐渐出现肌肉萎缩、"肉跳"感（即肌束震颤）、抽筋，并扩展至全身其他肌肉。进入病程后期，除眼球活动外，全身各运动系统均受累，累及呼吸肌，出现呼吸困难、呼吸衰竭等。多数患者最终死于呼吸衰竭或其他并发症。因该病主要累及运动神经系统，故病程中一般无感觉异常及尿便障碍。统计显示，起病部位以肢体无力者多见，较少数患者以吞咽困难、构音障碍起病。不同的疾病亚型其起病部位、病程及疾病进展速度也不尽相同。

认知功能受损是 ALS 的一个常见特征。额颞叶痴呆（FTD）是 ALS 患者常同时存在的疾病。据统计，约 5% ALS 患者符合 FTD 的诊断标准，而 30% ~ 50% 的 ALS 患者虽然未达到 FTD 诊断标准，但也出现了执行功能减退的表现。对于出现认知或行为等高级皮质功能障碍，但未达到 FTD 诊断标准的 ALS 患者，若以行为改变为主要表现，称为 "ALS 伴有行为障碍（ALSBi）"，若以认知功能障碍为主要表现，则称为 "ALS 伴有认知功能障碍（ALSci）"。FTD 患者的临床表现包括：注意力减退、执行功能障碍、计划及解决问题能力减退、流利性或非流利性失语、人格改变、易激惹、智力减退等高级皮质功能障碍，但记忆力通常不受累或受累轻微。目前，尚不存在可靠的针对 ALS 认知损害的筛选试验。言语流畅性是一个敏感指标，同时还要筛查额叶执行功能等。

【辅助检查】

1. MRI 检查

部分患者受累脊髓和脑干萎缩变小。

2. 肌电图检查

可见自发电位，神经传导速度正常。

3. 肌肉活检

可见神经源性肌萎缩，有助诊断。

【诊断要点】

ALS 主要依靠临床表现及肌电图等辅助检查结果进行诊断。

中华医学会神经病学分会参照世界神经病学联盟的诊断标准提出了我国 ALS 的诊断标准（草案）。内容包括：

1. 必须有下列神经症状和体征

（1）下运动神经元病损特征（包括目前临床表现正常，肌肉的肌电图异常）。

（2）上运动神经元病损的体征。

（3）病情逐渐进展。

2. 根据上述 3 个特征，可做以下 3 个程度的诊断

（1）确诊 ALS：全身 4 个区域（球部、颈、胸、腰骶神经支配区）的肌群中，3 个区域有上下运动神经元病损的症状和体征。

（2）拟诊 ALS：在 2 个区域有上下运动神经元病损的症状和体征。

（3）可能 ALS：在 1 个区域有上下运动神经元病损的症状和体征，或在 2~3 个区域有上运动神经元病损的症状和体征。

3. 下列支持 ALS 的诊断

①1 处或多处肌束震颤。②肌电图提示神经源性损害。③运动和感觉神经传导速度正常，但远端运动传导潜伏期可以延长，波幅低。④无传导阻滞。

4. ALS 不应有下列症状和体征

①感觉障碍体征。②明显括约肌功能障碍。③视觉和眼肌运动障碍。④自主神经功能障碍。⑤锥体外系疾病的症状和体征。⑥阿尔茨海默病（Alzheimer disease）的症状和体征。⑦可由其他疾病解释的类 ALS 综合征症状和体征。

上述诊断标准有助于临床诊断 ALS，但需注意的是，该标准的制定是基于研究及临床药物试验而非临床实践，因而标准较为严格，不利于疾病的早期诊断。在临床工作中，应注意将 ALS 与一些其他病因引起的疾病相鉴别，特别是一些可治性疾病，争取最大限度地让患者受益。

【治疗原则】

本病是一种慢性致残性神经变性病，目前尚无有效治疗方法，以支持及对症疗法为主，保证足够营养，改善全身状况。

1. 呼吸困难时可吸氧，气管切开。

2. 吞咽困难时可胃管鼻饲。

3. 肌肉痉挛可给予地西泮、巴氯芬、氯唑沙宗治疗，也可用针灸、按摩、理疗及被动运动等改善肢体状况，防止关节僵硬和肢体挛缩等。

4. 应用神经营养因子治疗本病尚在临床研究之中。

【护理评估】

1. 健康史

（1）了解有无家族发病史。询问患者其家属及亲近中是否有人患此病。据统计5%～10%ALS患者有遗传性，称为家族性肌萎缩侧索硬化症（fALS），家族性成年型ALS属常染色体显性遗传，青年型则为常染色体显性或隐性遗传；目前已将fALS基因定位于21号染色体长臂Cu/ZnSOD基因内，即21q22.1～22.2。但大多数MND是散发的，未见与遗传有关。

（2）了解发病过程。是否为中年以后隐袭起病，并呈进行性加重趋势。

2. 身体状况

评估神经功能受损情况。根据查体评估患者的肌力及营养状况。评估感觉功能，询问患者的自我感觉，检测是否有异常变化。

3. 心理-社会状况

因本病缺乏有效的治疗和病程进行性恶化，应评估患者是否有恐死、绝望感，对疾病的恢复表现出失望等情绪。

【护理诊断】

①生活自理缺陷。②吞咽困难。③潜在并发症：肺部感染。④有失用综合征的危险。⑤自我形象紊乱。⑥营养失调。⑦焦虑。

【护理措施】

1. 一般护理

早期或轻症者适当运动或锻炼，鼓励患者做力所能及的工作，注意劳逸结合；重症患者应卧床休息，并根据病情采取适当的卧位，如有呼吸困难时应抬高床头，有肢体瘫痪对应保持肢体于功能位置；同时还应密切观察病情的进展，重症患者仔细观察呼吸、血压，比较肌无力有无加重，如患者出现构音不清、饮水呛咳、吞咽困难、咀嚼无力等，应立即报告医师，并备好抢救器械及药物，如抽吸器、开口器、气管切开包、呼吸机、心电监护仪等，随时做好抢救准备。

2. 饮食护理

予以高营养易消化的食物，保证机体足够的营养，多食瘦肉、豆制品、鱼虾、新鲜蔬菜和水果。

3. 症状护理

（1）对手指活动不灵活的患者，应协助做好生活护理，对双上肢活动困难的患者应喂食，帮助患者进行主动和被动的肢体功能训练，手的精细动作训练如对指、小指对掌、拇指对掌等，加强各指关节活动，辅以肌肉按摩，每日数次，防止关节僵硬和肢体挛缩。

（2）对有吞咽困难的患者，应予以鼻饲，并按鼻饲要求予以护理。

4. 用药护理

应观察药物的疗效和副作用。如地西泮可有嗜睡、头晕、乏力等副作用，静脉注射地西泮可引起呼吸抑制，应缓慢注射，并观察呼吸情况，而大剂量长期服用地西泮可产生耐受性、依赖性和成瘾性。

5. 心理护理

由于本病缺乏有效的治疗和病程进行性恶化，患者常有恐死、绝望感，对疾病的恢复表现出失望等情绪，护士应根据患者不同的心理，给予心理疏导，体贴关心患者，取得患者的信任，帮助患者积极配合治疗和功能锻炼，鼓励患者做力所能及的事情，获得与疾病抗争的信心。

【健康教育】

1. 保持乐观的生活态度，心情愉快，积极参与力所能及的公益活动。

2. 合理饮食，保证营养，多食瘦肉、豆制品、鱼虾、新鲜蔬菜、水果；对留置胃管出院的患者，护士应向患者及家属讲授有关鼻饲的知识和注意事项。

3. 加强肢体功能锻炼，注意循序渐进，不能操之过急。

4. 告知家属，患者做锻炼时应有人陪伴，辅以拐杖等以防跌伤，地面防滑、防湿，穿防滑鞋以免发生意外。

5. 按时服药，并在医嘱下减量或停药，注意药物副作用。

第六节　脊髓空洞症

脊髓空洞症是一种慢性进行性脊髓疾病，病变多位于颈髓，也可累及延髓，称为延髓空洞症。脊髓空洞症与延髓空洞症可单独发生或并发，典型临床表现为节段性分离性感觉障碍、病变节段支配区肌萎缩及营养障碍等。

【临床分型】

根据 Barnett 的分型，临床上可将脊髓空洞症分为以下四种类型：

1. 脊髓空洞伴第四脑室正中孔堵塞和中央管扩大

合并 I 型阿诺德－基亚里畸形（Arnold-Chiari malformation）或由颅后窝囊肿、肿瘤、蛛网膜炎等所致第四脑室正中孔阻塞。

2. 特发性脊髓空洞症

不伴有外伤、肿瘤及蛛网膜炎。

3. 继发性脊髓空洞症

脊髓肿瘤、外伤、脊髓蛛网膜炎和硬脊膜炎所致。

4. 单纯性脊髓积水或伴脑积水

【临床表现】

1. 症状

本病多数于 20~30 岁起病，缓慢进展或在一定时间后保持稳定。起病隐袭，最初出现手部感觉异常。

2. 体征

（1）感觉障碍

表现有一侧手、臂的尺侧及上胸部或两侧上肢、两侧颈、上胸与背部呈披肩或短上衣样分布的分离性感觉障碍（痛、温觉严重缺失，而触觉、深感觉保留）。

（2）运动及反射障碍

病变相应节段的肌肉萎缩，腱反射减弱或消失，此为空洞侵犯前角所致。当侧束受损则引起受损节段以下的痉挛性瘫痪，但双侧常不对称。

（3）营养障碍

侧角损害时皮肤增厚、角化、指甲变脆、皮肤溃疡、手指或足趾可发生畸形、手指末节或全部手指发生无痛性坏死，称为 Morran 综合征。肢体关节的痛觉缺失，关节磨损、萎缩和畸形，关节肿大，活动范围过度，称为夏科（Charcot）关节。颈胸段病变损害交感神经通路时，可产生同侧 Horner 征。

（4）其他

常伴颈肋、脊柱裂、脊柱后凸、侧凸、弓形足、漏斗胸、Arnold-Chiari 畸形（小脑扁桃体下疝）、克利佩尔 - 费尔综合征（Klippel-Feil syndrome）（多个颈椎融合、颈项变短等）。空洞累及延髓，损害三叉神经脊束核时，出现面部"剥洋葱皮"样核性感觉障碍，还可出现舌肌萎缩、构音障碍及吞咽困难等。

【辅助检查】

1. 实验室检查

腰穿检查示脑脊液多数正常，晚期严重病例偶见椎管阻塞，蛋白质增多。

2. 头颅与脊柱 X 线平片检查

可发现伴发的先天性骨骼发育异常。

3. 延迟脊髓 CT 扫描（DMCT）检查

即在蛛网膜下隙注入水溶性阳性造影剂，延迟一定时间，如分别在 6、12、18 和 24 小时再行脊髓 CT 检查，可显示出高密度的空洞影像。

4. MRI 检查

MRI 是诊断本病最准确的方法，可在纵、横断面上清楚显示出空洞的位置及大小。

5. 肌电图检查

显示神经源性肌损害。

【诊断要点】

根据青壮年隐匿起病，病情进展缓慢，节段性分离性感觉障碍，肌无力和肌萎缩，皮肤和关节营养障碍等，检查常发现合并其他先天性畸形，诊断并不难，MRI 或 DMCT 检查发现空洞可确诊。

【治疗原则】

1. 一般对症处理

如给予镇痛剂、B 族维生素、ATP、辅酶 A、肌苷、地巴唑等。感觉消失者应防止烫伤或冻伤。辅助按摩、被动运动、针灸治疗等。

2. 放射疗法

对脊髓病变部位进行照射，可缓解疼痛，可用深部 X 线疗法或 ^{60}Co 治疗。

3. 中医中药法

采用补肾活血汤加减治疗该病，但需要至少持续服药 3 个月以上，否则疗效不佳，如地黄饮子加减方等。

4. 放射性核素 ^{131}I 疗法

（1）口服法：先用复方碘溶液封闭甲状腺，然后空腹口服钠碘-131（Na^{131}I）溶液 50~200mCi，每周服 2 次，总量 500mCi 为 1 个疗程。2~3 个月后重复疗程。

（2）椎管注射法：按常规行腰椎穿刺，取头低位 15°，穿刺针头倾向头部，注射无菌 Na^{131}I 溶液 0.4~1.0mCi/ml，每 15 天 1 次，共 3~4 次。

5. 手术治疗

对空洞较大、伴有椎管梗阻者可行上颈段椎板切除减压术，合并颈枕区急性或小脑扁桃体下疝者可考虑枕骨下减压及手术矫治颅骨及神经组织畸形，头痛和颈部疼痛可得到缓解，但共济失调和眼震可能持续存在，张力性空洞可行脊髓切开及空洞-蛛网膜下隙分流术。

【护理评估】

1. 健康史

（1）了解起病的病因和患病时间的长短。脊髓空洞症确切的病因和发病机制尚不清楚，可分为先天发育异常和继发性脊髓洞症两类。继发性患者多继发于脊髓外伤、炎症、髓内肿瘤及脊髓压迫症。询问其感觉、运动和自主神经功能障碍的异常程度，以判断疾病的病因与发展程度。

（2）了解患者既往生活情况和脊髓外伤，有无药物、毒物接触史、炎症及遗传性疾病等。

2. 身体状况	3. 心理-社会状况
评估症状的程度与空洞发展的部位，判断分期。早期突出症状为节段性分离性感觉障碍，继而上肢发生下运动神经元性运动障碍，下肢发生上运动神经元性运动障碍，晚期出现自主神经损害症状甚至出现截瘫。	脊髓空洞症由于病因不明，目前尚无特效疗法，患者长期受疾病折磨，产生焦虑、恐惧，对治疗、生活缺乏信心，长期情绪低落会给疾病的康复带来不利。

【护理诊断】

1. 生活处理缺陷。
2. 肢体活动障碍。
3. 舒适的改变：与肢体疼痛有关。
4. 焦虑：对疾病预后的焦虑及发病的恐惧。
5. 潜在并发症：肺炎、压疮、泌尿系统感染，肢体挛缩等。
6. 有失用综合征的危险。
7. 知识缺乏：缺乏疾病、用药及防护的相关知识。

【护理措施】

1. 日常护理

应用热水袋或洗浴时水温要适当，防止皮肤烫伤。翻身时，适当叩击背部，鼓励咳痰，以防坠积性肺炎。

2. 饮食护理

保持合理的膳食。脊髓空洞症患者需要补充高蛋白、高能量的饮食，提供神经细胞和骨骼所必需的营养物质，以增强患者的肌力、增长肌肉，患者可以多吃些高蛋白、富含维生素、磷脂和微量元素的食物，最好是采用少食多餐的饮食方法。

3. 心理护理

因瘫痪给患者带来沉重的思想负担，需鼓励患者树立乐观主义精神，积极克服困难，艰苦锻炼，要有战胜疾病的信心，与医护人员和家庭成员配合，尽早进行瘫痪肢体功能锻炼，防止关节畸形和肌肉萎缩。

4. 活动瘫痪肢体

可防止肢体挛缩、畸形，包括肢体按摩、被动活动及坐起、站立、步行锻炼。

5. 保持肢体功能位置

瘫痪肢体的手指关节应伸展、稍屈曲，手中可放一卷海绵，肘关节微屈，肩关节稍外展，避免关节内收，伸髋、伸膝关节，为了防止足下垂，使踝关节稍背屈，为防止下肢外旋，在外侧部可放砂袋或其他自制支撑物。

6. 预防脊髓空洞症并发症

因瘫痪肢体的运动和感觉障碍，局部血管神经营养差，若压迫时间较长，容易发生压迫性溃疡——压疮（褥疮）。故应注意变换体位，通常每2小时翻1次身，对被压红的部位轻轻按摩，也可用红花酒精按摩，以改善局部血液循环。床铺要干燥平整，并保持好个人卫生，可以擦浴，但应注意保暖，防止受寒。

7. 生活自理

瘫痪有好转时，应逐步锻炼日常生活技能，医护人员和家属要共同给予正确指导和热情帮助，鼓励患者凡是个人力所能及的生活自理方面的事情，尽可能自己完成，如脱穿衣服、洗脸、吃饭等。

【健康教育】

1. 合理饮食

合理进食可提高机体抵抗力，保持尿便通畅，促进疾病康复。限制烟酒、浓茶、咖啡、辛辣等刺激性食物。

2. 劳逸结合

应注意劳逸结合。功能锻炼过度会使骨骼肌疲劳，而不利于骨骼肌功能的恢复、肌细胞的再生和修复。

3. 预防感冒、胃肠炎

患者由于自身免疫功能低下，一旦感冒，会使病情加重，病程延长，易并发肺部感染，如不及时防治，预后不良，甚至危及患者生命。病毒性胃肠炎对脊髓前角细胞有不同程度的损害，从而使肌萎缩患者肌跳加重、肌力下降、病情反复或加重。

4. 生活指导

指导患者如何防止烫伤、灼伤，教会患者正确使用热水袋。

第七节　脊髓亚急性联合变性

脊髓亚急性联合变性（SCD）是维生素 B_{12} 的摄入、吸收、结合、转运或代谢障碍导致体内含量不足而引起的中枢和周围神经系统变性的疾病。病变主要累及脊髓后索、侧索及周围神经等，临床表现为双下肢深感觉缺失、感觉性共济失调、痉挛性瘫痪及周围性神经病变等，常伴有贫血的临床征象。

【临床表现】

1. 症状

本病多于中年发病，起病呈亚急性或慢性。多数在神经症状出现前有倦怠、乏力、舌炎、腹泻等贫血的一般表现。通常四肢远端有感觉异常，包括麻木、麻刺感、寒冷感或紧箍感，多为持续性和对称性，往往从足趾开始逐渐累及两手。继感觉异常发生后，首先感到下肢发僵、步行容易疲乏，或步态不稳而易于倾跌。两手动作笨拙，甚至扣衣服扣都感到困难。早期可发生阳痿。较晚期先是排尿困难或尿急，其后是尿潴留或尿失禁。患者的精神症状并不少见，表现为易激惹、淡漠、多疑、抑郁，进而智力障碍甚至痴呆。

2. 体征

(1) 浅感觉障碍

呈"手套"形和"袜套"形分布。

(2) 深感觉障碍

关节位置觉、振动觉先后在下肢和上肢减退或消失，并可出现感觉性共济失调。

(3) 运动及反射功能

可出现有关肢体无力甚至瘫痪。同时有肌张力增高，腱反射亢进；腹壁及提睾反射消失；出现病理反射。但如同时有周围神经受损表现，则腱反射及肌张力不一定增高。

(4) 括约肌障碍

出现较晚，表现为尿便失禁或潴留。

【辅助检查】

1. 周围血象及骨髓涂片检查

提示大细胞性贫血，血网织红细胞数减少，维生素 B_{12} 含量减低（正常值 $220 \sim 940 \mu g/ml$），注射维生素 B_{12} $1000 \mu g/d$，10 天后网织红细胞增多有助于诊断。血清维生素 B_{12} 含量正常者应做 Schilling 试验（口服放射性核素[57]钴标记维生素 B_{12}，测定其在尿、便中的排泄量），可发现维生素 B_{12} 吸收障碍。

2. 胃液分析检查

注射组胺做胃液分析检查，通常可发现有抗组胺性的胃酸缺乏征。

3. 脑脊液检查

多正常，少数可有轻度蛋白增多。

4. MRI 检查

MRI 可示脊髓病变部位，呈条形、点片状病灶，T_1 低信号，T_2 高信号。

【诊断要点】

根据缓慢隐匿起病，出现脊髓后索、侧索及周围神经损害的症状和体征，血清中维生素 B_{12} 缺乏，有恶性贫血者则可诊断为 SCD。如果诊断不明确，可行试验性治疗来辅助诊断：血清维生素 B_{12} 缺乏伴血清中甲基丙二酸异常增加的患者，如给予维生素 B_{12} 治疗后血清中甲基丙二酸降至正常，则支持该病的诊断。

【治疗原则】

1. 饮食治疗

应进富含维生素 B_{12} 的食物，如猪肝、牛奶、鱼类、蛋类。

2. 药物治疗

维生素 B_{12} 或弥可保 1000μg 肌内注射，每日 1 次，连续 5～10 天，此后每周 4 次，以后减为每月 4 次，某些患者需终身用药。

3. 应用稀盐酸及铁剂

在贫血纠正过程中，需加用铁剂，每次 0.3～0.6g，每日 3 次，口服，餐前服用稀盐酸合剂 15～30 滴，有利于铁剂吸收。

4. 神经细胞营养剂治疗

胞磷胆碱钠 0.5～0.75g/d、神经节苷脂治疗 40～100mg/d，静脉滴注，2 周为一疗程。

5. 针灸和理疗

适用于神经损害较严重、有肢体功能障碍的患者。

【护理评估】

1. 健康史

评估患者是否有贫血症状、四肢远端感觉异常、步态不稳和尿潴留或尿失禁的症状。

2. 身体状况

评估患者是否有浅感觉障碍、深感觉障碍、运动及反射功能障碍及括约肌障碍等体征。

3. 心理-社会状况

评估患者是否存在焦虑、抑郁、恐惧等心理障碍。了解患者心理状态，用焦虑抑郁量表对患者进行评定，了解患者是否存在情感障碍及存在何种类型的情感障碍，然后采取相应的措施。

【护理诊断】

1. 营养失调——低于机体需要量。
2. 皮肤完整性受损：压疮。
3. 便秘：与活动不利有关。
4. 生活自理缺陷。
5. 潜在并发症：贫血、瘫痪。

【护理措施】

1. 呼吸道护理

截瘫患者长期卧床易发生肺不张、坠积性肺炎，所以应锻炼肺功能，增加肺活量。协助患者叩背，鼓励患者排痰。如痰黏稠不易咳出可服祛痰药或雾化吸入。一旦发生肺部感染或肺炎应到医院积极治疗。

2. 饮食护理

饮食要清淡，忌食辛辣刺激性食物，适当吃些水果、蔬菜和粗纤维食物，促进神经功能的恢复。

3. 药物治疗护理

本病的发生与维生素 B_{12} 缺乏密切相关，大剂量维生素 B_{12} 是治疗该病的最有效措施。予甲钴胺注射液 $500\mu g$，每日 1 次肌内注射，注射时予两快一慢、双侧臀部交替注射，以缓解患者的痛苦。同时给予注射部位每日按摩热敷，以免形成硬结影响药物吸收。注意观察维生素 B_{12} 的不良反应，如食欲缺乏、恶心、腹泻、皮疹。一旦出现不良反应立即向主管医师汇报，并遵医嘱采取相应措施，如抑酸、止泻、抗过敏、补充铁剂。补充铁剂时应注意消化道溃疡、溃疡性结肠炎，严重肝病患者禁用，及时提醒主管医师，并观察其不良反应。

4. 泌尿系护理

因截瘫患者均有不同程度的尿潴留和尿失禁，所以泌尿系感染是最常见的并发症。一旦发生尿潴留可用手轻轻按摩下腹部以帮助排尿。同时，还应当经常观察尿色有无混浊，并定期做尿常规检查。一旦发生感染征象除使用抗生素外，还应鼓励患者大量饮水，增加排尿次数。同时应每天进行会阴冲洗，必要时留置导尿管，并定时开放。

5. 皮肤护理

因患者长期卧床，局部皮肤长期受压，血液循环和神经感觉障碍，加之抵抗力下降，极易发生压疮。因此，要保持要床铺清洁、平整、干燥，患者衣裤要常换、多晒，经常用温水给患者擦洗身体，及时清洁尿便，保持皮肤清洁、干燥。

6. 肢体痉挛的护理

严重的痉挛会给患者带来很大的痛苦，妨碍自主运动的恢复，成为功能恢复的主要障碍。所以，对患者从急性期开始采用抗痉挛的良肢位，下肢伸肌张力增高，将下肢摆放为屈曲位。对肢体进行主动运动、被动运动和按摩、冷疗或热疗，使肌痉挛放松。

7. 安全护理

截瘫患者皮肤感觉丧失、行动不便，平时不但要防止烫伤、跌伤、碰伤等意外伤害，还要预防自伤、自杀等发生。在无人护理时各种用物要方便患者拿取，物品放置要牢靠。患者自己也要有自我保护意识，并自觉调节心理情绪。

8. 心理护理

由于该病患者病程相对较长，对该病认识不足，伴有肢体无力、感觉障碍、共济失调，存在焦虑、抑郁、恐惧等心理障碍，因此对该病患者需要进行药物治疗、食物治疗及康复训练。同时应了解患者心理状态，用焦虑抑郁量表对患者进行评定，了解患者是否存在情感障碍及存在何种类型的情感障碍，然后采取相应的措施。给患者讲解该病的相关知识，树立患者战胜疾病的信心。

9. 康复训练

针对患者肢体无力、感觉障碍、共济失调等情况制订不同的康复计划。对肢体无力、痉挛性截瘫者早期采取被动训练方式，给予针灸、按摩及仰卧起坐等训练。2 周后下肢可练习蹲起、抬腿、侧压腿，指导患者经常做双腿的屈伸、外展运动。对存在共济失调者采用平衡功能训练，使其平衡功能得到恢复。

【健康教育】

1. 生活护理

注意休息，放松心情，保持良好的精神状态，生活要有规律，这样有利于身体恢复。

2. 康复护理

对瘫痪肢体早期应加强功能锻炼，辅以针灸、理疗与康复疗法。

3. 预防护理

加强瘫痪患者的护理，避免压疮、坠积性肺炎等。

第五章　脑血管疾病患者的护理

第一节　短暂性脑缺血发作

1965 年，美国第四届脑血管病普林斯顿会议对短暂性脑缺血发作（TIA）的定义为：突然出现的局灶性或全脑的神经功能障碍，持续时间不超过 24 小时，且排除非血管源性原因。

2002 年，美国 TIA 工作组提出了新的 TIA 定义：由于局部脑或视网膜缺血引起的短暂性神经功能缺损发作，典型临床症状持续不超过 1 小时，且在影像学上无急性脑梗死的证据。

2009 年，美国卒中协会（ASA）发布的 TIA 定义：脑、脊髓或视网膜局灶性缺血所致的、不伴急性梗死的短暂性神经功能障碍。

我国 TIA 的专家共识中建议由于脊髓缺血诊断临床操作性差，暂推荐定义为：脑或视网膜局灶性缺血所致的、未伴急性梗死的短暂性神经功能障碍。

TIA 临床症状一般持续 10~15 分钟，多在 1 小时内，不超过 24 小时，不遗留神经功能缺损症状和体征，结构性影像学（CT、MRI）检查无责任病灶。

TIA 好发于 50~70 岁，男多于女，患者多伴有高血压、动脉粥样硬化、糖尿病或高脂血症等脑血管病的危险因素。

【临床表现】

TIA 起病突然，历时短暂，症状和体征出现后迅速达高峰，持续时间为数秒至数分钟、数小时，24 小时内完全恢复正常而无后遗症。各个患者的局灶性神经功能缺失症状常按一定的血管支配区而反复刻板地出现，多则一日数次，少则数周、数月甚至数年才发作 1 次，椎-基底动脉系统 TIA 发作较频繁。根据受累的血管不同，临床上将 TIA 分为两大类：颈内动脉系统和椎-基底动脉系统 TIA。

1. 颈内动脉系统 TIA

症状多样，以大脑中动脉支配区 TIA 最常见。常见的症状可有患侧上肢和（或）下肢无力、麻木、感觉减退或消失，亦可有失语、失读、失算、书写障碍，偏盲较少见，瘫痪通常以上肢和面部较重。短暂的单眼失明是颈内动脉分支眼动脉缺血的特征性症状，为颈内动脉系统 TIA 所特有。如果发作性偏瘫伴有瘫痪对侧的短暂单眼失明或视觉障碍，则临床上可诊断为失明侧颈内动脉短暂性脑缺血发作。上述症状可单独或合并出现。

2. 椎-基底动脉系统 TIA

有时仅表现为头昏、视物模糊、走路不稳等含糊症状而难以诊断，局灶性症状以眩晕为最常见，一般不伴有明显的耳鸣。若有脑干、小脑受累的症状如复视、构音障碍、吞咽困难、交叉性或双侧肢体瘫痪等感觉障碍、共济失调，则诊断较为明确，大脑后动脉供血不足可表现为皮质性盲和视野缺损。倾倒发作为椎-基底动脉系统 TIA 所特有，患者突然双下肢失去张力而跌倒在地，而无可觉察的意识障碍，患者可即刻站起，此乃双侧脑干网状结构缺血所致。枕后部头痛，猝倒，特别是在急剧转动头部或上肢运动后发作，上述症状均提示椎-基底动脉系供血不足并有颈椎病、锁骨下动脉盗血征等存在的可能。

3. 共同症状

症状既可见于颈内动脉系统，亦可见于椎-基底动脉系统。这些症状包括构音困难、同向偏盲等。发作时单独表现为眩晕（伴或不伴恶心、呕吐）、构音困难、吞咽困难、复视者，最好不要轻易诊断为 TIA，应结合其他临床检查寻找确切的病因。上述 2 种以上症状合并出现，或交叉性麻痹伴运动、感觉、视觉障碍及共济失调，即可诊断为椎-基底动脉系统 TIA 发作。

4. 发作时间

TIA 的时限短暂，持续 15 分钟以下，一般不超过 30 分钟，少数也可达 12~24 小时。

【辅助检查】

1. CT 和 MRI 检查

多数无阳性发现。恢复几天后，MRI 可有缺血改变。

2. TCD 检查

了解有无血管狭窄及动脉硬化程度。椎-基底动脉供血不足（VBI）患者早期发现脑血流量异常。

3. 单光子发射计算机断层显像（SPECT）检查

脑血流灌注显像可显示血流灌注减低区。发作和缓解期均可发现异常。

4. 其他检查

血生化检查血液成分或流变学检查等。

【诊断要点】

短暂性脑缺血发作的诊断主要是依据患者和家属提供的病史，而无客观检查的直接证据。临床诊断要点是：

1. 突然的、短暂的局灶性神经功能缺失发作，在 24 小时内完全恢复正常。

2. 临床表现完全可用单一脑动脉病变解释。

3. 发作间歇期无神经系统体征。

4. 常有反复发作史，临床症状常刻板地出现。

5. 起病年龄大多在 50 岁以上，有动脉粥样硬化症。

6. 脑部 CT 或 MRI 检查排除其他脑部疾病。

【治疗原则】

1. 病因治疗

对病因明显的患者，应针对病因进行积极治疗，如控制高血压、糖尿病、高脂血症，治疗颈椎病、心律失常、血液系统疾病等等。

2. 抗血小板聚集治疗

抗血小板聚集剂可减少微栓子的发生，预防复发，常用药物有阿司匹林和噻氯匹定（抵克立得）。

3. 抗凝治疗

抗凝治疗适用于发作次数多，症状较重，持续时间长，且每次发作症状逐渐加重，又无明显禁忌证的患者，常用药物有肝素、低分子量肝素和华法林。

4. 危险因素的干预

控制高血压、糖尿病；治疗冠状动脉性疾病和心律不齐、充血性心力衰竭、瓣膜性心脏病；控制高脂血症；停用口服避孕药；停止吸烟；减少饮酒；适量运动。

5. 手术治疗

如颈动脉狭窄超过 70% 或药物治疗效果较差，反复发作者可进行颈动脉内膜剥脱术或者血管内支架及血管成形术。

6. 其他治疗

还可给予钙通道阻滞剂（如尼莫地平、西比灵）、脑保护治疗和中医中药（如丹参、川芎、红花、血栓通等）治疗。

【护理评估】

1. 健康史

（1）了解既往史和用药情况：①了解既往是否有原发性高血压病、心脏病、高脂血症及糖尿病病史，临床上 TIA 患者常伴有高血压、动脉粥样硬化、糖尿病或心脏病病史。②了解患者既往和目前的用药情况，患者的血压、血糖、血脂等各项指标是否控制在正常范围之内。

（2）了解患者的饮食习惯及家族史：①了解患者是否有肥胖、吸烟、酗酒，是否偏食、嗜食，是否长期摄入高胆固醇饮食，因为长期高胆固醇饮食常使血管发生动脉粥样硬化。②了解其长辈及亲属有无脑血管病的患病情况。

2. 身体状况

（1）询问患者的起病形式与发作情况，是否症状突然发作、持续时间是否短暂，本病一般为 5~30 分钟，恢复快，不留后遗症。是否反复发作，且每次发作出现的症状基本相同。

（2）评估有无神经功能缺失：①检查有无肢体乏力或偏瘫、偏身感觉异常，因为大脑中动脉供血区缺血可致对侧肢体无力或轻偏瘫、偏身麻木或感觉减退。②有无一过性单眼黑蒙或失明、复视等视力障碍，以评估脑缺血的部位。颈内动脉分支眼动脉缺血可致一过性单眼盲，中脑或脑桥缺血可出现复视和眼外肌麻痹，双侧大脑后动脉距状支缺血因视皮质受累可致双眼视力障碍（暂时性皮质盲）。③有无跌倒发作和意识丧失，下部脑干网状结构缺血可致患者因下肢突然失去张力而跌倒，但意识清楚。④询问患者起病的时间、地点及发病过程，以了解记忆力、定向力、理解力是否正常，因为大脑后动脉缺血累及边缘系统时，患者可出现短时间记忆丧失，常持续数分钟至数十分钟，伴有对时间、地点的定向障碍，但谈话、书写和计算能力仍保持。⑤观察进食时有无吞咽困难，有无失语。脑干缺血所致延髓性麻痹或假性延髓性麻痹时，患者可出现吞咽障碍、构音不清，优势半球受累可出现失语症。⑥观察其有无步态不稳的情况，因为椎-基底动脉缺血导致小脑功能障碍可出现共济失调、步态不稳。

3. 心理-社会状况

评估患者是否因突然发病或反复发病而产生紧张、焦虑和恐惧的心理，或者患者因缺乏相关知识而麻痹大意。

【护理诊断】

1. 肢体麻木、无力

神经功能缺失所致。

2. 潜在并发症

脑梗死。

【护理措施】

1. 一般护理

发作时卧床休息，注意枕头不宜太高，以枕高 15～25cm 为宜，以免影响头部的血液供应；转动头部时动作宜轻柔、缓慢，防止颈部活动过度诱发 TIA；平时应适当运动或体育锻炼，注意劳逸结合，保证充足睡眠。

2. 饮食护理

指导患者进食低盐低脂、清淡、易消化、富含蛋白质和维生素的饮食，多吃蔬菜、水果，戒烟酒，忌辛辣油炸食物和暴饮暴食，避免过分饥饿。合并糖尿病的患者还应限制糖的摄入，严格执行糖尿病饮食。

3. 症状护理

（1）对肢体乏力或轻偏瘫等步态不稳的患者，应注意保持周围环境的安全，移开障碍物，以防跌倒；教会患者使用扶手等辅助设施；对有一过性失明或跌倒发作的患者，如厕、沐浴或外出活动时应有防护措施。

（2）对有吞咽障碍的患者，进食时宜取坐位或半坐位，喂食速度宜缓慢，药物宜压碎，以利吞咽，并积极做好吞咽功能的康复训练。

（3）对有构音不清或失语症的患者，护士在实施治疗和护理活动过程中，注意言行不要有损患者自尊，鼓励患者用有效的表达方式进行沟通，表达自己的需要，并指导患者积极进行语言康复训练。

4. 用药护理

详细告知药物的作用机制、不良反应及用药注意事项，并注意观察药物疗效情况。①血液病，有出血倾向，严重的高血压和肝、肾疾病，消化性溃疡等均为抗凝治疗禁忌证。②抗凝治疗前需检查患者的凝血机制是否正常，抗凝治疗过程中应注意观察有无出血倾向，发现皮疹、皮下淤斑、牙龈出血等立即报告医师处理。③肝素 50mg 加入生理盐水 500ml 静脉滴注时，速度宜缓慢，10~20 滴/分，维持 24~48 小时。④注意观察患者肢体无力或偏瘫程度是否减轻，肌力是否增加，吞咽障碍、构音不清、失语等症状是否恢复正常，如果上述症状呈加重趋势，应警惕缺血性脑卒中的发生；若为频繁发作的 TIA 患者，应注意观察每次发作的持续时间、间隔时间以及伴随症状，并做好记录，配合医师积极处理。

5. 心理护理	**6. 安全护理**
帮助患者了解本病治疗与预后的关系，消除患者的紧张、恐惧心理，保持乐观心态，积极配合治疗，并自觉改变不良生活方式，建立良好的生活习惯。	（1）使用警示牌提示患者，贴于床头呼吸带处，如小心跌倒、防止坠床。 （2）楼道内行走、如厕、沐浴有人陪伴，穿防滑鞋，卫生员清洁地面后及时提示患者。 （3）呼叫器置于床头，告知患者出现头晕、肢体无力等表现及时通知医护人员。

【健康教育】

1. 保持心情愉快、情绪稳定，避免精神紧张和过度疲劳。

2. 指导患者了解肥胖、吸烟酗酒及饮食因素与脑血管病的关系，改变不合理饮食习惯，选择低盐、低脂、充足蛋白质和丰富维生素饮食。少食甜食、限制钠盐，戒烟酒。

3. 生活起居有规律，养成良好的生活习惯，坚持适度运动和锻炼，注意劳逸结合，对经常发作的患者应避免重体力劳动，尽量不要单独外出。

4. 按医嘱正确服药，积极治疗高血压、动脉硬化、心脏病、糖尿病、高脂血症和肥胖症，定期监测凝血功能。

5. 定期门诊复查，尤其出现肢体麻木乏力、眩晕、复视或突然跌倒时应随时就医。

第二节 脑 梗 死

脑梗死是指各种原因所致脑部血液供应障碍，导致局部脑组织缺血、缺氧性坏死软化而出现相应神经功能缺损的一类临床综合征。脑梗死又称缺血性脑卒中，包括脑血栓形成、脑栓塞和腔隙性脑梗死等。脑梗死是卒中最常见类型，约占 70%~80%。好发于 60 岁以上的老年人，男女无明显差异。

脑梗死的基本病因为动脉粥样硬化，并在此基础上发生血栓形成，导致血液供应区域和邻近区域的脑组织血供障碍，引起局部脑组织软化、坏死；其次为血液成分改变和血流动力学改变等。本病常在静息或睡眠中起病，突然出现偏瘫、感觉障碍、失语、吞咽障碍和意识障碍等。其预后与梗死的部位、疾病轻重程度以及救治情况有关。病情轻、救治及时，能尽早获得充分的侧支循环，则患者可以基本治愈，不留后遗症；重症患者，因受损部位累及重要的中枢，侧支循环不能及时建立，则常常留有失语、偏瘫等后遗症；更为严重者，常可危及生命。

一、动脉粥样硬化性血栓性脑梗死

【病因】

血栓性脑梗死最常见病因为动脉粥样硬化，其次为高血压、糖尿病和血脂异常，另外，各种性质的动脉炎、高半胱氨酸血症、血液异常或血流动力学异常也可视为脑血栓形成的病因。

【临床表现】

中老年患者多见，常于静息状态或睡眠中起病，约 1/3 患者的前驱症状表现为反复出现 TIA。根据动脉血栓形成部位不同，出现不同的临床表现。

1. 颈内动脉形成血栓

病灶侧单眼一过性黑矇，偶可为永久性视物障碍（因眼动脉缺血）或病灶侧 Horner 征（因颈上交感神经节后纤维受损）；颈动脉搏动减弱，眼或颈部血管杂音；对侧偏瘫、偏身感觉障碍和偏盲等（大脑中动脉或大脑中、前动脉缺血）；主侧半球受累可有失语症，非主侧半球受累可出现体象障碍；亦可出现晕厥发作或痴呆。

2. 大脑中动脉形成血栓

（1）主干闭塞	（2）皮质支闭塞
①三偏症状，病灶对侧中枢性面舌瘫及偏瘫、偏身感觉障碍和偏盲或象限盲，上下肢瘫痪程度基本相等。②可有不同程度的意识障碍。③主侧半球受累可出现失语症，非主侧半球受累可见体象障碍。	①上分支包括至眶额部、额部、中央回、前中央回及顶前部的分支，闭塞时可出现病灶对侧偏瘫和感觉缺失，面部及上肢重于下肢，Broca 失语（主侧半球）和体象障碍（非主侧半球）。②下分支包括至颞极及颞枕部，颞叶前、中、后部的分支，闭塞时常出现 Wernicke 失语、命名性失语和行为障碍等，而无偏瘫。

（3）深穿支闭塞	
①对侧中枢性上下肢均等性偏瘫，可伴有面舌瘫。②对侧偏身感觉障碍，有时可伴有对侧同向性偏盲。③主侧半球病变可出现皮质下失语。	

3. 大脑前动脉形成血栓

（1）主干闭塞	（2）皮质支闭塞
发生于前交通动脉之前，因对侧代偿可无任何症状。发生于前交通动脉之后可有：①对侧中枢性面舌瘫及偏瘫，以面舌瘫及下肢瘫为重，可伴轻度感觉障碍。②尿潴留或尿急（旁中央小叶受损）。③精神障碍如淡漠、反应迟钝、欣快、始动障碍和缄默等（额极与胼胝体受累），常有强握与吸吮反射（额叶病变）。④主侧半球病变可见上肢失用，亦可出现 Broca 失语。	①对侧下肢远端为主的中枢性瘫，可伴感觉障碍（胼周和胼缘动脉闭塞）。②对侧肢体短暂性共济失调、强握反射及精神症状（眶动脉及额极动脉闭塞）。

4. 大脑后动脉形成血栓

（1）主干闭塞

对侧偏盲、偏瘫及偏身感觉障碍（较轻），丘脑综合征，主侧半球病变可有失读症。

（2）皮质支闭塞

①因侧支循环丰富而很少出现症状，仔细检查可见对侧同向性偏盲或象限盲，而黄斑视力保存（黄斑回避现象）；双侧病变可有皮质盲。②主侧颞下动脉闭塞可见视觉失认及颜色失认。③顶枕动脉闭塞可见对侧偏盲，可有不定型的光幻觉痫性发作，主侧病损可有命名性失语；矩状动脉闭塞出现对侧偏盲或象限盲。

（3）深穿支闭塞

①丘脑穿通动脉闭塞产生红核丘脑综合征（病侧小脑性共济失调、意向性震颤、舞蹈样不自主运动，对侧感觉障碍）。②丘脑膝状体动脉闭塞可见丘脑综合征（对侧感觉障碍，深感觉为主，以及自发性疼痛、感觉过度、轻偏瘫，共济失调和不自主运动，可有舞蹈、手足徐动症和震颤等锥体外系症状）。③中脑支闭塞出现韦伯综合征（Weber syndrome）（同侧动眼神经麻痹，对侧中枢性偏瘫）；或贝内迪克特综合征（Benedikt syndrome）（同侧动眼神经麻痹，对侧不自主运动）。

（4）后脉络膜动脉闭塞

罕见，主要表现对侧象限盲。

5. 基底动脉形成血栓

（1）主干闭塞

常引起脑干广泛梗死，出现脑神经、锥体束及小脑症状，如眩晕、呕吐、共济失调、瞳孔缩小、四肢瘫痪、肺水肿、消化道出血、昏迷、高热等，常因病情危重死亡。

（2）基底动脉尖综合征（TOB）

基底动脉尖端分出两对动脉即小脑上动脉和大脑后动脉，其分支供应中脑、丘脑、小脑上部、额叶内侧及枕叶，故可出现以中脑病损为主要表现的一组临床综合征。临床表现：①眼动障碍及瞳孔异常，一侧或双侧动眼神经部分或完全麻痹、眼球上视不能（上丘受累）及一个半综合征，瞳孔对光反射迟钝而调节反应存在（顶盖前区病损）。②意识障碍，一过性或持续数天，或反复发作（中脑或丘脑网状激活系统受累）。③对侧偏盲或皮质盲。④严重记忆障碍（颞叶内侧受累）。

（3）其他

中脑支闭塞出现 Weber 综合征（动眼神经交叉瘫）、Benedikt 综合征（同侧动眼神经麻痹、对侧不自主运动）；脑桥支闭塞出现米亚尔-谷布勒综合征（Millard-Gubler syndrome）（外展、面神经麻痹，对侧肢体瘫痪）、福维尔综合征（Foville syndrome）（同侧凝视麻痹、周围性面瘫，对侧偏瘫）。

6. 椎动脉形成血栓

若双侧椎动脉粗细差别不大，当一侧闭塞时，因对侧供血代偿多不出现明显症状。当双侧椎动脉粗细差别较大时，优势侧闭塞多表现为小脑后下动脉闭塞综合征［瓦伦贝格综合征（Wallenberg syndrome）］，主要表现：①眩晕、呕吐、眼球震颤（前庭神经核受损）。②交叉性感觉障碍（三叉神经脊束核及对侧交叉的脊髓丘脑束受损）。③同侧 Horner 综合征（交感神经下行纤维受损）。④吞咽困难和声音嘶哑（舌咽、迷走神经受损）。⑤同侧小脑性共济失调（绳状体或小脑受损）。由于小脑后下动脉的解剖变异较大，临床常有不典型的临床表现。

【辅助检查】

1. 血液检查

包括血常规、血流变、血糖、血脂、肾功能、凝血功能等。这些检查有助于发现脑梗死的危险因素并对病因进行鉴别。

2. 头颅 CT 检查

是最常用的检查。脑梗死发病 24 小时内一般无影像学改变，24 小时后梗死区呈低密度影像。发病后尽快进行 CT 检查，有助于早期脑梗死与脑出血的鉴别。脑干和小脑梗死及较小梗死灶，CT 难以检出。

3. MRI 检查

与 CT 相比，此检查可以发现脑干、小脑梗死及小灶梗死。功能性 MRI，如弥散加权成像（DWI）可以早期（发病 2 小时以内）显示缺血组织的部位、范围，甚至可显示皮质下、脑干和小脑的小梗死灶，诊断早期梗死的敏感性为 88% ~ 100%，特异性达 95% ~ 100%。

4. 血管造影检查

DSA 和 MRA 可以发现血管狭窄、闭塞和其他血管病变，如动脉炎、动脉瘤和动静脉畸形等。其中 DSA 是脑血管病变检查的金标准，但因对人体有创且检查费用、技术条件要求高，临床不作为常规检查项目。

5. TCD 检查

对评估颅内外血管狭窄、闭塞、血管痉挛或侧支循环建立的程度有帮助。用于溶栓治疗监测，对判断预后有参考意义。

【诊断要点】

根据以下临床特点可明确诊断：

1. 中、老年患者，存在动脉粥样硬化、高血压、高血糖等脑卒中的危险因素。

2. 静息状态下或睡眠中起病，病前有反复的 TIA 发作史。

3. 偏瘫、失语、感觉障碍等局灶性神经功能缺损的症状和体征在数小时或数日内达高峰，多无意识障碍。

4. 结合 CT 或 MRI 可明确诊断。应注意与脑栓塞和脑出血等疾病鉴别。

【治疗原则】

治疗流程实行分期、分型的个体化治疗。

1. 超早期溶栓治疗

包括静脉溶栓和动脉溶栓治疗。静脉溶栓操作简便，准备快捷，费用低廉。动脉溶栓因要求专门（介入）设备，准备时间长，费用高而推广受到限制，其优点是溶栓药物用药剂量小，出血风险比静脉溶栓时低。

2. 脑保护治疗

如尼莫地平、吡拉西坦、维生素 E 及其他自由基清除剂。

3. 其他治疗

超早期治疗时间窗过后或不适合溶栓患者，可采用降纤、抗凝、抗血小板凝聚、扩血管、扩容药物、中医药、各种脑保护剂治疗，并及早开始康复训练。

【护理评估】

1. 健康史

(1) 了解既往史和用药情况

①询问患者的身体状况，了解既往有无脑动脉硬化、原发性高血压、高脂血症及糖尿病病史。②询问患者是否进行过治疗，目前用药情况怎样，是否按医嘱正确服用降压、降糖、降脂及抗凝药物。

(2) 询问患者的起病情况

①了解起病时间和起病形式。②询问患者有无明显的头晕、头痛等前驱症状。③询问患者有无眩晕、恶心、呕吐等伴随症状，如有呕吐，了解是使劲呕出还是难以控制的喷出。

(3) 了解生活方式和饮食习惯

①询问患者的饮食习惯，有无偏食、嗜食爱好，是否喜食腊味、肥肉、动物内脏等，是否长期摄入高盐、高胆固醇饮食。②询问患者有无烟酒嗜好及家族中有无类似疾病史或有卒中、原发性高血压病史。

2. 身体状况

(1) 观察神志、瞳孔和生命体征情况

①观察神志是否清楚，有无意识障碍及其类型。②观察瞳孔大小及对光反射是否正常。③观察生命体征。起病初始体温、脉搏、呼吸一般正常，病变范围较大或脑干受累时可见呼吸不规则等。

(2) 评估有无神经功能受损

①观察有无精神、情感障碍。②询问患者双眼能否看清眼前的物品，了解有无眼球运动受限、眼球震颤及眼睑闭合不全，视野有无缺损。③观察有无口角㖞斜或鼻唇沟变浅，检查伸舌是否居中。④观察有无言语障碍、饮水反呛等。⑤检查患者四肢肌力、肌张力情况，了解有无肢体活动障碍、步态不稳及肌萎缩。⑥检查有无感觉障碍。⑦观察有无尿便障碍。

3. 心理-社会状况

观察患者是否存在因疾病所致焦虑等心理问题；了解患者和家属对疾病发生的相关因素、治疗和护理方法、预后、如何预防复发等知识的认知程度；了解患者家庭条件与经济状况及家属对患者的关心和支持度。

【护理诊断】

1. 躯体活动障碍

与运动中枢损害致肢体瘫痪有关。

2. 语言沟通障碍

与语言中枢损害有关。

3. 吞咽障碍

与意识障碍或延髓麻痹有关。

4. 有失用综合征的危险

与意识障碍、偏瘫所致长期卧床有关。

5. 焦虑/抑郁

与瘫痪、失语、缺少社会支持及担心疾病预后有关。

6. 知识缺乏

缺乏疾病治疗、护理、康复和预防复发的相关知识。

【护理措施】

1. 一般护理

急性期不宜抬高患者床头，宜取头低位或放平床头，以改善头部的血液供应；恢复期枕头也不宜太高，患者可自由采取舒适的主动体位；应注意患者肢体位置的正确摆放，指导和协助家属被动运动和按摩患侧肢体，鼓励和指导患者主动进行有计划的肢体功能锻炼，如指导和督促患者进行Bobath握手和桥式运动，做到运动适度，方法得当，防止运动过度而造成肌腱牵拉伤。

2. 生活护理

卧床患者应保持床单位整洁和皮肤清洁，预防压疮的发生。尿便失禁的患者，应用温水擦洗臀部、肛周和会阴部皮肤，更换干净衣服和被褥，必要时洒肤疾散类粉剂或涂油膏以保护局部皮肤黏膜，防止出现湿疹和破损；对尿失禁的男患者可考虑使用体外导尿，如用接尿套连接引流袋等；留置导尿管的患者，应每日更换引流袋，接头处要避免反复打开，以免造成逆行感染，每4小时松开开关定时排尿，促进膀胱功能恢复，并注意观察尿量、颜色、性质是否有改变，发现异常及时报告医师处理。

3. 饮食护理

饮食以低脂、低胆固醇、低盐（高血压者）、适量糖类、丰富维生素为原则。少食肥肉、猪油、奶油、蛋黄、带鱼、动物内脏及糖果甜食等；多吃瘦肉、鱼虾、豆制品、新鲜蔬菜、水果和含碘食物，提倡食用植物油，戒烟酒。

有吞咽困难的患者，药物和食物宜压碎，以利吞咽；教会患者用吸水管饮水，以减轻或避免饮水呛咳；进食时宜取坐位或半坐位，予以糊状食物从健侧缓慢喂入；必要时鼻饲流质，并按鼻饲要求做好相关护理。

4. 安全护理

对有意识障碍和躁动不安的患者，床铺应加护栏，以防坠床，必要时使用约束带加以约束。对步行困难、步态不稳等运动障碍的患者，应注意其活动时的安全保护，地面保持干燥平整，防湿防滑，并注意清除周围环境中的障碍物，以防跌倒；通道和卫生间等患者活动的场所均应设置扶手；患者如厕、沐浴、外出时需有人陪护。

5. 用药护理

告知药物的作用与用法，注意观察药物的疗效与不良反应，发现异常情况，及时报告医师处理。

（1）使用溶栓药物进行早期溶栓治疗需经 CT 扫描证实无出血灶，患者无出血。溶栓治疗的时间窗为症状发生后 3 小时或 3~6 小时以内。使用低分子量肝素、巴曲酶、降纤酶、尿激酶等药物治疗时可发生变态反应及出血倾向，用药前应按药物要求做好皮肤过敏试验，检查患者凝血机制，使用过程中应定期查血常规和注意观察有无出血倾向，发现皮疹、皮下淤斑、牙龈出血或女患者经期延长等立即报告医师处理。

（2）卡荣针扩血管作用强，需缓慢静脉滴注，6~8 滴/分，100ml 液体通常需 4~6 小时滴完。如输液速度过快，极易引起面部潮红、头晕、头痛及血压下降等不良反应。前列腺素 E 滴速为 10~20 滴/分，必要时加利多卡因 0.1g 同时静脉滴注，可以减轻前列腺素 E 对血管的刺激，如滴注速度过快，则可导致患者头痛、穿刺局部疼痛、皮肤发红，甚至发生条索状静脉炎。葛根素连续使用时间不宜过长，以 7~10 天为宜。因据报道此药连续使用时间过长时，易出现发热、寒战、皮疹等超敏反应，故使用过程中应注意观察患者有无上述不适。

（3）使用甘露醇脱水降颅内压时，需快速静脉滴注，常在 15~20 分钟内滴完，必要时还需加压快速滴注。滴注前需确定针头在血管内，因为该药漏在皮下，可引起局部组织坏死。甘露醇的连续使用时间不宜过长，因为长期使用可致肾功能损害和低血钾，故应定期检查肾功能和电解质。

（4）右旋糖酐40可出现超敏反应，使用过程中应注意观察患者有无恶心、苍白、血压下降和意识障碍等不良反应，发现异常及时通知医师并积极配合抢救。必要时，于使用前取本药0.1ml做过敏试验。

6. 心理护理

疾病早期，患者常因突然出现瘫痪、失语等产生焦虑、情感脆弱、易激惹等情感障碍；疾病后期，则因遗留症状或生活自理能力降低而形成悲观抑郁、痛苦绝望等不良心理。应针对患者不同时期的心理反应予以心理疏导和心理支持，关心患者的生活，尊重他（她）们的人格，耐心告知病情、治疗方法及预后，鼓励患者克服焦虑或抑郁心理，保持乐观心态，积极配合治疗，争取达到最佳康复水平。

【健康教育】

1. 保持正常心态和有规律的生活，克服不良嗜好，合理饮食。

2. 康复训练要循序渐进，持之以恒，要尽可能做些力所能及的家务劳动，日常生活活动不要依赖他人。

3. 积极防治原发性高血压、糖尿病、高脂血症、心脏病。原发性高血压患者服用降压药时，要定时服药，不可擅自服用多种降压药或自行停药、换药，防止血压骤降骤升；使用降糖、降脂药物时，也需按医嘱定时服药。

4. 定期门诊复查，检查血压、血糖、血脂、心脏功能以及智力、瘫痪肢体、语言的恢复情况，并在医师的指导下继续用药和进行康复训练。

5. 如果出现头晕、头痛、视物模糊、言语不利、肢体麻木、乏力、步态不稳等症状时，请随时就医。

二、脑栓塞

脑栓塞是各种栓子随血流进入颅内动脉使血管腔急性闭塞，引起相应供血区脑组织坏死及功能障碍。根据栓子来源可分为：①心源性，占60%～75%，常见病因为慢性心房纤颤、风湿性心瓣膜病等。②非心源性，动脉粥样硬化斑块脱落、肺静脉血栓、脂肪栓、气栓、脓栓等。③来源不明，约30%的脑栓塞不能明确原因。

【临床表现】

脑栓塞临床表现特点有：

1. 可发生于任何年龄，以青壮年多见。

2. 多在活动中发病，发病急骤，数秒至数分钟达高峰。

3. 多表现为完全性卒中，意识清楚或轻度意识障碍；栓塞血管多为主干动脉，大脑中动脉、基底动脉尖常见。

4. 易继发出血。

5. 前循环的脑栓塞占 4/5，表现为偏瘫、偏身感觉障碍、失语或局灶性癫痫发作等。

6. 后循环的脑栓塞占 1/5，表现为眩晕、复视、交叉瘫或四肢瘫、共济失调、饮水呛咳及构音障碍等。

【辅助检查】

1. 头颅 CT 检查

可显示脑栓塞的部位和范围。CT 检查在发病后 24～48 小时内病变部位呈低密度影像。发生出血性梗死时，在低密度梗死区可见 1 个或多个高密度影像。

2. 脑脊液检查

大面积梗死脑脊液压力增高，如非必要，应尽量避免此检查。亚急性感染性心内膜炎所致脑脊液含细菌栓子，白细胞增多；脂肪栓塞所致脑脊液可见脂肪球；出血性梗死时脑脊液呈血性或镜检可见红细胞。

3. 其他检查

应常规进行心电图、胸部 X 线和超声心动图检查。疑为感染性心内膜炎时，应进行血常规和细菌培养等检查。心电图检查可作为确定心律失常的依据和协助诊断心肌梗死；超声心动图检查有助于证实是否存在心源性栓子。

【诊断要点】

既往有风湿性心脏病、心房颤动及大动脉粥样硬化、严重骨折等病史，突发偏瘫、失语等局灶性神经功能缺损，症状在数秒至数分钟内达高峰，即可做出临床诊断。头颅 CT 和 MRI 检查可确定栓塞的部位、数量及是否伴发出血，有助于明确诊断。应注意与脑血栓形成和脑出血等鉴别。

【治疗原则】

1. 原发病治疗

积极治疗引起栓子产生的原发病，如风湿性心脏病、颈动脉粥样硬化斑块、长骨骨折等，给予对症处理。心脏瓣膜病的介入和手术治疗、感染性心内膜炎的抗生素治疗和控制心律失常等，可消除栓子来源，防止复发。

2. 脑栓塞治疗

与脑血栓形成的治疗相同，包括急性期的综合治疗，尽可能恢复脑部血液循环，进行物理治疗和康复治疗等。因本病易并发脑出血，溶栓治疗应严格掌握适应证。

（1）心源性栓塞：因心源性脑栓塞容易再复发，所以，急性期应卧床休息数周，避免活动量过大，减少再发的危险。

（2）感染性栓塞：感染性栓塞应用足量有效的抗生素，禁行溶栓或抗凝治疗，以防感染在颅内扩散。

（3）脂肪栓塞：应用肝素、低分子右旋糖酐、5% NaHCO$_3$ 及脂溶剂（如酒精溶液）等静脉点滴溶解脂肪。

（4）空气栓塞：指导患者采取头低左侧卧位，进行高压氧治疗。

3. 抗凝和抗血小板聚集治疗

应用肝素、华法林、阿司匹林，能防止被栓塞的血管发生逆行性血栓形成和预防复发。研究证据表明，脑栓塞患者抗凝治疗导致的梗死区出血，很少对最终转归带来不利影响。

当发生出血性梗死时，应立即停用溶栓、抗凝和抗血小板聚集的药物，防止出血加重，并适当应用止血药物、脱水降颅内压、调节血压等。脱水治疗过程应中注意保护心功能。

【护理评估】

1. 健康史

评估患者的既往史和用药情况。询问患者是否有慢性心房纤颤、风湿性心瓣膜病等心源性疾病，是否有动脉粥样硬化斑块脱落、肺静脉血栓、脂肪栓、气栓、脓栓等非心源性疾病。

询问患者是否进行过治疗，目前用药情况怎样，是否按医嘱正确服用降压、降糖、降脂及抗凝药物。

2. 身体状况	3. 心理-社会状况
评估患者是否有轻度意识障碍或偏瘫、偏身感觉障碍、失语或局灶性癫痫发作等症状。是否有眩晕、复视、交叉瘫或四肢瘫、共济失调、饮水呛咳及构音障碍等。	观察患者是否存在因疾病所致焦虑等心理问题；了解患者和家属对疾病发生的相关因素、治疗和护理方法、预后、如何预防复发等知识的认知程度；了解患者家庭条件与经济状况及家属对患者的关心和支持度。

【护理诊断】

参见"本节一、动脉粥样硬化性血栓性脑梗死"。

【护理措施】

1. 个人卫生的护理	2. 营养护理
个人卫生是脑栓塞患者自身护理的关键，定时擦身，更换衣裤，晒被褥等。并且注意患者的口腔卫生也是非常重要的。	患者需要多补充蛋白质、维生素、纤维素和电解质等营养。如果有吞咽障碍尚未完全恢复的患者，可以吃软的固体食物。多吃新鲜的蔬菜和水果，少吃油腻不消化、辛辣刺激的食物。

3. 心理护理
老年脑栓塞患者生活处理能力较弱，容易出现情绪躁动的情况，甚至会有失去治疗信心的情况，此时患者应保持良好的心理素质，提升治疗病患的信心，以有利于疾病的治愈，身体的康复。

【健康教育】

1. 疾病预防指导
对有发病危险因素或病史者，指导进食高蛋白、高维生素、低盐、低脂、低热量清淡饮食，多食新鲜蔬菜、水果、谷类、鱼类和豆类，保

持能量供需平衡，戒烟、限酒；应遵医嘱规则用药，控制血压、血糖、血脂和抗血小板聚集；告知改变不良生活方式，坚持每天进行30分钟以上的慢跑、散步等运动，合理休息和娱乐；对有 TIA 发作史的患者，指导在改变体位时应缓慢，避免突然转动颈部，洗澡时间不宜过长，水温不宜过高，外出时有人陪伴，气候变化时注意保暖，防止感冒。

2. 疾病知识指导

告知患者和家属本病的常见病因和控制原发病的重要性；指导患者遵医嘱长期抗凝治疗，预防复发；在抗凝治疗中定期门诊复诊，监测凝血功能，及时在医护人员指导下调整药物剂量。

3. 康复指导

告知患者和家属康复治疗的知识和功能锻炼的方法，帮助分析和消除不利于疾病康复的因素，落实康复计划，并与康复治疗师保持联系，以便根据康复情况及时调整康复训练方案。如吞咽障碍的康复方法包括：唇、舌、颜面肌和颈部屈肌的主动运动和肌力训练；先进食糊状或胶冻状食物，少量多餐，逐步过渡到普通食物；进食时取坐位，颈部稍前屈（易引起咽反射）；软腭冰刺激；咽下食物练习呼气或咳嗽（预防误咽）；构音器官的运动训练（有助于改善吞咽功能）。

4. 鼓励生活自理

鼓励患者从事力所能及的家务劳动，日常生活不过度依赖他人；告知患者和家属功能恢复需经历的过程，使患者和家属克服急于求成的心理，做到坚持锻炼，循序渐进。嘱家属在物质和精神上对患者提供帮助和支持，使患者体会到来自多方面的温暖，树立战胜疾病的信心。同时，也要避免患者产生依赖心理，增强自我照顾能力。

三、腔隙性脑梗死

腔隙性脑梗死是长期高血压引起脑深部白质及脑干穿通动脉病变和闭塞，导致缺血性微梗死，缺血、坏死和液化的脑组织由吞噬细胞移走而形成腔隙，约占脑梗死的 20%。病灶直径小于 2cm 的脑梗死，病灶多发可形成腔隙状态。

【临床表现】

常见临床综合征有：①纯感觉性卒中。②纯运动性卒中。③混合性卒中。④共济失调性轻偏瘫。⑤构音障碍-手笨拙综合征。

【辅助检查】

1. 血液生化检查

可见血糖、血清总胆固醇、血清三酰甘油和低密度脂蛋白增高。

2. TCD 检查

可发现颈动脉粥样硬化斑块。

3. 影像学检查

头部 CT 扫描可见深穿支供血区单个或多个病灶，呈腔隙性阴影，边界清晰。MRI 显示腔隙性病灶呈 T_1 等信号或低信号、T_2 高信号，是最有效的检查手段。

【诊断要点】

目前诊断标准尚未统一，以下标准可供参考：①中老年发病，有长期高血压病史。②临床表现符合常见腔隙综合征之一。③CT 或 MRI 检查可证实存在与神经功能缺失一致的病灶。④预后良好，多在短期内恢复。

【治疗原则】

目前尚无有效的治疗方法，主要是预防疾病的复发：

1. 有效控制高血压及各种类型脑动脉硬化是预防本病的关键。
2. 阿司匹林等抑制血小板聚集药物效果不确定，但常应用。
3. 活血化瘀类中药对神经功能恢复有益。
4. 控制其他可干预危险因素，如吸烟、糖尿病、高脂血症等。

【护理评估】

1. 健康史

（1）了解既往史和用药史：询问患者既往是否有原发性高血压病、高脂血症、糖尿病病史；是否针对病因进行过治疗，能否按医嘱正确用药。

（2）了解患者的生活方式：询问患者的工作情况，是否长期精神紧张、过度疲劳，询问患者日常饮食习惯，有无嗜食、偏食习惯，是否长期进食高盐、高胆固醇饮食，有无烟酒嗜好等，因为上述因素均可加速动脉硬化，加重病情。

（3）评估起病形式：询问患者起病时间，了解是突然起病还是缓慢发病，起病常较突然，多为急性发病，部分为渐进性或亚急性起病。

2. 身体状况

（1）评估有无神经功能受损：询问患者有无肢体乏力、感觉障碍现象，询问患者进食、饮水情况，了解有无饮水反呛、进食困难或构音障碍现象。病灶位于内囊后肢、脑桥基底部或大脑脚时，常可出现一侧面部和上下肢无力，对侧偏身或局部感觉障碍；病变累及双侧皮质延髓束时可出现假性延髓性麻痹的症状，如构音障碍、吞咽困难、进食困难、面部表情呆板等。

（2）评估患者的精神与智力情况：询问患者日常生活习惯，与患者进行简单的语言交流，以了解患者有无思维、性格的改变，有无智力的改变，脑小动脉硬化造成多发性腔隙性脑梗死时，患者表现出思维迟钝，理解能力、判断能力、分析能力和计算能力下降，常有性格改变和行为异常，少数患者还可出现错觉、幻觉、妄想等。

3. 心理-社会状况

本疾病可导致患者产生语言障碍，评估患者是否有情绪焦躁、痛苦的表现。

【护理诊断】

参见"本节一、动脉粥样硬化性血栓性脑梗死"。

【护理措施】

1. 一般护理

轻症患者注意生活起居有规律，坚持适当运动，劳逸结合；晚期出现智力障碍时，要引导患者在室内或固定场所进行活动，外出时一定要有人陪伴，防止受伤和走失。

2. 饮食护理

予以富含蛋白质和维生素的低脂饮食，多吃蔬菜和水果，戒烟酒。

3. 症状护理

（1）对有肢体功能障碍和感觉障碍的患者，应鼓励和指导患者进行肢体功能锻炼，尽量坚持生活自理，并注意用温水擦洗患侧皮肤，促进感觉功能恢复。

（2）对有延髓性麻痹进食困难的患者，应给予制作精细的糊状食物，进食时取坐位或半坐位，进食速度不宜过快，应给患者充分的进餐时间，避免进食时看电视或与患者谈笑，以免分散患者注意力，引起窒息。

（3）对有精神症状的患者，床应加护栏，必要时加约束带固定四肢，以防坠床、伤人或自伤。

（4）对有智力障碍的患者，外出时需有人陪护，并在其衣服口袋中放置填写患者姓名、联系电话等个人简单资料的卡片，以防走失。

（5）对缺乏生活自理能力的患者，应加强生活护理，协助其沐浴、进食、修饰等，保持皮肤和外阴清洁。对有延髓性麻痹致进食呛咳的患者，如果体温增高，应注意是否有吸入性肺炎发生；同时还应注意观察患者是否有尿频、尿急、尿痛等现象，防止发生尿路感染。

4. 用药护理

告知药物的作用与用法，注意观察药物的疗效与不良反应，发现异常情况及时报告医师处理。

（1）对有痴呆、记忆力减退或精神症状的患者应注意督促按时服药并看到服下，同时注意观察药物疗效与不良反应。

（2）静脉注射尼莫同等扩血管药物时，尽量使用微量输液泵缓慢注射（8～10ml/h），并注意观察患者有无面色潮红、头晕、血压下降等不适，如有异常应报告医师及时处理。

（3）服用安理申的患者应注意观察有无肝、肾功能受损的表现，定时检查肝、肾功能。

5. 心理护理

关心体贴患者，鼓励患者保持情绪稳定和良好的心态，避免焦躁、抑郁等不良心理，积极配合治疗。

【健康教育】

1. 避免进食过多动物油、黄油、奶油、动物内脏、蛋黄等高胆固醇饮食，多吃豆制品、鱼等优质蛋白食品，少吃糖。

2. 做力所能及的家务，以防自理能力快速下降；坚持适度的体育锻炼和体力劳动，以改善血液循环，增强体质，防止肥胖。

3. 注意安全，防止跌倒、受伤或走失。

4. 遵医嘱正确服药。

5. 定期复查血压、血脂、血糖等，如有症状加重须及时就医。

第三节　脑　出　血

脑出血（ICH）是指原发性非外伤性脑实质内的出血，也称自发性脑出血。我国发病率占急性脑血管病的 30%，急性期病死率占 30%～40%。绝大多数是高血压病伴发的脑小动脉病变在血压骤升时破裂所致，称为高血压性脑出血。老年人是脑出血发生的主要人群，以 40～70 岁为最主要的发病年龄。

脑出血最常见的病因是高血压合并小动脉硬化。血管的病变与高血脂、糖尿病、高血压、吸烟等密切相关。通常所说的脑出血是指自发性脑出血。患者往往于情绪激动、用力时突然发病。脑出血发病的主要原因是长期高血压、动脉硬化。绝大多数患者发病当时血压明显升高，导致血管破裂，引起脑出血。其次是脑血管畸形、脑淀粉样血管病、溶栓抗凝治疗所致脑出血等。

【临床表现】

1. 基底节区出血

约占全部脑出血的 70%，其中以壳核出血最为常见，其次为丘脑出血。由于此区出血常累及内囊，并以内囊损害体征为突出表现，故又称内囊区出血；壳核出血又称内囊外侧型出血，丘脑出血又称内囊内侧型出血。

（1）壳核出血

系豆纹动脉尤其是其外侧支破裂所致。表现为对侧肢体轻偏瘫、偏身感觉障碍和同向性偏盲（"三偏"），优势半球出血常出现失语。凝视麻痹，呈双眼持续性向出血侧凝视。也可出现失用、体像障碍、记忆力和计算力障碍、意识障碍等。大量出血患者可迅速昏迷，反复呕吐，尿便失禁，在数小时内恶化，出现上部脑干受压征象，双侧病理征，呼吸深快不规则，瞳孔扩大固定，可出现去脑强直发作以至死亡。

(2) 丘脑出血

系丘脑膝状动脉和丘脑穿通动脉破裂所致。临床表现与壳核出血相似，亦有突发对侧偏瘫、偏身感觉障碍、偏盲等。但与壳核出血不同处为偏瘫多为均等或基本均等，对侧半身深浅感觉减退，感觉过敏或自发性疼痛；特征性眼征表现为眼球向上注视麻痹，常向内下方凝视、眼球会聚障碍和无反应性小瞳孔等；可有言语缓慢而不清、重复言语、发音困难、复述差，朗读正常等丘脑性失语及记忆力减退、计算力下降、情感障碍、人格改变等丘脑性痴呆；意识障碍多见且较重，出血波及丘脑下部或破入第Ⅲ脑室可出现昏迷加深、瞳孔缩小、去皮质强直等中线症状。本型死亡率较高。

(3) 尾状核头出血

较少见，临床表现与蛛网膜下隙出血相似，常表现为头痛、呕吐，有脑膜刺激征，无明显瘫痪，可有对侧中枢性面、舌瘫。有时可因头痛在 CT 检查时偶然发现。

2. 脑干出血

脑桥是脑干出血的好发部位，偶见中脑出血，延髓出血极少见。

(1) 脑桥出血

表现为突然头痛、呕吐、眩晕、复视、注视麻痹、交叉性瘫痪或偏瘫、四肢瘫等。出血量较大时，患者很快进入意识障碍、针尖样瞳孔、去大脑强直、呼吸障碍，并可伴有高热、大汗、应激性溃疡等；出血量较少时可表现为一些典型的综合征，如 Foville 综合征、Millard-Gubler 综合征和闭锁综合征等。

(2) 中脑出血

表现为：①突然出现复视、上睑下垂。②一侧或两侧瞳孔扩大、眼球不同轴、水平或垂直眼震、同侧肢体共济失调，也可表现为Weber 或 Benedikt 综合征。③严重者很快出现意识障碍、去大脑强直。

(3) 延髓出血

表现为：①重症可突然出现意识障碍，血压下降，呼吸节律不规则，心律失常，继而死亡。②轻者可表现为不典型的 Wallenberg 综合征。

3. 小脑出血

小脑出血好发于小脑上动脉供血区，即半球深部齿状核附近，发病初期患者大多意识清楚或有轻度意识障碍，表现为眩晕、频繁呕吐、枕部剧烈头痛和平衡障碍等，但无肢体瘫痪是其常见的临床特点；轻症者表现出一侧肢体笨拙、行动不稳、共济失调和眼球震颤，无瘫痪；两眼向病灶对侧凝视，吞咽及发音困难，四肢锥体束征，病侧或对侧瞳孔缩小、对光反射减弱；晚期瞳孔散大，中枢性呼吸障碍，最后枕大孔疝死亡；暴发型则常突然昏迷，在数小时内迅速死亡。如出血量较大，病情迅速进展，发病时或发病后 12~24 小时出现昏迷及脑干受压征象，可有面神经麻痹、两眼凝视病灶对侧、肢体瘫痪及病理反射出现等。

4. 脑叶出血

脑叶出血也称为皮质下白质出血，可发生于任何脑叶。一般症状均略轻，预后相对较好。脑叶出血除表现为头痛、呕吐外，不同脑叶的出血，临床表现亦有不同：

（1）额叶出血

前额疼痛、呕吐、痫性发作较多见；对侧偏瘫、共同偏视、精神异常、智力减退等；优势半球出血时可出现 Broca 失语。

（2）顶叶出血

偏瘫较轻，而对侧偏身感觉障碍显著；对侧下象限盲；优势半球出血时可出现混合性失语，左右辨别障碍，失算、失认、失写［格斯特曼综合征（Gerstmann syndrome）］。

（3）颞叶出血

表现为对侧中枢性面舌瘫及上肢为主的瘫痪；对侧上象限盲；有时有同侧耳前部疼痛；优势半球出血时可出现 Wernicke 失语；可有颞叶癫痫、幻嗅、幻视。

（4）枕叶出血

主要症状为对侧同向性偏盲，并有黄斑回避现象，可有一过性黑蒙和视物变形；有时有同侧偏瘫及病理征。

5. 脑室出血

脑室出血一般分为原发性和继发性两种。原发性脑室出血为脑室内脉络丛动脉或室管膜下动脉破裂出血，较为少见，占脑出血的 3%~5%。继发性者是由于脑内出血量大，穿破脑实质流入脑室，常伴有脑实质出血的定位症状和体征。根据脑室内血肿大小可将脑室出血分为全脑室积血（Ⅰ型）、部分性脑室出血（Ⅱ型）以及新鲜血液流入脑室内，但不形成血凝块者（Ⅲ型）3 种类型。Ⅰ型因影响脑脊液循环而急剧出现颅内压增高、昏迷、高热、四肢弛缓性瘫痪或呈去皮质状态，呼吸不规则。Ⅱ型及Ⅲ型仅有头痛、恶心、呕吐、脑膜刺激征阳性，无局灶性神经体征。出血量大、病情严重者迅速出现昏迷或昏迷加深，早期出现去皮质强直，脑膜刺激征阳性。常出现丘脑下部受损的症状及体征，如上消化道出血、中枢性高热、大汗、应激性溃疡、急性肺水肿、血糖增高、尿崩症等，病情多严重，预后不良。

【辅助检查】

1. 血常规及血液生化检查

白细胞可增多，超过 $10 \times 10^9/L$ 者占 60%~80%，甚至可达（15~20）$\times 10^9/L$，并可出现蛋白尿、尿糖、血尿素氮和血糖浓度升高。

2. 脑脊液检查

脑脊液（CSF）压力常增高，多为血性脑脊液。应注意重症脑出血患者，如诊断明确，不宜行腰穿检查，以免诱发脑疝导致死亡。

3. CT 检查

CT 检查可显示血肿部位、大小、形态、是否破入脑室，血肿周围有无低密度水肿带及占位效应、脑组织移位等。24 小时内出血灶表现为高密度，边界清楚。48 小时以后，出血灶高密度影周围出现低密度水肿带。

4. 数字减影血管造影（DSA）检查

对血压正常疑有脑血管畸形等的年轻患者，可考虑行 DSA 检查，以便进一步明确病因，积极针对病因治疗，预防复发。脑血管 DSA 对颅内动脉瘤、脑血管畸形等的诊断，均有重要价值。颈内动脉造影正位像可见大脑前、中动脉间距在正常范围，豆纹动脉外移。

5. MRI 检查

MRI 具有比 CT 更高的组织分辨率，且可直接多方位成像，无颅骨伪影干扰，又具有血管流空效应等特点，使对脑血管疾病的显示率及诊断准确性，比 CT 更胜一筹。CT 能诊断的脑血管疾病，MRI 均能做到；而对发生于脑干、颞叶和小脑等的血管性疾病，MRI 比 CT 更佳；对脑出血、脑梗死的演变过程，MRI 比 CT 显示更完整；对 CT 较难判断的脑血管畸形、烟雾病等，MRI 比 CT 更敏感。

6. TCD 检查

多普勒超声检查最基本的参数为血流速度与频谱形态。血流速度增加可表示高血流量、动脉痉挛或动脉狭窄；血流速度减慢则可能是动脉近端狭窄或循环远端阻力增高的结果。

【诊断要点】

脑出血的诊断要点为：①多为中老年患者。②多数患者有高血压病史，因某种因素血压急骤升高而发病。③起病急骤，多在兴奋状态下发病。④有头痛、呕吐、偏瘫，多数患者有意识障碍，严重者昏迷和脑疝形成。⑤脑膜刺激征阳性。⑥多数患者为血性脑脊液。⑦头颅 CT 和 MRI 可见出血病灶。

【治疗原则】

1. 保持呼吸通畅

注意气道管理，清理呼吸道分泌物，保证正常换气功能，有肺部感染时应用抗生素，必要时气管切开。

2. 降低颅内压

可选用 20% 甘露醇 125～250ml 静脉滴注，每 6～8 小时 1 次和（或）甘油果糖注射液 250ml 静脉滴注，12 小时 1 次或每日 1 次。呋塞米 20～40mg 静脉注射，每 6 小时、8 小时或 12 小时 1 次。也可根据病情应用白蛋白 5～10g 静脉滴注，每天 1 次。

3. 血压的管理

应平稳、缓慢降压，不能降压过急、过快，否则易致脑血流灌注不足，出现缺血性损害加重病情。

4. 高血压性脑出血的治疗

可不用止血药。有凝血障碍的可酌情应用止血药，如巴曲酶、6-氨基己酸、氨甲苯酸等。

5. 亚低温疗法

应用冰帽等设备降低头部温度，降低脑耗氧量，保护脑组织。

6. 中枢性高热者的治疗

可物理降温。

7. 预防性治疗

下肢静脉血栓形成及肺栓塞建议穿弹力袜进行预防。

## 8. 防治并发症	## 9. 外科手术治疗
脑出血的并发症有应激性溃疡、电解质紊乱等。可根据病情选用质子泵阻滞剂（如奥美拉唑等）或 H_2 受体阻滞剂（如西咪替丁、法莫替丁等），根据患者出入量调整补液量，并补充氯化钾等，维持水电解质平衡，痫性发作可给予地西泮 10~20mg 缓慢静脉注射或苯巴比妥钠 100~200mg 肌内注射控制发作，一般不需长期治疗。	必要时进行外科手术治疗。对于内科非手术治疗效果不佳，或出血量大，有发生脑疝征象的，或怀疑为脑血管畸形引起出血的，可外科手术治疗（去骨瓣减压术、小骨窗开颅血肿清除术、钻孔血肿抽吸术、脑室外引流术、微创穿刺颅内血肿碎吸引流术等）。手术指征：①基底节中等量以上出血（壳核出血≥30ml，丘脑出血≥15ml）。②小脑出血≥10ml 或直径≥3cm 或出现明显脑积水。③重症脑室出血。

【护理评估】

1. 健康史

（1）了解患者的既往史和用药情况

①询问患者既往是否有原发性高血压、动脉粥样硬化、高脂血症、血液病病史。②询问患者曾经进行过哪些治疗，目前用药情况怎样，是否持续使用过抗凝、降压等药物，发病前数日有无自行停服或漏服降压药的情况。

（2）询问患者的起病情况

①了解起病时间和起病形式。询问患者起病时间，当时是否正在活动，或者是在生气、大笑等情绪激动时，或者是在用力排便时。脑出血患者多在活动和情绪激动时起病，临床症状常在数分钟至数小时内达到

高峰，观察患者意识状态，重症患者数分钟内可转入意识模糊或昏迷。②询问患者有无明显的头晕、头痛等前驱症状。大多数脑出血患者病前无预兆，少数患者可有头痛、头晕、肢体麻木等前驱症状。③了解有无头痛、恶心、呕吐等伴随症状，脑出血患者因血液刺激以及血肿压迫脑组织引起脑组织缺血、缺氧，发生脑水肿和颅内压增高，可致剧烈头痛和喷射状呕吐。

（3）了解患者的生活方式和饮食习惯

①询问患者工作与生活情况，是否长期处于紧张忙碌状态，是否缺乏适宜的体育锻炼和休息时间。脑出血患者常在活动和情绪激动时发病。②询问患者是否长期摄取高盐、高胆固醇饮食，高盐饮食可致水钠潴留，使原发性高血压加重；高胆固醇饮食与动脉粥样硬化密切相关。③询问患者是否有嗜烟、酗酒等不良习惯以及家族卒中病史。

2. 身体状况

（1）观察患者的神志、瞳孔和生命体征情况

①观察神志是否清楚，有无意识障碍及其类型。无论轻症或重症脑出血患者起病初时均可以意识清楚，随着病情加重，意识逐渐模糊，常常在数分钟或数十分钟内神志转为昏迷。②观察瞳孔大小及对光反射是否正常。瞳孔的大小与对光反射是否正常，与出血量、出血部位有密切关联，轻症脑出血患者瞳孔大小及对光反射均可正常；"针尖样"瞳孔为脑桥出血的特征性体征；双侧瞳孔散大可见于脑疝患者；双侧瞳孔缩小、凝视麻痹伴严重眩晕，意识障碍呈进行性加重，应警惕脑干和小脑出血的可能。③观察生命体征的情况，重症脑出血患者呼吸深沉带有鼾声，甚至呈潮式呼吸或不规则呼吸；脉搏缓慢有力，血压升高；当脑桥出血时，丘脑下部对体温的正常调节被阻断而使体温严重上升，甚至呈持续高热状态。如脉搏增快，体温升高，血压下降，则有生命危险。

（2）观察有无神经功能受损

①观察有无"三偏征"。大脑基底核为最常见的出血部位，当累及内囊时，患者常出现偏瘫、偏身感觉障碍和偏盲。②了解有无失语及失语类型。脑出血累及大脑优势半球时，常出现失语症。③有无眼球运动

及视力障碍。除了内囊出血可发生"偏盲"外，枕叶出血可引起皮质盲；丘脑出血可压迫中脑顶盖，产生双眼上视麻痹而固定向下注视；脑桥出血可表现为交叉性瘫痪，头和眼转向非出血侧，呈"凝视瘫肢"状；小脑出血可有面神经麻痹，眼球震颤、两眼向病变对侧同向凝视。④检查有无肢体瘫痪及瘫痪类型。除内囊出血、丘脑出血和额叶出血引起"偏瘫"外，脑桥小量出血还可引起交叉性瘫痪，脑桥大量出血（血肿>5ml）和脑室大出血可迅即发生四肢瘫痪和去皮质强直发作。⑤其他：颞叶受累除了发生 Wernicke 失语外，还可引起精神症状；小脑出血则可出现眩晕、眼球震颤、共济失调、行动不稳、吞咽障碍。

3. 心理-社会状况

评估脑出血患者是否因有偏瘫、失语等后遗症，而产生抑郁、沮丧、烦躁、易怒、悲观失望等情绪反应；评估这些情绪是否对日后生活有一定的影响。

【护理诊断】

1. 并发症	2. 生活自理能力缺陷
压疮、吸入性肺炎、泌尿系感染、深静脉血栓。	与脑出血卧床有关。
3. 潜在并发症	**4. 其他问题**
脑疝、上消化道出血。	吞咽障碍、语言沟通障碍。

【护理措施】

1. 一般护理

患者绝对卧床休息 4 周，抬高床头 15°~30°，以促进脑部静脉回流，减轻脑水肿；取侧卧位或平卧头侧位，防止呕吐物反流引起误吸。脑出血急性期患者应尽量就地治疗，避免不必要的搬动，并注意保持病房安静，严格限制探视。翻身时，注意保护头部，动作宜轻柔缓慢，以免加重出血，避免咳嗽和用力排便。神经系统症状稳定 48~72 小时后，患者即可开始早期康复锻炼，但应注意不可过度用力或憋气。恢复期的康复训练不可急于求成，应循序渐进、持之以恒。

2. 饮食护理

急性期患者给予高蛋白、高维生素、高热量饮食，并限制钠盐摄入（<3g/d）。有意识障碍、消化道出血的患者宜禁食 24~48 小时，然后酌情给予鼻饲流质，如牛奶、豆浆、藕粉、蒸蛋或混合匀浆等，4~5 次/日，每次约 200ml。恢复期患者应给予清淡、低盐、低脂、适量蛋白质、高维生素食物，戒烟酒，忌暴饮暴食。

3. 症状护理

（1）对神志不清、躁动或有精神症状的患者，床应加护栏，并适当约束，防止跌伤。

（2）注意保持呼吸道通畅。及时清除口鼻分泌物，协助患者轻拍背部，以促进痰痂的脱落排出，但急性期应避免刺激咳嗽，必要时可给予负压吸痰、吸氧及定时雾化吸入。

（3）协助患者完成生活护理。按时翻身，保持床单干燥整洁，保持皮肤清洁卫生，预防压疮的发生；如有闭眼障碍的患者，应涂四环素眼膏，并用湿纱布盖眼，保护角膜；昏迷和鼻饲患者应做好口腔护理，2 次/日。有尿便失禁的患者，注意及时用温水擦洗外阴及臀部，保持皮肤清洁、干燥。

（4）有吞咽障碍的患者，喂饭喂水时不宜过急，遇呕吐或反呛时应暂停喂食喂水，防止食物呛入气管引起窒息或吸入性肺炎，对昏迷等不能进食的患者可酌情予以鼻饲流质。

（5）注意保持瘫痪肢体功能位置，防止足下垂，被动运动关节和按摩患肢，防止手足挛缩、变形及神经麻痹，病情稳定后应尽早开始肢体功能锻炼和语言康复训练，以促进神经功能的早日康复。

（6）中枢性高热的患者先行物理降温，如温水擦浴、酒精浴、冰敷等，效果不佳时可给予退热药，并注意监测和记录体温的情况。

（7）密切观察病情，尤其是生命体征、神志、瞳孔的变化，及早发现脑疝的先兆表现，一旦出现，应立即报告医师及时抢救。

4. 用药护理

告知药物的作用与用法，注意观察药物的疗效与不良反应，发现异常情况，及时报告医师处理。

（1）颅内高压使用 20%甘露醇静脉滴注脱水时，要保证绝对快速输入，20%的甘露醇 100~50ml 要在 15~30 分钟内滴完，注意防止药液外漏，并注意尿量与血电解质的变化，尤其应注意有无低血钾发生。①患者每日补液量可按尿量加500ml计算，在1500~2000ml以内，如有高热、多汗、呕吐或腹泻者，可适当增加入液量。②每日补钠50~70mmol/L，补钾40~50mmol/L。防止低钠血症，以免加重脑水肿。

（2）严格遵医嘱服用降压药，不可骤停和自行更换，亦不宜同时服用多种降压药，避免血压骤降或过低致脑供血不足。应根据患者的年龄、基础血压、病后血压等情况判定最适血压水平，缓慢降压，不宜使用强降压药（如利舍平）。

（3）用地塞米松消除脑水肿时，因其易诱发上消化道应激性溃疡，应观察有无呃逆、上腹部饱胀不适、胃痛、呕血、便血等，注意胃内容物或呕吐物的性状，以及有无黑便；鼻饲流质的患者，注意观察胃液的颜色是否为咖啡色或血性，必要时可做隐血试验检查，如发现异常及时通知医师处理。

（4）躁动不安的患者可根据病情给予小量镇静、镇痛药；患者有抽搐发作时，可用地西泮静脉缓慢注射，或苯妥英钠口服。

5. 心理护理

主动关心患者与家属，耐心介绍病情及预后，消除其紧张焦虑、悲观抑郁等不良情绪，保持患者及家属情绪稳定，积极配合抢救与治疗。

【健康教育】

1. 避免情绪激动，去除不安、恐惧、愤怒、抑郁等不良情绪，保持正常心态。

2. 给予低盐低脂、适量蛋白质、富含维生素与纤维素的清淡饮食，多吃蔬菜、水果，少食辛辣刺激性强的食物，戒烟酒。

3. 生活有规律，保持排便通畅，避免排便时用力过度和憋气。

4. 坚持适度锻炼，避免重体力劳动。如坚持做保健体操、慢散步、打太极拳等。

5. 尽量做到日常生活自理，康复训练时注意克服急于求成的心理，做到循序渐进、持之以恒。

6. 定期复查血压、血糖、血脂、血常规等项目，积极治疗原发性高血压、糖尿病、心脏病等原发疾病。如出现头痛、呕吐、肢体麻木无力、进食困难、饮水呛咳等症状时需及时就医。

第四节 蛛网膜下隙出血

蛛网膜下隙出血（SAH）一般分为原发性蛛网膜下隙出血和继发性蛛网膜下隙出血。其中，原发性蛛网膜下隙出血是指脑底部或脑表面血管破裂后，血液流入蛛网膜下隙的急性出血性脑血管病；继发性蛛网膜下隙出血是指脑实质内出血、脑室出血、硬膜外或硬膜下血管破裂，血液穿破脑组织和蛛网膜，流入蛛网膜下隙。本节主要讨论原发性蛛网膜下隙出血。

【常见病因】

1. 颅内动脉瘤

最常见的病因（约占 50% ~ 80%）。其中先天性粟粒样动脉瘤约占 75%，还可见高血压、动脉粥样硬化所致梭形动脉瘤及感染所致的真菌性动脉瘤等。

2. 血管畸形

约占 SAH 病因的 10%，其中动静脉畸形（AVM）占血管畸形的 80%。多见于青年人，90% 以上位于幕上，常见于大脑中动脉分布区。

3. 其他

如烟雾病（Moyamoya diease）（占儿童 SAH 的 20%）、颅内肿瘤、垂体卒中、血液系统疾病、颅内静脉系统血栓和抗凝治疗并发症等。

【临床表现】

1. 头痛

动脉瘤性 SAH 的典型表现是突发异常剧烈全头痛，头痛不能缓解或呈进行性加重。多伴发一过性意识障碍和恶心、呕吐。约 1/3 的动脉瘤性 SAH 患者发病前数日或数周有轻微头痛的表现，可持续数日不变，2 周后逐渐减轻，如头痛再次加重，常提示动脉瘤再次出血。但动静脉畸形破裂所致 SAH 头痛常不严重。局部头痛常可提示破裂动脉瘤的部位。

2. 脑膜刺激征

患者出现颈强直、Kerning 征和布鲁津斯基征（Brudzinski sign）等脑膜刺激征，以颈强直最多见，而老年、衰弱患者或小量出血者，可无明显脑膜刺激征。脑膜刺激征常于发病后数小时出现，3~4 周后消失。

3. 眼部症状

20%患者眼底可见玻璃体下片状出血，发病1小时内即可出现，是急性颅内压增高和眼静脉回流受阻所致，对诊断具有提示作用。此外，眼球活动障碍也可提示动脉瘤所在的位置。

4. 精神症状

约25%的患者可出现精神症状，如欣快、谵妄和幻觉等，常于起病后2～3周内自行消失。

5. 其他症状

部分患者可出现脑心综合征、消化道出血、急性肺水肿和局限性神经功能缺损症状等。

【常见并发症】

1. 再出血

是SAH主要的急性并发症，指病情稳定后再次发生剧烈头痛、呕吐、痫性发作、昏迷甚至去脑强直发作，颈强直、Kerning征加重，复查脑脊液为鲜红色。20%的动脉瘤患者病后10～14天可发生再出血，使死亡率约增加一倍；动静脉畸形急性期再出血者较少见。

2. 脑血管痉挛（CVS）

发生于蛛网膜下隙中血凝块环绕的血管，痉挛严重程度与出血量相关，可导致约1/3以上病例脑实质缺血。临床症状取决于发生痉挛的血管，常表现为波动性的轻偏瘫或失语，有时症状还受侧支循环和脑灌注压的影响，对载瘤动脉无定位价值，是死亡和致残的重要原因。病后3～5天开始发生，5～14天为迟发性血管痉挛高峰期，2～4周逐渐消失。TCD或DSA可帮助确诊。

3. 急性或亚急性脑积水

起病1周内约15%～20%的患者发生急性脑积水，血液进入脑室系统和蛛网膜下隙形成血凝块阻碍脑脊液循环通路所致。轻者出现嗜睡、思维缓慢、短时记忆受损、上视受限、展神经麻痹、下肢腱反射亢进等体征，严重者可造成颅内高压，甚至脑疝。亚急性脑积水发生于起病数周后，表现为隐匿出现的痴呆、步态异常和尿失禁。

4. 其他

5%～10%的患者发生癫痫发作，不少患者发生低钠血症。

【辅助检查】

1. 三大常规检查

起病初期常有白细胞增多，尿糖常可呈阳性但血糖大多正常，偶可出现蛋白尿。

2. 脑脊液检查

脑脊液（CSF）为均匀一致血性，压力增高（>200mmH$_2$O），蛋白含量增加。

3. 影像学检查

颅脑 CT 是确诊 SAH 的首选诊断方法，可见蛛网膜下隙高密度出血灶，并可显示出血部位、出血量、血液分布、脑室大小和有无再出血；MRI 检查可发现动脉瘤或动静脉畸形。

4. 数字减影血管造影（DSA）检查

DSA 检查可为 SAH 的病因诊断提供可靠依据，如发现动脉瘤的部位、显示解剖行程、侧支循环和血管痉挛情况；还可发现动静脉畸形、烟雾病、血管性肿瘤等。

5. 经颅多普勒超声检查

TCD 检查可作为追踪监测 SAH 后脑血管痉挛的一个方法，具有无创伤性。

【诊断要点】

突然发生的持续性剧烈头痛、呕吐、脑膜刺激征阳性，伴或不伴意识障碍，检查无局灶性神经系统体征，应高度怀疑 SAH。同时 CT 证实脑池和蛛网膜下隙高密度征象或腰穿检查示压力增高和血性脑脊液等可临床确诊。

【治疗原则】

急性期治疗原则为防治再出血、制止继续出血，防治继发性脑血管痉挛，减少并发症，寻找出血原因，治疗原发病和预防复发。

1. 一般处理

住院监护，绝对卧床 4~6 周，镇静、镇痛，避免引起颅内压增高的因素，如用力排便、咳嗽、喷嚏和情绪激动等，可选用足量镇静镇痛药、缓泻剂等对症处理。

2. 脱水降颅内压

可选甘露醇、呋塞米、清蛋白等。

3. 预防再出血

可给予 6-氨基己酸（EACA）等抗纤溶药物治疗，维持 2~3 周。

4. 应用尼莫地平等钙通道阻滞剂

预防脑血管痉挛发生，推荐尼莫地平 30~40mg 口服，每日 4~6 次，连用 3 周。

5. 放脑脊液疗法

腰穿缓慢放出血性脑脊液，每次 10~20ml，每周 2 次，可有效缓解头痛症状，并可减少脑血管痉挛及脑积水发生，但有诱发脑疝、动脉瘤破裂再出血、颅内感染等可能，应严格掌握适应证。

6. 外科手术或介入治疗

对于动脉瘤或动静脉畸形引起的 SAH，可外科手术治疗或考虑介入栓塞等治疗，是根除病因预防复发的有效方法。

【护理评估】

1. 健康史

（1）了解既往史及用药情况

①询问患者既往身体状况，了解有无颅内动脉瘤、脑血管畸形和高血压动脉硬化病史。②询问患者有无冠心病、糖尿病、血液病、颅内肿瘤、脑炎病史。③询问患者是否进行过治疗，过去和目前的用药情况怎样。④了解患者有无抗凝治疗史等。

（2）询问患者起病的情况

①了解起病的形式：询问患者起病时间，了解是否在剧烈活动或情绪大悲大喜时急性起病，SAH 起病很急，常在剧烈活动或情绪激动时突然发病。②了解有无明显诱因和前驱症状：询问患者起病前数日内是否有头痛等不适症状，部分患者在发病前数日或数周有头痛、恶心、呕吐等"警告性渗漏"的前驱症状。③询问患者有无伴随症状：多见的有短暂意识障碍、项背部或下肢疼痛、畏光等伴随症状。

2. 身体状况

（1）观察神志、瞳孔及生命体征的情况

询问患者病情，了解患者有无神志障碍。少数患者意识始终清醒，瞳孔大小及对光反射正常；半数以上患者有不同程度的意识障碍，轻者

出现神志模糊，重者昏迷逐渐加深。监测患者血压、脉搏状况，了解患者血压、脉搏有无改变。起病初期患者常可出现血压上升、脉搏加快、有时节律不齐，但呼吸和体温均可正常；由于出血和脑动脉痉挛对下丘脑造成的影响，24 小时以后患者可出现发热、脉搏不规则、血压波动、多汗等症状。

（2）评估有无神经功能受损

①活动患者头颈部，了解脑膜刺激征是否阳性，大多数患者在发病后数小时内即可出现脑膜刺激征，以颈强直最具特征性，Kerning 征及 Brudzinski 征均呈阳性。②了解患者有无瘫痪、失语及感觉障碍，这与出血引起脑水肿、血肿压迫脑组织，或出血后迟发性脑血管痉挛导致脑缺血、脑梗死等有关；大脑中动脉瘤破裂可出现偏瘫、偏身感觉障碍及抽搐；椎-基底动脉瘤可引起面瘫等脑神经瘫痪。③观察患者瞳孔，了解有无眼征：后交通动脉瘤可压迫动眼神经而致上睑下垂、瞳孔散大、复视等麻痹症状，有时眼内出血亦可引起严重视力减退。④观察患者有无精神症状，少数患者急性期可出现精神症状，如烦躁不安、谵妄、幻觉等，且60 岁以上的老年患者精神症状常较明显，大脑前动脉瘤可引起精神症状。⑤有无癫痫发作，脑血管畸形患者常有癫痫发作。

3. 心理-社会状况

评估患者的心理状态，主动与患者进行交谈，了解患者有无恐惧、紧张、焦虑及悲观绝望的心理。患者常因起病急骤，对病情和预后的不了解以及害怕进行 DSA 检查和开颅手术，易出现上述不良心理反应。

【护理诊断】

1. 疼痛：头痛	2. 恐惧
与脑水肿、颅内高压、血液刺激脑膜或继发性脑血管痉挛有关。	与起病急骤，对病情和预后的不了解以及剧烈头痛、担心再出血有关。
3. 自理缺陷	4. 潜在并发症
与长期卧床（医源性限制）有关。	再出血、脑疝。

【护理措施】

1. 一般护理

头部稍抬高（15°~30°），以减轻脑水肿；尽量少搬动患者，避免振动其头部；即使患者神志清楚，无肢体活动障碍，也必须绝对卧床休息 4~6 周，在此期间，禁止患者洗头、如厕、淋浴等一切下床活动；避免用力排便、咳嗽、喷嚏，情绪激动，过度劳累等诱发再出血的因素。

2. 安全护理

对有精神症状的患者，应注意保持周围环境的安全，对烦躁不安等不合作的患者，床应加护栏，防止跌床，必要时遵医嘱予以镇静。有记忆力、定向力障碍的老年患者，外出时应有人陪护，注意防止患者走失或其他意外发生。

3. 饮食护理

给予清淡易消化、含丰富维生素和蛋白质的饮食，多食蔬菜水果。避免辛辣等刺激性强的食物，戒烟酒。

4. 头痛护理

注意保持病室安静舒适，避免声、光刺激，减少探视，指导患者采用放松术减轻疼痛，如缓慢深呼吸，听轻音乐，全身肌肉放松等。必要时可遵医嘱给予镇痛药。

5. 运动和感觉障碍的护理

应注意保持良好的肢体功能位，防止足下垂、爪形手、髋外翻等后遗症，恢复期指导患者积极进行肢体功能锻炼，用温水擦洗患肢，改善血液循环，促进肢体知觉的恢复。

6. 心理护理

关心患者，耐心告知病情、特别是绝对卧床与预后的关系，详细介绍 DSA 检查的目的、程序与注意事项，鼓励患者消除不安、焦虑、恐惧等不良情绪，保持情绪稳定，安静休养。

7. 用药护理

告知药物的作用与用法，注意观察药物的疗效与不良反应，发现异常情况，及时报告医师处理。

（1）使用 20% 甘露醇脱水治疗时，应快速静脉滴入，并确保针头在血管内。

（2）尼莫同静脉滴注时常刺激血管引起皮肤发红和剧烈疼痛，应通过三通阀与 5% 葡萄糖注射液或生理盐水溶液同时缓慢滴注，5~10ml/h，并密切观察血压变化，如果出现不良反应或收缩压<90mmHg，应报告医

师适当减量、减速或停药处理；如果无三通阀联合输液，一般将 50ml 尼莫同针剂加入 5% 葡萄糖注射液 500ml 中静脉滴注、速度为 15~20 滴/分，6~8 小时输完。

（3）使用 6-氨基己酸止血时应特别注意有无双下肢肿胀疼痛等临床表现，谨防深静脉血栓形成，有肾功能障碍者应慎用。

【健康教育】

1. 预防再出血

告知患者情绪稳定对疾病恢复和减少复发的意义，使患者了解，并能遵医嘱绝对卧床并积极配合治疗和护理。指导家属关心、体贴患者，在精神和物质上对患者给予支持，减轻患者的焦虑、恐惧等不良心理反应。告知患者和家属再出血的表现，发现异常，及时就诊。女性患者 1~2 年内避免妊娠和分娩。

2. 疾病知识指导

向患者和家属介绍疾病的病因、诱因、临床表现、应进行的相关检查、病程和预后、防治原则和自我护理的方法。SAH 患者一般在首次出血后 3 天内或 3~4 周后进行 DSA 检查，以避开脑血管痉挛和再出血的高峰期。应告知数字减影血管造影的相关知识，使患者和家属了解进行 DSA 检查以明确和去除病因的重要性，积极配合。

第六章 中枢神经系统感染性疾病患者的护理

第一节 单纯疱疹病毒性脑炎

单纯疱疹病毒性脑炎（HSE）是单纯疱疹病毒（HSV）感染引起的一种急性中枢神经系统（CNS）感染性疾病，又称为急性坏死性脑炎，是中枢神经系统最常见的病毒感染性疾病。本病呈全球分布，一年四季均可发病，无明显性别差异，任何年龄均可发病，高峰年龄段为 20 岁以上的成人。在中枢神经系统中，HSV 最常侵及大脑颞叶、额叶及边缘系统，引起脑组织出血性坏死和（或）变态反应性脑损害。常以急性起病、高热、头痛和精神、智力、意识障碍等为临床特征。未经治疗的HSE 病死率高。

【病因及分期】

1. 病因

HSE 的病因是脑实质感染HSV。HSV 是一种嗜神经 DNA病毒，可分为两种血清型：HSV-1 和 HSV-2。其中 HSV-1较常见，人类大约 90% 的 HSE由它引起，感染人群多为成人。HSV-2 感染人群多为新生儿，是新生儿通过产道时被感染所致。

2. 分期

（1）第一期：即发病初期，主要是不对称性的额叶、颞叶脑实质炎症反应、水肿。病变部位表面的脑回增宽，脑沟变窄，脑膜可见充血和渗出，甚至软化坏死，此期一般在发病一周内。

（2）第二期：为坏死出血期，主要表现为额叶和颞叶脑实质的出血、坏死。

【临床表现】

1. 1 型疱疹病毒型脑炎

（1）急性起病，潜伏期平均 6 天，病程长短不一，25%患者有口唇疱疹病史。

（2）前驱症状有上呼吸道卡他症状及头痛、发热（38.4~40.0℃）、全身不适、肌痛、腹痛和腹泻等。

（3）首发症状多表现为精神和行为异常，如人格改变、记忆力下降、定向力障碍、幻觉或妄想等。

（4）不同程度神经功能受损表现，如偏瘫、偏盲、眼肌麻痹等，局灶症状两侧多不对称。亦可有多种形式的锥体外系表现，如扭转、手足徐动或舞蹈样动作。

（5）不同程度意识障碍。

（6）常见不同形式的癫痫发作，严重者呈癫痫持续状态。

（7）肌张力增高、腱反射亢进，可有轻度脑膜刺激征，重症者还可表现为去脑强直发作或去皮质状态。

（8）颅内压增高，甚至脑疝形成。

2.2型疱疹病毒型脑炎

多见于新生儿和青少年，特点为：

（1）急性暴发性起病。

（2）主要表现为肝脏、肺脏等广泛的内脏坏死和弥漫性脑损害。患儿出现难喂养、易激惹、嗜睡、局灶性或全身抽搐等表现。

（3）子宫内胎儿感染可造成婴儿先天性畸形，如表现迟滞、小头畸形等，病死率高。

【辅助检查】

1. 血常规检查

可见白细胞轻度增多。

2. 脑脊液常规检查

感染早期，5%~10%患者脑脊液检查正常；多数颅内压轻至中度增高，重症者颅内压明显增高；有核细胞数多为（50~100）×10⁶/L，以淋巴细胞为主，红细胞增多，一般在（50~1000）×10⁶/L，提示出血坏死性脑炎；蛋白质含量轻、中度增高，多低于 1.5g/L，偶尔高达 10g/L；糖和氯化物多数正常。

3. 脑电图检查

早期即出现脑电波异常，76%~81%为局灶性脑电波异常，86%为广泛性脑电波异常。常表现为病变区域局灶性慢波，最有诊断价值的改变是双侧脑电波不对称和以颞叶为中心的局灶性脑电波异常。

4. 影像学检查

CT 扫描颞叶或以额叶为中心波及颞叶的低密度病灶是 HSE 的特征性改变；病灶边界不清，有占位效应，其中可见不规则高密度点、片状出血；MRI 早期 T_2 加权像在额叶底面可见边界清楚的高信号区，在 FIAIR 相上更为明显。

5. HSV 或 HSV 抗原检测

①应用聚合酶链反应（PCR）技术，将脑脊液中极微量单纯疱疹病毒 DNA 迅速扩增几百万倍，是 HSV 早期快速诊断的常用方法，但可能导致假阳性结果。②脑组织活检发现神经细胞核内 Cowdry A 型包涵体，或电镜下发现 HSV 病毒颗粒，特异性高。

6. HSV 抗体测定

采用 Western 印迹法、间接免疫荧光测定及酶联免疫吸附测定（ELISA）用双份血清和双份脑脊液做 HSV-1 抗体的动态检测。双份脑脊液抗体滴度 1：80 以上；双份脑脊液抗体 4 倍以上升高；血与脑脊液的抗体比值<40。

7. 脑活检

脑活检是诊断 HSE 的金标准，可发现非特异性的炎性改变，细胞核内出现嗜酸性包涵体，电镜下可发现细胞内病毒颗粒。

【诊断标准】

1. HSE 的主要诊断标准

（1）口唇或生殖道疱疹史，或本次发病有皮肤、黏膜疱疹。

（2）起病急，病情重。临床上有发热、咳嗽等上呼吸道感染的前驱症状。

（3）明显精神行为异常、抽搐、意识障碍及早期出现的局灶性神经系统损害体征。

（4）脑脊液红、白细胞增多，糖和氯化物正常。

（5）脑电图提示有局灶性慢波及癫痫样放电。

（6）头颅 CT 或 MRI 发现颞叶局灶性出血性脑软化灶。

（7）特异性抗病毒药物治疗有效支持诊断。

2. 确诊需选择如下检查

（1）双份血清和检查发现 HSV 特异性抗体有显著变化趋势。

（2）脑组织活检或病理检查发现组织细胞核内包涵体，或原位杂交发现 HSV 病毒核酸。

（3）脑脊液的 PCR 检测发现该病毒 DNA。

（4）脑组织或脑脊液标本 HSV 分离、培养和鉴定。

【治疗原则】

1. 抗病毒治疗

应选用广谱、高效、低毒药物。常选用阿昔洛韦 30mg/（kg·d），分 3 次静脉滴注，连用 14～21 天；或选用更昔洛韦 5～10mg/（kg·d），静脉滴注，连用 10～14 天。当临床表现提示单纯疱疹病毒性脑炎时，即应给予阿昔洛韦治疗，不必等待病毒学结果而延误治疗。

2. 免疫治疗

能控制炎症反应和减轻水肿，可早期、大量和短程给予糖皮质激素，临床上多用地塞米松 10～20mg/d，1 次/日，静脉滴注，连用 10～14 天，而后改为口服泼尼松 30～50mg，晨起顿服，病情稳定后每 3 天减 5～10mg，直至停止。病情严重时可采用甲泼尼龙冲击疗法，用量 500～1000mg，静脉点滴，每日 1 次，连续 3 天，而后改为泼尼松 30～50mg 口服，每日上午 1 次，以后 3～5 天减 5～10mg，直至停止。还可选用干扰素或转移因子等。

3. 抗菌治疗

合并细菌或真菌感染时应根据药敏结果采用适当的抗生素或抗真菌治疗。

4. 物理治疗

针对高热、抽搐、精神错乱、躁动不安、颅内压增高等症状可分别给予降温、抗癫痫、镇静和脱水降颅内压等相应处理。

4. 全身支持治疗

应注意保持营养、水电解质平衡、呼吸道通畅等，并防治各种并发症。

5. 康复治疗

恢复期可采用理疗、按摩、针灸等促进肢体功能恢复。

【护理评估】

1. 健康史

（1）询问患者起病时间，了解起病的形式，大多数患者以急性起病，少数为亚急性或慢性起病。

（2）了解起病前有无感染的征象如头痛、发热、肌肉酸痛、全身不适、腹痛腹泻等前驱症状。

（3）询问和观察患者的唇、鼻、面颊及外生殖器有无局限性成簇小水疱，约 1/4 的患者可有嘴唇疱疹史，青壮年需询问近 10 天有无与上述症状的人之间的密切接触。

2. 身体状况

（1）评估患者的精神情况

大多数患者随着疾病发展出现不同程度的精神症状，如注意力不集中、表情呆滞、反应迟钝、情感淡漠、言语动作减少、行动懒散或呆坐、缄默；有的出现错觉、幻觉及妄想行为；有的患者出现动作增多，甚至冲动怪异行为。约 15% 患者因单纯的精神症状为首发而被送入精神科就诊，患者出现精神症状大多与颞叶、边缘系统受损有关。

（2）评估有无神经功能缺损

CNS 受到 HSV 的感染后，引发的症状多种多样，主要评估：

1）有无意识障碍。询问患者是否有意识改变，观察患者意识障碍的类型，大多数患者出现不同程度的意识障碍，如意识模糊或谵妄，随着病情逐渐加重可出现嗜睡、昏睡、昏迷或去皮质状态；但也有部分患者由于病情发展较迅速，可于疾病的早期即出现非常明显的意识障碍。

2）有无癫痫发作。请患者及家属或第一现场目睹者具体描述患者抽搐时的整个过程，如当时的环境、发作时程、有无肢体抽搐及大致顺序、手足抽搐倾向、有无怪异行为和精神失常等。HSE 患者癫痫发作时可出现发作时伴有意识丧失、以双侧抽搐为主的全面性发作；或不伴意识丧失、以一侧肢体或面部发作为主的部分性发作；或患者出现典型的精神症状或特殊的感觉障碍，随之出现意识丧失和遗忘症；或一开始即出现意识丧失。

3）有无其他的脑部受损的表现。①询问患者有无头痛、呕吐，观察瞳孔、血压、呼吸等的变化，判断有无颅内高压或脑疝形成。②询问患者步行时的感觉，检查患者的肌力、肌张力以及视野，观察随意运动及步态情况，大多数患者可出现不同程度的偏瘫、偏盲、共济失调、震颤或舞蹈样动作等，提示脑组织局限性或弥散性损害。③评估患者的语言交流能力，与患者交流、谈话，若患者不能使用声音符号（言语）或视觉符号（文字）来表达其思想、愿望，或不能理解别人所发出的声音或文字，说明出现了言语表达和理解方面的障碍，提示患者有额叶、颞叶的损害征象。

3. 心理-社会状况

评估患者及家属是否了解疾病的相关知识，特别是有精神症状的患者家属，使其能获得更多的社会支持。

【护理诊断】

1. 发热

根据感染病原的不同，其热型不一，如细菌性脑膜炎（化脓性脑膜炎）中脑膜球菌脑膜炎的败血症期，患者发热为间歇热并伴有突然寒战、全身乏力、肌肉酸痛；金黄色葡萄球菌脑膜炎时患者呈弛张热，伴畏寒、寒战、关节痛；结核性脑膜炎的发热为弛张热伴盗汗，且以夜间高热为主；新型隐球菌脑膜炎早期可有不规则低热或间歇性头痛，后来变为持续并进行性加重。

2. 头痛、恶心、呕吐及意识障碍

高热、颅内压高引起的脑膜刺激征及脑疝形成所致。

3. 舒适改变

感染引起的全身感染中毒症状所致，表现为全身乏力、精神萎靡、食欲减退，心率、呼吸加快。

4. 营养状态改变

与高热、吞咽困难、脑膜刺激征所致的入量不足有关。

5. 跌倒、自伤、他伤危险

脑部病变引起的肢体力弱、偏瘫、共济失调、偏盲、复视、精神障碍、癫痫发作所致。

6. 沟通与语言运用紊乱

脑部病变引起的失语、精神障碍所致。

7. 误吸

脑部病变引起的脑膜刺激征及吞咽困难所致。

8. 思维过程改变

由脑部损伤所致的智力改变、精神障碍引起。

9. 病性发作

脑部皮质损伤引起的癫痫发作所致。

【护理措施】

1. 一般护理

急性期患者应卧床休息，可适当抬高床头 30°~45°，即半卧位，膝关节下垫一软枕使腿屈曲或两腿原样伸直，该种卧位对循环、呼吸的影响介于立位和卧位之间，患者感觉最舒适；在就餐前和餐后 1 小时内抬高头；昏迷患者应予半俯卧位，即面向的一侧身体稍向上，上肢屈曲，下肢髋、膝关节稍屈曲，对侧上肢在旁侧伸展，下肢伸向前，这种体位可以防止昏迷患者呕吐物导致误吸、窒息，对循环系统的影响最小；有明显颅内高压的患者，应抬高床头 10°~15°，以减轻脑水肿、改善头部血液供应；瘫痪患者每种体位不能超过 2 小时，应及时更换体位。伴有偏瘫的患者应将瘫痪肢体保持良好姿位，指导患者做各种关节的主动和被动活动，以防止关节挛缩，一般活动 2~3 次/日，15~20 分钟/次，在活动时手法要轻柔、活动不能快、不能粗暴、不能引起疼痛，否则拉伤肌肉、韧带和关节。有精神症状的患者起居活动时应随时有人在旁看护，协助完成日常生活的照顾。

2. 饮食护理

给予易消化、高蛋白、富含维生素的饮食。蛋白质分配在 3 餐中的比例符合要求。若有精神症状的患者，可提供适当安全的进餐用具，协助进餐；若有意识障碍的患者，患者的病情多处于重危状态，此时的静态能量消耗（REE）一般占能量消耗（TEE）的 75%~100%，应在住院期间提供胃肠内营养支持（EN）。EN 可以改善患者的代谢反应、提高免疫力、减少炎症反应、保证热量的摄入、缩短住院时间。首先与医师及营养师共同建立摄入目标，教育患者的家属 EN 的重要性，选择适合患者的营养供给途径，如胃管鼻饲。营养液应结合患者的病情、营养状况及对营养液的耐受情况选择，多用匀浆、要素饮食；要素饮食从低浓度小剂量开始，若无胃肠反应，每间隔 1~2 天调整 1 次。

3. 高热的护理

患者发病后体温可高达 39～41℃，护士应清楚体温过高的危险因素，知道防止体温过高的方法并维持正常体温。采取的措施有监测体温，1 次/4 小时，必要时监测白细胞计数；摄取足量的液体（至少 2000ml/d）；体温超过 39℃时给予温水擦浴或冰袋物理降温；遵医嘱药物降温，观察降温效果并记录；做好口腔护理，每天 2 次以上；严格遵医嘱给予抗病毒的药物，保证药物浓度。

4. 颅内高压的护理

护理人员应清楚颅内压增高可能出现的后果，能准确判断并能采取相应的急救措施；密切观察有无颅内压增高的表现及脑疝形成的征象；遵医嘱用药；教会患者调整钠的摄入量，如低盐饮食；通过护理使患者脑组织灌注量保持最佳状态，不发生脑疝。

5. 精神异常的护理

护理人员应清楚精神症状的出现与额叶、颞叶等部位脑组织的损害有关，教育患者家属及其看护者，使他们知道患者的行为是一种病理状态，以获得更多的社会支持；如出现颞叶癫痫发作，应保证抗癫痫药物的正确使用，保证用药浓度，控制发作以减少患者的冲动行为，同时应加强对患者的防护；密切观察患者的语言和各种行为表现，如有无自伤或伤人行为，及时发现异常行为先兆，进行有效的护理干预；如对患者的行为适当给予限制，必要时专人看护，采取隔离或约束性保护；转移环境中的危险物品，减少环境中的各种刺激因素等；帮助患者保持个人卫生、做好饮食等生活护理；加强护患之间的交流，达到有效的沟通。无论哪种病理性行为，护理人员都应给予高度重视，发现有加重情况，应及时与医师联系，必要时请精神科会诊处置。

6. 运动和感觉障碍的护理

要维持患者的皮肤完整性，不出现破损、烧伤或压疮，测定危险因素和皮肤完整性的变化，视患者的具体情况制订翻身计划并具体落实。

7. 失语、眼肌麻痹、共济失调的护理

向患者详细介绍住院的环境，解释呼叫系统并评估患者运用的能力；移去危险物品，将患者安置在可水平升降的床位，夜间保持床在最低水平并支起护栏防护；失语患者应评估患者的失语类型，建立交流方式达到有效沟通。

8. 抗病毒药的护理

护士应掌握常用抗病毒药物的作用及不良反应，以便针对性地进行健康教育指导。这类药物中应首选阿昔洛韦，本药为一种鸟嘌呤衍生物，分子量小，容易通过血-脑脊液屏障，对单纯疱疹病毒 1 型、2 型有抑制作用，能抑制细胞内正在复制的 DNA 病毒的合成，达到抗 HSV 的作用。但因本药呈碱性，与其他药物混合容易引起 pH 值改变，加药时应尽量避免其配伍禁忌，注意用前临时配药。不良反应有变态反应、恶心、呕吐、腹痛、下肢抽搐、舌及手足麻木感，血尿素氮、血清肌酐值升高，肝功能异常等；一般在减量或中止给药后缓解。

9. 免疫治疗药的护理

干扰素是细胞病毒感染诱生的一组活性糖蛋白，具有广谱抗病毒活性作用，而对宿主细胞损害小；转移因子可使正常淋巴细胞致敏而活化为免疫淋巴细胞；肾上腺糖皮质激素则是常在提示存在病毒引起的变态反应性脑损害时才进行的大剂量冲击疗法。在这些药物使用过程中，应密切观察药物的作用及可能出现的不良反应，发现问题及时与医师联系，采取相应措施。

10. 心理护理

护士应主动向患者家属介绍疾病的有关知识，特别是对有精神症状的患者家属，以获得更多的社会支持；定时探视患者，态度和蔼，语言亲切；对木僵患者多给予鼓励，避免言语的不良刺激加重木僵状态；不在患者面前谈论病情及其他不利于患者的事情。

【健康教育】

1. 活动指导

如在住院期间出现的症状已基本恢复，在医嘱休息结束后，患者要合理安排好作息时间，生活有规律，保持良好的心理状态。如患者出院时仍有不同程度的活动障碍，教会患者如何更换体位，保持床铺平整、清洁、干燥，在康复师的指导下进行肢体功能锻炼，配合针灸、理疗；有精神症状者，外出活动必须有家人陪同，并佩戴注明姓名、疾病名称、家庭住址及电话号码的卡片。

2. 个人卫生

养成良好的个人卫生习惯，无沐浴的禁忌，教会患者如何保持个人卫生。

3. 语言训练

在康复师指导下进行阅读、认物体名称等训练，从单音节开始，逐渐增加词汇。

4. 用药和就诊

遵医嘱服药，定期随诊以指导维持用药量的调整和观察用药反应。

第二节　新型隐球菌脑膜炎

新型隐球菌脑膜炎是新型隐球菌引起的中枢神经系统的真菌感染性疾病，病情重，病死率高。本病发病率虽低，但临床表现与结核性脑膜炎酷似，故临床常易误诊。

新型隐球菌广泛分布于自然界，如水果、奶类、土壤、鸽粪和其他鸟类的粪便中，为条件致病菌，当宿主的免疫力低下时致病。鸽子和其他鸟类可为中间宿主，鸽子饲养者新型隐球菌感染发生率比一般人群高几倍。新型隐球菌 CNS 感染可单独发生，但更常见于患全身性免疫缺陷性疾病、慢性衰竭性疾病时，如获得性免疫缺陷综合征、淋巴瘤等。最初常感染皮肤和黏膜，经上呼吸道侵入体内。

【临床表现】

1. 新型隐球菌脑膜炎通常隐袭起病，表现为亚急性或慢性过程，病情缓慢进展，逐渐加重。免疫力低下患者可急性起病，占 10%。

2. 神经系统症状和体征主要表现为颅内压逐渐增高所致的持续性加重的头痛、恶心、频繁呕吐、视物模糊，可伴颈部疼痛和活动受限，部分患者可出现精神行为异常、发作性抽搐，病情进展迅速的患者可出现嗜睡、昏睡等意识障碍。如颅内压进一步增高，患者意识障碍加重，甚至进入昏迷状态，尿便失禁。

3. 神经系统查体表现为颈强直，Kerning 征阳性，视力、听力减退，眼底检查可发现视盘水肿，边界不清，可合并视网膜出血和渗出。

4. 长期颅内压增高的患者可出现单侧或双侧动眼神经、展神经麻痹，四肢腱反射低下，双侧病理征阳性等神经系统定位损害体征。

5. 病情进一步进展，患者可因颅内压增高引发脑疝死亡。

6. 新型隐球菌脑膜炎还可伴有其他系统的病变，包括呼吸道、皮肤、前列腺、泌尿道、眼、骨骼以及血液系统。其中呼吸系统表现多样，可无任何症状，也可出现重症肺炎、急性呼吸窘迫综合征（ARDS）。皮肤可出现斑丘疹。

【辅助检查】

1. 脑脊液常规生化检查

明显的"三高一低"，即压力增高（>200mmH$_2$O），以淋巴细胞数增高为主的细胞数增高，为（10~500）×10^6/L，蛋白质含量增高而糖含量降低。因结核性脑膜炎和其他真菌性脑膜炎患者的脑脊液也可有这些变化，故脑脊液这些变化并非新型隐球菌脑膜炎诊断的特异性指征，但新型隐球菌脑膜炎的颅内压增高和脑脊液糖含量降低较其他中枢感染更加明显。

2. 脑脊液微生物学检查

脑脊液涂片墨汁染色（India-ink 染色）可见带有荚膜的新型隐球菌，这是新型隐球菌脑膜炎诊断的金标准。镜下可见酵母样细胞，形圆、壁厚、围以宽厚的荚膜，但镜查的阳性率仅30%~50%，故应反复多次检查，方能提高检测率。脑脊液真菌培养也是常用检查方法，脑脊液培养2~5天可有新型隐球菌生长。

3. 脑脊液免疫学检查

隐球菌补体结合试验、乳胶凝聚试验、酶联免疫吸附测定等提高了诊断的特异性。乳胶凝聚试验可直接检测隐球菌多糖抗原，灵敏特异、迅速可靠、阳性率高（>90%）。酶联免疫吸附测定中脑脊液隐球菌荚膜多糖体抗体检测呈阳性，有助于新型隐球菌脑膜炎的诊断。

4. 胸部X线检查

约62%新型隐球菌脑膜炎患者可见类肺结核样病灶或肺炎样改变，少数表现为肺不张、脑膜增厚或占位影像。

5. CT检查

CT可见弥漫性脑膜强化、脑水肿、肉芽肿、囊肿或钙化、脑实质低密度病灶等，但25%~50%的新型隐球菌脑膜炎CT扫描没有任何变化。

6. MRI检查

MRI比CT敏感，脑膜强化后信号明显增强，与低信号的脑组织形成良好的对比。脑实质的肉芽显示T$_1$等信号或略低信号，T$_2$信号变化变大，可从略低信号到明显高信号，周围水肿为T$_2$高信号。

【诊断要点】

新型隐球菌脑膜炎的诊断要点包括：

1. 亚急性或慢性起病的头痛患者，伴有低热、恶心、呕吐和脑膜刺激征。

2. 腰椎穿刺检查提示颅内压增高，脑脊液常规和生化检查证实存在脑膜炎症改变，脑脊液墨汁染色发现带有荚膜的新型隐球菌。

3. 神经影像学发现患者脑实质内散在局限性炎性病灶和（或）广泛的脑膜增强反应。

【治疗原则】

1. 两性霉素 B 的抗真菌药物治疗

是目前药效最强的抗真菌药物，但因其不良反应多且严重，主张与5-氟胞嘧啶联合治疗，以减少其用量；成人首次用两性霉素 B 1~2mg/d，加入 5％葡萄糖液 500ml 内静脉滴注，6 小时滴完；以后每日增加剂量2~5mg，直至 1mg/（kg·d），通常维持 12 周；也可经小脑延髓池、侧脑室或椎管内给药，以增加脑的局部或脑脊液中药物浓度。该药副作用较大，可引起高热、寒战、血栓性静脉炎、头痛、恶心、呕吐、血压降低、低钾血症、氮质血症等，偶可出现心律失常、癫痫发作、白细胞或血小板减少等。

2. 氟康唑的抗真菌药物治疗

为广谱抗真菌药，耐受性好，口服吸收良好，血及脑脊液中药浓度高，对新型隐球菌脑膜炎有特效，每日 200~400mg，每日 1 次口服，5~10 天血药浓度可达稳态，疗程一般 6~12 个月。不良反应为恶心、腹痛、腹泻、胃肠胀气及皮疹等。

3. 5-氟胞嘧啶（5-FC）的抗真菌药物治疗

可干扰真菌细胞中嘧啶生物合成。单用疗效差，且易产生耐受性，与两性霉素 B 合用可增强疗效，剂量 50~150mg/（kg·d），分3~4 次，一疗程为数周至数月。不良反应有恶心、厌食、白细胞及血小板减少、皮疹及肝肾功能损害。

4. 对症及全身支持治疗

颅内压增高者可用脱水剂，并注意防治脑疝；有脑积水者可行侧脑室分流减压术，并注意水电解质平衡。因本病病程较长，病情重，机体慢性消耗很大，应注意患者的全身营养、全面护理、防治肺部感染及泌尿系感染。

【护理评估】

1. 健康史

（1）询问患者起病前的情况

①仔细询问患者的居住条件，有无养鸟养鸽子等喜好，了解居住环境及有无鸽子等鸟类喂养史、接触史，因为新型隐球菌常存在于干的陈旧的鸽粪中，成为人类新型隐球菌感染的主要传染源。②仔细询问患者既往身体状况，是否存在免疫力低下的状况如单核吞噬细胞系统肿瘤、获得性免疫缺陷病、肾病、糖尿病等，患者感染新型隐球菌后是否发病，取决于 T 细胞介导的免疫情况，当 T 细胞免疫功能受损、患者免疫力低下时才会致病而使病情急剧恶化。

（2）了解患者起病时的情况

询问患者起病的时间，有无其他不适症状，如有无不规则低热，间歇性头痛，或急起发热、头痛、恶心、呕吐等，这些可能是患者的早期表现或免疫功能低下患者的首发症状。

2. 身体状况

评估有无神经系统功能缺损：①活动患者的头颈部，检查有无颈强直现象，脑膜受到蛛网膜下隙渗出物刺激常出现颈强直和 Kerning 征阳性。②与患者进行交谈，注意有无视力、听力的改变和复视，因为病变累及听神经、面神经和动眼神经会引起相应的神经受损症状。③询问患者有无头痛、呕吐，注意其头痛的性质，观察有无颅内高压存在，大多数患者有头痛、呕吐、视盘水肿，头痛由早期的间歇性发展成为持续性并进行性加重，后期视神经萎缩。这种剧烈的头痛，主要是病变侵犯脑膜，而脑膜及其血管中存在着广泛的痛觉纤维，痛觉纤维受到物理或化学刺激后所致；此外，蛛网膜下隙的渗出物致蛛网膜粘连、脑室系统梗阻出现脑积水，也可致颅内高压而引起剧烈头痛。

3. 心理-社会状况

评估患者及家属是否了解该疾病的有关知识，特别是有精神症状的患者，使其获得更多的社会支持。

【护理诊断】

1. 脑水肿

与脑组织灌注量改变有关。

2. 头痛、恶心、呕吐及意识障碍

高热、颅内压高引起的脑膜刺激征及脑疝形成所致。

3. 舒适改变

感染引起的全身感染中毒症状所致，表现为全身乏力、精神萎靡、食欲减退，心率、呼吸加快。

4. 生活自理缺陷

脑部病变引起的肢体力弱、偏瘫、共济失调、偏盲、复视、精神障碍、癫痫发作所致。

【护理措施】

1. 一般护理

急性期患者应卧床休息，有明显颅内高压时，应抬高床头 10°～15°，以减轻脑水肿、改善头部血液供应；瘫痪患者保持一种体位不能超过 2 小时，应及时翻身、并辅以软枕支持，保持舒适体位。同时应告知患者休息的重要性，尤其是颅内高压的患者应限制活动，所有活动应在医务人员的指导下进行，并随时有人在旁看护。

2. 饮食护理

给予易消化、高蛋白、含丰富维生素的饮食，蛋白质分配在 3 餐中的比例符合要求。有意识障碍的患者，应提供胃肠内营养支持，以改善患者的代谢反应，保证热能的供给，提高治疗效果。

3. 运动和感觉障碍的护理

要防止皮肤破损、烧伤或压疮形成，测定危险因素和皮肤完整性的变化，视患者的具体情况制订翻身计划并具体落实。

4. 视力和听力障碍的护理

应引导患者熟悉住院环境，解释呼叫系统并评估患者运用的能力；移去危险物品，将患者安置在可水平升降的床位并保持床在最低水平。

5. 颅内高压、头痛的护理

护理人员应清楚颅内压增高可能出现的后果，能准确判断并能采取相应的急救措施；熟悉头痛与颅内高压的关系，密切观察有无颅内压增高的表现和脑疝形成的先兆征象；注意头痛的性质、部位、持续时间以及是否伴有颅内高压的其他症状；遵医嘱使用脱水和镇痛药；教会患者调整钠的摄入量；使患者脑组织灌注量保持最佳状态，头痛逐渐减轻，不发生脑疝。

6. 两性霉素 B 抗真菌药物治疗的护理

两性霉素 B 的药效最强，但不良反应多且严重，主张与氟康唑或 5-氟胞嘧啶联合使用以减少剂量、减少不良反应；两性霉素 B 的不良反应有高热、寒战、血栓性静脉炎、头痛、恶心、呕吐、血压下降、低钾血症、氮质血症、白细胞或血小板减少等。在用药过程中应选用深静脉给药，并严格根据医嘱由小剂量递增给药，给药时控制输液速度，严格观察生命体征及有无寒战、发热、头痛、恶心、呕吐等症状。定期检查各重要脏器的功能。

7. 氟康唑治疗的护理

氟康唑为新型三唑类抗真菌药，能强力而特异地抑制真菌的甾醇合成，口服氟康唑后吸收良好，血药浓度和 CSF 中的药浓度均很高；其不良反应有恶心、腹痛、腹泻、胃肠胀气及皮疹；护士应告诉患者口服吸收不受同时摄入食物的影响，且服药后不影响患者驾驶或操作机械的能力，但合并糖尿病的患者，同时口服氟康唑与磺脲类药物时，可能出现低血糖反应，应注意预防。

8. 心理护理

护士应主动向患者家属介绍疾病的有关知识，特别是有精神症状的患者，使其获得更多的社会支持；定时探视患者，态度和蔼，语言亲切。

【健康教育】

1. 合理安排好作息时间，适当运动，生活有规律，保持情绪稳定和良好的心态。

2. 养成良好的个人卫生习惯，无沐浴的禁忌，教会患者如何保持个人皮肤卫生。

3. 遵医嘱服药，定期专科门诊随诊，指导维持用药量的调整并注意观察用药反应。

第三节　脑囊尾蚴病

脑囊尾蚴病是指链状绦虫（猪带绦虫）的幼虫囊尾蚴寄生于人脑部所引起的疾病，原称囊虫病，是中枢神经系统最常见的寄生虫病。猪囊尾蚴也可以寄生于身体其他部位，以皮下、肌肉、眼、口腔等处多见；肺、心脏、骨骼也可见到。在神经系统中，囊尾蚴病多见于脑膜、大脑皮质、脑室系统、脑白质，偶见于椎管内，寄生于脑部占 60%～96%。脑囊尾蚴病好发于青壮年，男性多于女性。

本病主要流行于东北、华北等地，也是我国北方症状性癫痫常见的病因之一。最常见的临床表现为癫痫发作、颅内高压和脑膜炎的症状与体征。

【流行病学与病因分析】

人是猪带绦虫（有钩绦虫）的终末宿主。感染过程有两种，最常见的是摄入带有虫卵的食物，或是因不良卫生习惯虫卵被摄入体内致病；自身感染或者是绦虫的节片逆行入胃，虫卵进入十二指肠内孵化溢出六钩蚴，蚴虫经血液循环分布全身并发育成囊尾蚴。食用受感染的猪肉不能感染囊尾蚴，仅引起绦虫感染。

1. 传染源

人是猪带绦虫和牛带绦虫的终末宿主。因此，感染绦虫的人是唯一传染源。

2. 人群易感性

人普遍易感，以青壮年为多，男多于女。

3. 传播途径

因进食生的或未煮熟的含囊尾蚴的猪肉或牛肉而感染。与饮食习惯有关，如喜吃半熟猪（牛）肉，亦见于尝生肉馅或生肉与熟食用的砧板和刀具、食具未分开，造成熟食被污染。因此要询问患者有无误食米猪肉史。患者有无不洁饮食习惯。是否有食半熟猪（牛）肉的饮食习惯。食用熟食是否单用砧板和刀具。

4. 流行特征

绦虫病在我国分布较广，猪带绦虫病多见于东北、华北、河南、云南、上海等，多为散发。牛带绦虫病主要流行于贵州、西藏、四川、广西、新疆及宁夏等少数民族地区，常呈地方性流行。绦虫病的流行除与饮食习惯有关外，与养猪和养牛的方式也有关。某些地区因以猪圈为厕或野外随地排便，猪成群放牧，导致猪感染率高。与患者出生地、长期居住地、牲畜放养方式等均有关。

【临床表现】

1. 头痛

头痛的程度轻重不一，可从轻微钝痛到剧烈刺痛，伴呕吐，头痛随病情变化而波动不定，无特殊性。

2. 癫痫发作

脑内刺激症状较缺失症状更为突出。癫痫发作是脑囊尾蚴病的首发症状，也可为唯一症状。按发作程度依次为脑囊尾蚴病伴癫痫发作、全身强直阵挛发作、单纯部分发作、复杂部分发作、失神发作等。癫痫发作有多样性和易变性特点。

3. 颅内压增高

主要表现为剧烈头痛、恶心、呕吐、视物不清、视力下降以至于失明，部分患者表现为急性颅内压增高过程，头痛剧烈，呕吐频繁，出现不同程度的意识障碍、表情淡漠、意识蒙眬，甚至昏迷、脑疝形成。

4. 精神症状和智力障碍

常见的有失眠、头晕、精神错乱、恐怖、错觉、幻觉、抑郁、妄想、注意力不集中、记忆力减退、理解和判断能力下降，有时不主动进食，外出后回家不知家门，随地便溺等。

5. Brun 征

是指囊尾蚴寄生于第四脑室形成囊肿，由于头位急剧改变，突然引起脑脊液回流障碍，出现急性颅内压增高症状。表现为患者突然出现眩晕、恶心、呕吐，甚至摔倒，继而出现呼吸、循环功能紊乱或脑干受压症状。

6. 颅内炎性症状

此类患者多为急性起病，伴有体温升高，体温 38℃ 左右，头痛、呕吐、颈强直等。

7. 脑血管炎性改变

囊尾蚴异体蛋白和其他毒素刺激，可引起脑血管内皮细胞非特异性炎性改变，使血管变窄，管壁变厚，造成动脉管腔狭窄或闭塞，引起脑局部组织缺血或梗死，出现肢体无力、单瘫、偏瘫、感觉障碍、头晕等。

8. 体征表现

脑囊尾蚴病颅内高压患者可出现视盘水肿、瞳孔不等大，晚期出现继发性视神经萎缩、对光反射迟钝或消失；有的患者出现展神经、动眼神经麻痹，可有体温升高、脑膜刺激征阳性；脑实质受损出现肢体单瘫、偏瘫、截瘫、半身舞蹈、失语、吞咽困难、共济失调、感觉障碍、腱反射不对称、病理征阳性等症状。

【辅助检查】

1. 血常规检查

少数患者白细胞总数可在 $10×10^9/L$ 以上，多数患者白细胞总数正常，嗜酸性粒细胞可高达 $15\%\sim50\%$。

2. 脑脊液检查

脑脊液压力正常或升高，脑膜炎型白细胞增多，可达 $15×10^6/L$，以淋巴细胞为主，嗜酸性粒细胞可增多，蛋白定量正常或轻度增高，糖、氯化物正常。

3. 免疫学检查

（1）间接血凝试验：以钝化的囊尾蚴为抗原，致敏于羊红细胞表面，按倍数比例稀释受检查血清进行滴定，效价：血为 1∶20 以上阳性，脑脊液为 1∶4 以上阳性。

（2）补体结合试验：将受检查者血清或脑脊液+囊尾蚴抗原+羊红细胞+兔抗羊红细胞，未见溶血为阳性。

（3）凝胶扩散沉淀试验：用受检者血清或脑脊液与稀释的囊尾蚴抗原作用，出现白色环形沉淀为阳性。

（4）酶联免疫吸附测定（ELISA）和聚合酶链反应（PCR）：检查血中囊尾蚴循环抗原或抗体的存在，阳性率可达 $99\%\sim100\%$。

4. 脑电图检查

主要在额、中央、顶、颞区出现较多量的不规则混杂慢波，有癫痫发作者可描记出尖波、棘波、棘慢综合波等。

5. 头颅或肌肉 X 线平片检查

可发现颅内或肌肉内有钙化点。

6. 头部 CT 扫描检查

CT 主要表现为散在或集中的 0.5~1.0cm 圆形或卵圆形阴影，有高密度、低密度、高低混合密度病灶，增强扫描头节可强化。

7. MRI 检查

（1）脑实质囊尾蚴：囊尾蚴呈圆形，大小为 4~20mm，呈囊性病变，其内有偏心的小点状影附在囊壁上，代表囊尾蚴头节，MRI 显示率高。

（2）脑池、脑沟、脑室内囊尾蚴：呈不同的表现，多为小圆形、2~8mm 大小的长 T_1、长 T_2 信号，常见不到头节；有的呈多发大囊性病变，分叶状、有间隔，偶可见囊尾蚴头节，多在病变的边缘；亦可见因蛛网膜粘连导致的脑积水改变。

8. 脑组织活检

手术或 CT 立体定向取病灶脑组织进行活检，可发现囊尾蚴。

【诊断标准】

中国 2001 年全国脑囊尾蚴病会议制订的诊断标准为：

1. 有相应的临床症状和体征，如癫痫发作、颅内压增高、精神障碍等脑部症状和体征，基本上排除了需与之鉴别的其他疾病。

2. 免疫学检查阳性［血清和（或）脑脊液囊尾蚴 IgG 抗体或循环抗原阳性］；脑脊液常规生化正常，或有炎性改变，白细胞增多，特别是嗜酸性粒细胞增多。

3. 头颅 CT 或 MRI 显示囊尾蚴影像改变。

4. 皮下、肌肉或眼内囊尾蚴结节，经活检病理检查证实为囊尾蚴者。

5. 患者来自绦虫病和囊尾蚴病流行区，粪便有排绦虫节片或食"米猪肉"史，可作为诊断的参考依据。

凡具备 4 条以上者即可确诊；或者具备 1.、2.、3. 或 1.、2.、5. 或 1.、3.、5. 条者亦可确诊。

【治疗原则】

1. 病因治疗

（1）阿苯达唑

为目前治疗脑囊尾蚴病的首选药物，常用剂量为 20mg/（kg·d），分 2 次口服，10 天为 1 个疗程，休息 10~15 天再服第 2 个疗程，通常用 3~5 个疗程。常见的毒性作用及不良反应有皮肤瘙痒、荨麻疹、头晕、发热、癫痫发作和颅内压增高。

（2）吡喹酮

广谱抗蠕虫药物，对囊尾蚴也有良好的治疗作用。常用的剂量为 30~45mg/（kg·d），分 3 次口服，1 个疗程总剂量为 120~180mg/kg。服药后囊尾蚴可出现肿胀、变性及坏死，导致囊尾蚴周围脑组织的炎症反应及过敏反应，严重者甚至发生颅内压增高危象。

（3）甲苯达唑

常用的剂量为 100mg，3 次/日，连续 3 天，常见的毒性作用及不良反应有腹痛、腹泻、皮肤瘙痒和头痛等。

2. 对症治疗

（1）颅内压增高的治疗

应用 20%甘露醇溶液静脉注射，每次 0.5~1.0g/kg，每日 2~4 次，或甘油果糖注射液 250~500ml，静脉滴注，每日 1~2 次。对严重的难以控制的颅内压增加，可先行颞肌下去骨瓣减压手术。在抗囊尾蚴过程中，由于囊尾蚴的死亡可产生异性蛋白反应，使颅内压进一步增高，可用地塞米松 10~20mg/d，静脉滴注或推注；或泼尼松 5~10mg，口服，每日 2~3 次。

（2）癫痫发作的治疗

有癫痫发作应同时行抗癫痫治疗，如丙戊酸钠 0.2g，每日 3 次；卡马西平 0.1~0.2g，每日 3 次；或其他抗癫痫药，维持 2~3 年。

（3）精神症状的治疗

有精神症状者合并用抗精神病药物，如氟哌啶醇、奋乃静、氯丙嗪、利培酮、奥氮平等。

3. 脑囊尾蚴病病因治疗中的注意事项

脑囊尾蚴病病因治疗中应注意的问题有：①脑囊尾蚴病患者必须住院治疗。②囊尾蚴病合并猪带绦虫病者，通常先驱绦治疗，以免发生严重反应而影响囊尾蚴病的治疗。③杀虫治疗前务必检查有无眼囊尾蚴病，如有眼囊尾蚴病，需先行眼科手术治疗摘除囊尾蚴，因杀虫治疗过程中囊尾蚴死亡所引起的过敏、免疫反应可致失明。④为了减免杀虫治疗过程中囊尾蚴在体内大量死亡所引起的过敏反应，应酌情应用肾上腺皮质激素等。⑤根据病情脱水降低颅内压治疗，如发生严重颅内压增高，除及时停用抗囊尾蚴药物及脱水、抗过敏处理外，还可进行颞肌下去骨瓣减压术，以防止颅内压增高所导致的脑疝形成。

【近期疗效的判定标准】

1. 痊愈

（1）神经系统症状、体征消失，血及脑脊液中囊尾蚴循环抗原转阴，脑脊液压力、常规、生化检查均正常。

（2）头颅 CT 或 MRI 检查原囊尾蚴病灶全部消失；皮肤肌肉囊尾蚴结节全部消失。

（3）患者能从事正常工作。

2. 显著好转

（1）癫痫发作显著减少，程度减轻，其他脑部症状显著好转。

（2）血及脑脊液中囊尾蚴循环抗原转阴或效价明显下降。

（3）脑脊液压力、常规及生化检查较治疗前显著好转。

（4）脑 CT 或 MRI 显示原囊尾蚴病灶大部分消失或 CT 显示转为高密度影。

（5）皮肤肌肉囊尾蚴结节消失 90% 以上。

（6）患者基本恢复正常工作。

3. 好转

（1）癫痫发作减少，程度减轻，其他脑部症状和体征有所好转。

（2）血及脑脊液囊尾蚴循环抗原效价下降。

（3）脑脊液压力、常规及生化检查较治疗前好转。

（4）颅脑 CT 或 MRI 检查原囊尾蚴病灶减少或 CT 显示部分转化为高密度影。

（5）皮肤肌肉囊尾蚴结节消失 50% 以上。

（6）患者生活能自理或能从事一般工作。

4. 无效

（1）癫痫发作不减少或加重，其他脑部症状未见好转。

（2）血及脑脊液囊尾蚴循环抗原无改变。

（3）脑脊液压力、常规及生化检查未见好转。

（4）头颅 CT 或 MRI 检查原囊尾蚴病灶基本同治疗前。

（5）皮肤肌肉囊尾蚴结节消失 50% 以下。

（6）患者失去工作能力。

【护理评估】

1. 健康史

（1）了解起病的形式：询问患者起病时间，了解是急性或慢性起病。

（2）了解患者的生活方式和饮食习惯：询问患者的籍贯，了解有无吃生食的习惯，是否来自流行地区。我国猪带绦虫和囊尾蚴感染分布广达 25 个省、市自治区；不良卫生习惯使虫卵被摄入体内成为主要的传染过程。

2. 身体状况

（1）询问患者有无肢体活动障碍、不灵活现象，询问患者肢体感觉如何，评估有无偏瘫、感觉障碍、偏盲及共济失调，包囊位于脑实质可致以上症状发生。一般位于脑实质内的囊尾蚴体积较小，0.2~1cm，但也可达数厘米。

（2）询问患者有无头痛、呕吐感觉，头痛、呕吐的性质如何，检查患者有无意识障碍及其程度，有无颅内高压的表现，如明显的头痛、呕吐、视盘水肿。脑膜的包囊破裂或死亡可引起头痛，包囊引起脑室系统梗阻可出现脑积水，致颅内高压症状加重；一般位于脑底部和脑室内囊尾蚴体积较大，多为 0.9~4cm，最大可达 12cm，可有薄壁包膜，或呈多个囊腔。

（3）询问患者有无肢体的不自主运动，了解患者有无抽搐发作，位于皮质的包囊，可引起全身性或部分性痫性发作。

3. 心理-社会状况

评估患者及家属是否了解脑囊尾蚴病的相关知识、治疗、用药的副作用，是否对疾病的发生、发展、治疗有所了解，是否消除了恐惧心理。了解其家庭状况，多与家庭成员沟通，帮助其建立有力的家庭支持系统。可根据患者的不同文化层次、临床表现、治疗方法、心理状态提供不同的心理护理方法，并请已治愈的患者现身说教，让患者建立战胜疾病的信心。

【护理诊断】

1. 头痛

脑膜的包囊破裂或死亡所致。

2. 恶心、呕吐、意识障碍

脑囊尾蚴在脑组织占位引起脑组织水肿、颅压高所致。

3. 意外伤害、跌伤、碰伤、舌咬伤

包囊侵犯大脑皮质引起发作性癫痫所致。

【护理措施】

1. 一般护理

急性期患者应卧床休息，可适当抬高床头 30°～45°，即半卧位，膝关节下垫一软枕使腿屈曲或两腿原样伸直，该种卧位对循环、呼吸的影响介于立位和卧位之间，患者感觉最舒适；在就餐前和餐后 1 小时内抬高头；昏迷患者应予半俯卧位，即面向的一侧身体稍向上，上肢屈曲，下肢髋、膝关节稍屈曲，对侧上肢在旁侧伸展，下肢伸向前，这种体位可以防止昏迷患者呕吐物导致误吸、窒息，对循环系统的影响最小；有明显颅内高压的患者，应抬高床头 10°～15°，以减轻脑水肿、改善头部血液供应；瘫痪患者每种体位不能超过 2 小时，应及时更换体位。伴有偏瘫的患者应将瘫痪肢体保持良好姿位，指导患者做各种关节的主动和被动活动，以防止关节挛缩，一般活动 2～3 次/日，15～20 分钟/次，在活动时手法要轻柔、活动不能快、不能粗暴、不能引起疼痛，否则拉伤肌肉、韧带和关节。有精神症状的患者起居活动时应随时有人在旁看护，协助完成日常生活的照顾。

2. 饮食护理

给予易消化、高蛋白、含丰富维生素的饮食。蛋白质分配在 3 餐中比例符合要求。若有精神症状的患者，可提供适当安全的进餐用具，协助进餐；若有意识障碍的患者，患者的病情多处于重危状态，此时的静态能量消耗（REE）一般占能量消耗（TEE）的 75%～100%，应在住院期间提供胃肠内营养支持（EN）。EN 可以改善患者的代谢反应、提高免疫力、减少炎症反应、保证热量的摄入、缩短住院时间。首先与医师及营养师共同建立摄入目标，教育患者的家属 EN 的重要性，选择适合患者的营养供给途径，如胃管鼻饲。营养液应结合患者的病情、营养状况及对营养液的耐受情况选择，多用匀浆、要素饮食；要素饮食从低浓度小剂量开始，若无胃肠反应，每间隔 1～2 天调整 1 次。

3. 高热的护理

患者发病后体温可高达 39~41℃，护士应清楚体温过高的危险因素，知道防止体温过高的方法并维持正常体温。采取的措施有监测体温，1 次/4 小时，必要时监测白细胞计数；摄取足量的液体（至少 2000ml/d）；体温超过 39℃ 时给予温水擦浴或冰袋物理降温；遵医嘱药物降温，观察降温效果并记录；做好口腔护理，每天 2 次以上；严格遵医嘱给予抗病毒的药物，保证药物浓度。

4. 颅内高压的护理

护理人员应清楚颅内压增高可能出现的后果，能准确判断并能采取相应的急救措施；密切观察有无颅内压增高的表现及脑疝形成的征象；遵医嘱用药；教会患者调整钠的摄入量，如低盐饮食；通过护理使患者脑组织灌注量保持最佳状态，不发生脑疝。

5. 运动和感觉障碍的护理

要维持患者的皮肤完整性，不出现破损、烧伤或压疮，测定危险因素和皮肤完整性的变化，视患者的具体情况制订翻身计划并具体落实。

6. 失语、眼肌麻痹、共济失调的护理

向患者详细介绍住院的环境，解释呼叫系统并评估患者运用的能力；移去危险物品，将患者安置在可水平升降的床位，夜间保持床在最低水平并支起护栏防护；失语患者应评估患者的失语类型，建立交流方式达到有效沟通。

7. 精神异常的护理

护理人员应清楚精神症状的出现与额叶、颞叶等部位脑组织的损害有关，教育患者家属及其看护者，使他们知道患者的行为是一种病理状态，以获得更多的社会支持；如出现颞叶癫痫发作，应保证抗癫痫药物的正确使用，保证用药浓度，控制发作以减少患者的冲动行为，同时应加强对患者的防护；密切观察患者的语言和各种行为表现，如有无自伤或伤人行为，及时发现异常行为先兆，进行有效的护理干预；如对患者的行为适当给予限制，必要时专人看护，采取隔离或约束性保护；转移环境中的危险物品，减少环境中的各种刺激因素等；帮助患者保持个人卫生、做好饮食等生活护理；加强护患之间的交流，达到有效的沟通。无论哪种病理性行为，护理人员都应给予高度重视，发现有加重情况，应及时与医师联系，必要时请精神科会诊处置。

8. 抗寄生虫药的药物护理

常用广谱抗寄生虫药有吡喹酮和阿苯达唑。根据患者囊尾蚴的部位

及数量情况，决定用药的剂量与速度，应先从小剂量开始，且在第一个疗程中的用药反应观察最重要，因为用药后囊尾蚴死亡，囊结崩解，可释放出大量异蛋白抗原而引起急性炎症反应和脑水肿，并出现全身多系统的伴发症状，导致颅内压急剧增高或脑疝形成，用药过程中必须严密监测。

9. 糖皮质激素与脱水剂的药物护理

使用脱水剂治疗时应快速脱水，并注意同时补充液体和电解质，以加速代谢产物及药物的排出，防止水、电解质平衡紊乱；使用糖皮质激素治疗对应注意补钾、补钙，护胃以防止消化道出血。

10. 心理护理

护士应主动向患者及家属介绍疾病及其康复的相关知识，态度和蔼，语言亲切；鼓励家人定时探视患者，营造良好的感情氛围，以增强患者康复的信心。

【健康教育】

1. 卫生指导

养成良好的卫生习惯，不吃生食和不洁食品，教会患者如何保持个人皮肤卫生，养成洗手的习惯，如饭前便后要洗手。

2. 活动指导

要合理安排好作息时间，劳逸结合，保持良好的心态；有继发性癫痫发作的患者要随身携带个人卡片，禁止从事高空、机械操作等危险作业，防止受伤和意外发生。

3. 用药和就诊

遵医嘱正确服药，定期到感染专科或寄生虫病门诊随诊，以指导维持用药量的调整，并注意观察用药反应；如出现抽搐应到神经内科就诊。

第四节　艾滋病的神经系统损害

艾滋病即获得性免疫缺陷综合征（AIDS），是人类免疫缺陷病毒（HIV）

感染所致。HIV 是一种嗜神经病毒，可高选择性地侵袭和定位于神经系统。30%～40% 的 AIDS 患者存在神经系统受累，且其中的 10%～27% 以神经系统损害为首发症状。

开始仅有轻度的头晕、头痛，但病情进展快，出现进行性痴呆、幻觉、癫痫、肢体瘫痪、痉挛性共济失调、膀胱直肠功能障碍及脑神经炎等。HIV 可直接引起进行性亚急性脑炎、艾滋病-痴呆复合征等。机会性感染有巨细胞病毒性脑炎、隐球菌脑膜炎、脑弓形虫病、类圆线虫性脑炎。

【临床表现】

艾滋病是一种严重的全身性疾病，其临床症状多种多样，使得艾滋病神经系统损害的临床表现也呈现多种变化，但大体可概括为艾滋病相关复合征、神经系统原发感染、神经系统继发感染和神经系统继发肿瘤四部分。

1. 艾滋病相关复合征

多为艾滋病前期非特异性症状，如发热、体重下降、盗汗、食欲不振、嗜睡、咽痛、咳嗽、腹泻、消化不良、皮肤病变及眼部不适、慢性全身淋巴结及肝脾肿大等。

2. 神经系统原发感染

（1）亚急性、慢性 HIV 脑病或 AIDS-痴呆复合征（ADC）

是成人 HIV 感染引起慢性神经功能障碍最常见病因，临床表现痴呆是首发或主要症状，为隐袭进展皮质下痴呆，见于约 20% AIDS 患者。早期症状：淡漠、回避社交、性欲降低、思维减慢、注意力不集中和健忘，精神症状表现抑郁或躁狂，以及运动迟缓、下肢无力、共济失调、头痛、震颤、癫痫发作、帕金森综合征（Parkinson syndrome）等。病情进行性加重，晚期出现严重痴呆、无动性缄默、运动不能、截瘫和尿失禁等。

病理可见脑萎缩、散在性空泡样变、白质脱髓鞘和脑组织中出现特征性的"多核巨细胞"。脑脊液正常或淋巴细胞、蛋白质轻度增多。脑电图示弥漫性慢波。CT 或 MRI 可见皮质萎缩、脑室扩大及白质改变。

（2）急性脑膜脑炎

HIV 进入人体后 6 周左右发病，表现为急性精神症状、意识障碍和癫痫发作（全身强直-阵挛发作）。脑脊液呈非特异性炎性改变，脑电图示弥漫性异常，脑 CT 扫描正常。急性期症状可在几周内消失，但脑部 HIV 感染仍继续存在，以后可发展成为亚急性或慢性脑炎。

（3）慢性脑膜炎

表现为慢性头痛和脑膜刺激征阳性，并伴第 Ⅴ、Ⅶ、Ⅷ脑神经受损症状，脑脊液 HIV 阳性。

（4）空泡样脊髓病

表现为感觉性共济失调和痉挛性截瘫，常伴痴呆，部分患者合并亚急性或慢性脑病。病理尸检病变主要侵犯脊髓侧索及后索，胸段最明显。

（5）周围神经病

约 15% 的 AIDS 患者合并周围神经损害，AIDS 早期可见近端不对称性多发性神经根炎或多发性神经病，CSF 呈炎症改变；后期出现远端对称性感觉运动性神经病。部分病例可伴有亚急性或慢性脑病。

（6）肌病

炎性肌病最为常见，为亚急性起病的近端肢体肌无力，肌酸激酶（CK）或乳酸脱氧酶（LDH）增高。

3. 神经系统继发感染

（1）脑弓形虫病

AIDS 常见的并发症，占 13.3%～32.6%。病理变化为多发性脓肿或肉芽肿，坏死灶周围炎性细胞浸润，其中可见弓形虫包囊和自由滋养体。临床表现因病灶的多发性而复杂多样：①亚急性起病。②大脑半球、脑干或小脑的局灶损害体征，偏瘫、失语、视野缺损、癫痫等。③意识障碍及精神症状等弥漫性脑损害表现。④持久发热和不同程度的意识障碍。脑脊液单核细胞数轻度增高，蛋白质增多和糖减少。脑 CT 扫描可见多发性块状病灶，位于灰、白质之间；75% 有环状或均质性增强；周围出现水肿带及占位效应。MRI 示 T_1 加权像为边界不清的低信号区。T_2 加权像等信号或高信号区。脑组织活检可迅速确诊。

(2) 真菌感染

以新型隐球菌脑膜脑炎和隐球菌瘤最常见，约占 10%。有时亦可见到中枢神经系统的念珠菌或曲菌感染。头痛、发热、意识障碍和痫性发作等进行性加重，颈强直不明显；CSF 墨汁染色和细胞学检查发现隐球菌或荚膜抗原阳性可确诊，常无典型脑膜脑炎症状，CSF 细胞数可不增高，蛋白和糖含量很少异常；CT 可无异常，增强偶尔可发现颅底肉芽肿。

(3) 病毒感染

病毒性脑炎较常见，呈反复发作的慢性感染状态。巨细胞病毒脑炎：可引起严重脑炎伴意识障碍、癫痫发作、腰神经根炎和视网膜病变导致失明，但诊断困难，PCR 检查可有帮助；单纯疱疹病毒及带状疱疹病毒脑炎：较少见，可累及多个脑白质区，类似进展性多灶性白质脑病，表现头痛、发热、软偏瘫、失语、痫性发作和人格改变等；进行性多灶性白质脑病（PML）：由乳多泡病毒引起，弥漫性非对称脑白质受累，表现进行性精神衰退、认知障碍、偏瘫、偏身感觉障碍、偏盲、失语、共济失调、构音障碍和面瘫等，CSF 通常正常，少数病例细胞和蛋白轻度增多；脑电图（EEG）可见局灶性低波幅弥漫性慢波，无特异性；CT 可见晚期病例白质多灶性低密度区，无增强效应。确诊需脑活检，病变为多灶性白质脱髓鞘区，轴索保存，病灶区周围少突胶质细胞增生，可见核内嗜酸性包涵体，无炎性反应，周围见巨大、异形及呈丝状分裂性的星形细胞。

(4) 细菌性感染

以分枝杆菌感染多见，如结核性脑膜炎或脑膜脑炎。其他还可见诺卡菌、沙门菌、李斯特菌等感染。患儿可见发育迟滞、发热、进行性精神衰退、脑膜炎、脑脓肿、视神经炎和多发性神经病等。

4. 神经系统继发肿瘤

细胞免疫功能缺陷使恶性肿瘤发病率增高，常合并环状红斑狼疮、血小板减少性紫癜等自身免疫病。

(1) 淋巴瘤

约 5% 的 AIDS 患者发生原发性 CNS 淋巴瘤，临床和影像学上与弓形虫病很难区分，也可以继发于系统性淋巴瘤，瘤细胞浸润脑实质血管周围间隙或软脑膜。表现偏瘫、失语、视力障碍、全面或局灶性癫痫发作、头痛、呕吐和视盘水肿等颅内高压症状，脑膜转移常见动眼、展和面神经及多发性神经根损害。CSF 淋巴细胞、蛋白含量正常或轻度增高，糖含量降低，确诊需脑活检。预后差，仅存活数月。

(2) 卡波西肉瘤（Kaposi sarcoma）

是 AIDS 常合并的恶性肿瘤，CNS 很少受累，CNS 受累常伴其他脏器受累和肺部广泛转移，易合并 CNS 感染如脑弓形虫病和隐球菌脑膜炎等。

5. 继发性脑血管病

肉芽肿性脑血管炎和炎性栓子可引起广泛性脑梗死，出现精神异常、意识不清、高热，无神经系统定位体征，脑脊液细胞和蛋白增多，糖和氯化物不低；非细菌性血栓心内膜炎继发脑栓塞；血小板减少导致脑出血或蛛网膜下隙出血。

【辅助检查】

1. 血象检查

外周血常轻度贫血，红细胞、血红蛋白和白细胞减少，中性粒细胞增加，核左移。少数 AIDS 患者可见粒细胞减少，出现浆细胞样淋巴细胞和含空泡单核细胞；血小板无变化，个别病例合并血小板减少。

2. 实验室血清学检查

HIV 抗体可用 ELISA 检测，阳性需重复检测或用 Western 印迹法和固相免疫沉淀试验（SRIP）复检确认，以防假阳性。

3. 免疫学检查

淋巴细胞通常是对艾滋病神经系统损害有重要的诊断价值的必行检查项目。①外周血淋巴细胞计数下降至 $1.0×10^9$/L，辅助性淋巴细胞 $CD4^+<0.4×10^9$/L，伴严重机会性感染时 $CD4^+<0.05×10^9$/L，$CD8^+$ 正常或略增高，$CD4^+/CD8^+$ 比值<1.0。②皮肤植物血凝素（PHA）及某些抗原反应消失，迟发性变态反应下降，NK 细胞活性下降，单核-巨噬细胞

数量和趋向性减少。③免疫球蛋白增多（B 细胞多克隆活化所致），血清 α-干扰素，β-微球蛋白、α-胸腺素和免疫复合物等含量增高。

4. 脑脊液检查、影像学检查

对于原发性或继发性以及继发后致病原有参考价值。在艾滋病继发性神经系统损害中，因致病原的差异，脑脊液、影像学检查呈现不同变化。通过 ELISA、PCR 等试验方法进行的病原学检测分析，对艾滋病继发性神经系统损害有重要的参考意义。在病情复杂或诊断不明的情况下，也可酌情使用定向脑活检。

【诊断依据】

艾滋病神经综合征诊断可根据流行病学资料、临床表现、免疫学及病毒学检查等综合判定。患者存在一种或几种机会性感染，提示可能有细胞免疫缺陷，应确认 AIDS 可能性；AIDS 患者表现神经系统多数损害，如合并细菌性脓肿、结核性肉芽肿、弓形虫和原发性中枢神经系统淋巴瘤等，应高度怀疑本病。

1. 脑电图（EEG）检查

可起到筛查作用，AIDS 脑病可见广泛慢波，患者如有智力和人格改变更有诊断意义；有助于弓形虫脑病与脑淋巴瘤鉴别，弓形虫脑病 EEG 局灶性与弥漫性并存，治疗有效时 EEG 显示好转，脑淋巴瘤以局灶性改变为主。

2. CT 检查

可见单个大病灶或多数病灶，治疗有效时 CT 呈现好转，CT 显示进行性脑萎缩有助于 AIDS-痴呆复合征诊断；MRI 灵敏度高，可发现早期脑病变，脊髓病可做增强检查。

3. AIDS 确诊检查

依靠脑活检，HIV 培养、HIV 抗原及抗体测定，检测 HIV 抗体常用 ELISA 法，测定 p24 核心抗原有实用价值。

4. CSF 检查

有助于周围神经病，尤其白细胞病毒（CMV）导致多发性神经病诊断。

5. 肌电图（EMG）和神经传导速度检查

可诊断脊髓病、周围神经病和肌病，必要时辅以肌肉神经活检或立体定向脑活检。

艾滋病继发性神经系统损害的依据：①高危人群出现全身或中枢神

经系统感染、肿瘤等临床表现。②CD4 淋巴细胞亚群绝对值减少，CD4/CD8 比例下降（正常值 1.75~2.1）。③酶联免疫吸附测定（ELISA）或间接免疫荧光技术（IIF）筛查 HIV 抗体阳性。④Western 印迹法或放射免疫沉淀法（RIPA）阳性。

中枢神经系统原发性感染可从脑、脊髓、周围神经检查出 HIV 抗原，或电镜下观察到 HIV 病毒颗粒。

【治疗原则】

1. 抗 HIV 治疗

目前临床常用的抗 HIV 药物包括：

（1）核苷反转录酶抑制剂：齐多夫定、拉米夫定等。

（2）非核苷反转录酶抑制剂：奈韦拉平等。

（3）蛋白酶抑制剂：茚地那韦等。

主张用高效抗反转录病毒疗法治疗，在患者 CD4 细胞计数 $\leq 350 \times 10^6$/L 时开始治疗，采用"鸡尾酒疗法"，各类药物通过不同的组合以增强疗效。由于抗 HIV 药物的抗病毒能力、依从性、耐药性和毒性，加之药物还不能将病毒完全从体内清除，最近有学者主张采用间断疗法。

2. 增加免疫功能

可应用异丙肌苷、甘草酸、香菇多糖、白介素-2、胸腺刺激素等或进行骨髓移植、胸腺移植、淋巴细胞输注等免疫重建。

3. 治疗机会性感染

针对脑弓形虫病用乙胺嘧啶和磺胺嘧啶，单纯疱疹病毒感染用阿昔洛韦，真菌感染用两性霉素 B。巨细胞病毒所致的神经根病的进行性疼痛可用更昔洛韦及三环类抗抑郁药如阿米替林等治疗。

4. 外科治疗

颅脑手术对于 AIDS 的中枢神经系统损害并非是主要的治疗手段。对于单发的无颅外转移的淋巴瘤、Kaposi 肉瘤及 AIDS 相关病原体感染造成的肉芽肿或脓肿可行开颅手术切除。感染造成的脑积水也可考虑做脑室腹腔分流术。应用立体定向活检对于明确诊断有重要的意义。

5. 放射治疗

与 AIDS 相关的颅内肿瘤对放射线相当敏感，因此放射治疗是重要而有效的手段。

【护理评估】

1. 健康史

评估患者是否吸毒,是否使用过不洁注射器,当地的就医环境如何,是否有性病接触史,是否有生活不检点,性生活史是否复杂,患者母亲是否患有艾滋病或是否为艾滋病病毒携带者。

2. 身体状况

根据临床症状进行观察及评估。临床上依据起病快慢、病程长短、病毒侵及神经系统的部位不同及是否伴有其他病原体感染可将 AIDS 的神经系统感染分为神经系统 HIV 原发性感染、慢性原发性感染、中枢神经系统机会性感染和继发性中枢神经系统肿瘤四类。

3. 心理-社会状况

评估患者是否因缺乏特效治疗,预后不良,加之疾病的折磨,而有焦虑、抑郁、恐惧等心理障碍;评估是否有部分患者出现报复、自杀等行为。

【护理诊断】

1. 营养失调

低于机体需要量,与艾滋病期并发各种机会感染和肿瘤有关。

2. 感染

与艾滋病所致机体免疫功能降低有关。

3. 恐惧、社交孤立

艾滋病预后不良、受疾病折磨、担心受到歧视所致。

【护理措施】

1. 营养支持护理

(1)应给予高热量、高蛋白、高维生素、易消化饮食,以保证营养供给,增强机体抗病能力。同时应根据患者的饮食习惯,注意食物的色香味,少量多餐,设法促进患者食欲。若有呕吐,在饭前 30 分钟给镇吐药。若有腹泻,应鼓励患者多饮水或给肉汁、果汁等。不能进食、吞咽困难者予鼻饲。必要时静脉补充所需营养和水。

(2)监测患者体重、血红蛋白的变化等。

2. 预防与消毒隔离

预防原则主要是加强对艾滋病的宣传教育工作，普及艾滋病传播及防治知识，使医务人员和群众对艾滋病有正确的认识。控制传染源，患者及 HIV 携带者血、排泄物和分泌物应进行消毒，艾滋病进展期患者应注意隔离。

3. 切断传播途径

（1）杜绝不洁注射，严禁吸毒，特别是静脉毒瘾，不共用针头、注射器，使用一次性注射器，如被患者用过的针头或器械刺伤应在 2 小时内服用齐多夫定，时间不少于 1 周。

（2）加强血制品管理，严格禁止血液抗 HIV 阳性者献血及捐献器官、组织和精液。加强血站、血库的建设和管理。

（3）开展艾滋病的防治教育，开展正确的性道德教育，加强与 HIV 及 AIDS 有关的性知识、性行为的健康教育，洁身自好，防止与 HIV 感染者发生性接触。

（4）切断母婴传播，女性 HIV 感染者特别是 HIV-1 感染者应尽量避免妊娠，以防止母婴传播，HIV 感染哺乳期女性应人工喂养婴儿。

（5）消毒隔离，工作实验台面可用75%酒精消毒，血液或体液污染的物品或器械用（1∶10）~（1∶100）浓度的次氯酸钠或 1∶10 稀释的漂白粉液擦拭或浸泡，高温消毒也是杀灭 HIV 的有效办法。接触患者的血液或体液时，应戴手套、穿隔离衣，不共用牙刷、刮脸刀片等。

4. 保护易感人群

在进行手术及有创性检查（如胃镜、肠镜、血液透析等）前，应检测 HIV 抗体。对吸毒、卖淫、嫖娼等人群要定期监测，加强对高危人群的 HIV 感染监测。

5. 用药护理

使用齐多夫定治疗者，注意其严重的骨髓抑制作用，早期可表现为巨细胞性贫血，晚期可有中性粒细胞和血小板减少，亦可出现恶心、头痛和肌炎等症状。应查血型，做好输血准备，并定期检查血象。中性粒细胞≤$0.5×10^9$/L 时，应报告医师。

6. 心理支持

多与患者沟通，了解患者的心理状态。由于艾滋病缺乏特效治疗，预后不良，加之疾病的折磨，患者易有焦虑、抑郁、恐惧等心理障碍，部分患者可出现报复、自杀等行为。护士要真正关心体谅患者，发扬人道主义精神，在严格执行血液和体液隔离的前提下，多巡视患者，了解患者的需要、困难，满足合理要求，解除患者孤独、恐惧感。目前许多疗法及药物正在积极研制中，应使患者及家属树立战胜疾病的信心，同时动员其亲属朋友给患者以关怀、同情、支持。

【健康教育】

1. 广泛开展宣传教育和综合治理，使群众了解艾滋病的病因和感染途径，采取自我防护措施进行预防，尤其应加强性道德的教育，严禁卖淫、嫖娼、吸毒。

2. 严格血源管理，合理、安全应用血液制品，控制 HIV 的血源传播。注射、手术、拔牙等应严格无菌操作，实行"一人一针一管"注射，严格筛查精液及组织器官供者，防止医源性感染。

3. 建立艾滋病监测网络，加强对高危人群的监测及国境检疫。

4. 对 HIV 感染者实施管理，包括：①定期或不定期的访视及医学观察。②适当限制其活动范围，但要保证其工作、生活的权利，不被社会歧视。③严禁献血、献器官、献精液；性生活应使用避孕套。④出现症状、感染或恶性肿瘤者，应住院治疗。⑤已感染 HIV 的育龄妇女应避免妊娠，已受孕者应中止妊娠。

5. 由于免疫功能低下，患者常死于机会性感染，应向患者及家属介绍预防和减少感染的措施、感染时的症状及体征、常见的危急症状，以及必要时采取的紧急措施和护理。

第七章　中枢神经系统脱髓鞘疾病患者的护理

第一节　多发性硬化

多发性硬化（MS）是人类中枢神经系统最常见的一种以炎性脱髓鞘为主要病理损害的自身免疫性疾病。MS 多见于中、青年，以女性稍多见，常以急性或亚急性起病，少数呈慢性进展病程。临床以视力障碍、肢体瘫痪、感觉障碍、言语障碍、共济失调及膀胱功能障碍等多病灶症状和缓解、复发病程为特点。MS 主要损害脑、脊髓和视神经。

MS 确切病因不明，流行病学资料提示遗传危险因素与环境因素起重要的作用。在遗传、环境等多种因素的作用下触发了异常的免疫应答过程，出现免疫调节机制的紊乱，引起中枢神经系统多发性局灶性髓鞘脱失，导致中枢神经系统损害。

【不同部位损害的症状与体征】

1. 大脑损害

表现为：①情绪抑郁或欣快、激动。②记忆减退，反应迟钝，晚期可见痴呆。③言语、运动、感觉功能障碍。

2. 视神经损害

表现为球后视神经炎和视神经视盘炎，引起单眼或双眼视力下降，甚至完全失明。

3. 小脑损害

典型表现为查科三联征（Charcot triad），即意向性震颤、吟诗样语言和眼球震颤。

4. 脑干损害

内侧纵束常首当其冲，受损症状为核间性眼外肌麻痹（内侧纵束综合征上/前型、内侧纵束综合征下/后型、一个半综合征），患者自觉症状为复视。前庭损害多表现为发作性眩晕，并常伴呕吐和眼震。此外，还可见延髓麻痹、复发性或左右交替性周围性面瘫和三叉神经痛。

5. 脊髓损害

病灶多见于颈、胸髓，可出现各种各样的感觉障碍和运动障碍。感觉性共济失调也较常见。如颈髓病变累及后索与背根，可出现莱尔米特征（Lhermitte sign），即屈颈时出现自后颈部向下放射或向双上肢放射的触电样异常感觉。部分患者可有痛性痉挛或痉挛性双下肢瘫。

6. 自主神经系统损害

部分患者早期有尿频、尿急、尿不尽感觉，后期常有尿潴留或尿失禁。粪便干结也较常见，但常不为患者重视，亦可有阳痿与性欲减退。局部出汗异常和 Horner 综合征亦经常见到。

【临床分型】

1. 复发缓解型（RR）

急性发病历时数天到数周，数周至数月多完全恢复，两次复发间病情稳定，对治疗反应最佳，最常见，50%的患者经过一段时间可转变为继发进展型。

2. 继发进展型（SP）

复发缓解型患者出现渐进性神经症状恶化，伴有或不伴有急性复发。

3. 原发进展型（PP）

发病后病情呈连续渐进性恶化，无急性发作。进展型对治疗的反应较差。

4. 进展复发型（PR）

发病后病情逐渐进展，并间有复发。

【临床表现】

多发性硬化由于是遗传易感个体与环境因素作用而发生的自身免疫系统疾病，其发病率较高、呈慢性病程和倾向于年轻人罹患，成为最重要的神经科疾病之一。多发性硬化表现不一。由于 MS 可累及视神经、脊髓、脑干、小脑及大脑半球的白质，病灶散在多发，因此易出现不同的临床症状谱。

1. 感觉障碍

是患者的最常见症状，常由脊髓后索或脊髓丘脑束病损引起。最常见的症状为疼痛或感觉异常，如麻木感、束带感、烧灼感或痛温觉减退、缺失，以肢体为主，可有深感觉障碍。

2. 运动障碍

包括皮质脊髓束损害引起的痉挛性瘫痪，小脑或脊髓小脑通路病损引起的小脑性共济失调，深感觉障碍引起的感觉性共济失调。

3. 视觉障碍

多有缓解、复发的特点，早期眼底无改变，后期可见视神经萎缩和球后视神经炎。表现为视力减退或视野缺损，但很少致盲。首次发病较易缓解，反复发作可致视盘颞侧偏白，或遗留颞侧视盘苍白。

4. 膀胱功能障碍

包括尿急或尿不畅、排空不全、尿失禁等。

5. 脑干症状

某些多发性硬化患者可有脑干损害的体征，包括眼球震颤和核间性眼肌麻痹引起复视、面部感觉缺失、面瘫、构音障碍、眩晕、球麻痹等。

6. 精神症状

多表现为抑郁、暴躁或易激惹，部分患者出现兴奋、欣快，也可表现为嗜睡、淡漠、重复语言及被害妄想等。约50%的患者可出现认知功能障碍，如反应迟钝、记忆力减退、判断力下降等。

7. 发作性症状

比较常见的症状为构音障碍、单肢痛性发作、共济失调、面肌痉挛、阵发性瘙痒和强直性发作等，一般持续数秒或数分钟，可被频繁或过度换气、维持肢体某种姿势所诱发。

8. 其他症状

还可伴有周围神经损害和多种自身免疫性疾病，如风湿病、干燥综合征、重症肌无力等。

【辅助检查】

1. 脑脊液检查

（1）急性期约60%的患者脑脊液单核细胞轻度增多。多数患者脑脊液蛋白含量正常，部分患者急性期脑脊液蛋白含量轻度增高。

（2）检测IgG鞘内合成：①检测脑脊液IgG（免疫球蛋白）指数：约70%以上的患者IgG指数增高。②脑脊液寡克隆IgG带：患者脑脊液寡克隆区带阳性。

（3）脑脊液髓鞘碱性蛋白（MBP）升高可提示多发性硬化急性发作，其升高如超过 9ng/ml，则提示活动性脱髓鞘。

2. 电生理检查

视觉诱发电位（VEP）、脑干听觉诱发电位（BAEP）和躯干体感诱发电位（SEP）。50%～90%多发性硬化患者均有一项或多项异常，提示中枢神经白质病变，常为亚临床型的客观证据。

3. 影像学检查

CT 可检查出脑部早期病损；MRI 检出率明显高出 CT，为本病最有效的检查手段，除可显示大脑和小脑的病灶外，还能显示出脑干和脊髓的急性脱髓鞘病灶，主要表现为分布于白质的多个大小不一的片状长 T_1、长 T_2 信号，病程长的患者可伴有脑室系统扩张、脑沟增宽等脑白质萎缩征象。

【诊断标准】

表 7-1　2010 版多发性硬化 McDonald 诊断标准

临床表现	诊断 MS 必需的进一步证据
≥2 次临床发作[a]；≥2 个病灶的客观临床证据或 1 个病灶的客观临床证据并有 1 次先前发作的合理证据[b]	无[c]
≥2 次临床发作[a]；1 个病灶的客观临床证据	空间的多发性需具备下列 2 项中的任何一项： • MS 4 个 CNS 典型病灶区域[d]（脑室旁、近皮质、幕下和脊髓）中至少 2 个区域有 ≥1 个 T_2 病灶 • 等待累及 CNS 不同部位的再次临床发作[a]
1 次临床发作[a]；≥2 个病灶的客观临床证据	时间的多发性需具备下列 3 项中的任何一项： • 任何时间 MRI 检查同时存在无症状的钆增强和非增强病灶 • 随访 MRI 检查有新发 T_2 病灶和（或）钆增强病灶，不管与基线 MRI 扫描的间隔时间长短 • 等待再次临床发作[a]
1 次临床发作[a]；1 个病灶的客观临床证据（临床孤立综合征）	空间的多发性需具备下列 2 项中的任何一项： • MS 4 个 CNS 典型病灶区域[d]（脑室旁、近皮质、幕下和脊髓）中至少 2 个区域有 ≥1 个 T_2 病灶 • 等待累及 CNS 不同部位的再次临床发作[a]时间的多发性需符合以下 3 项中的任何一项： • 任何时间 MRI 检查同时存在无症状的钆增强和非增强病灶 • 随访 MRI 检查有新发 T_2 病灶和（或）钆增强病灶，不管与基线 MRI 扫描的间隔时间长短 • 等待再次临床发作[a]

临床表现	诊断 MS 必需的进一步证据
提示 MS 的隐袭进展性神经功能障碍（PPMS）	回顾性或前瞻性调查表明病进展持续 1 年并具备下列 3 项中的 2 项[d]： • MS 特征病灶区域（脑室旁、近皮质或幕下）有 ≥1 个 T_2 病灶以证明脑内病灶的空间多发性 • 脊髓内有 ≥2 个 T_2 病灶以证明脊髓病灶的空间多发性 • CSF 阳性结果［等电聚焦电泳证据表明有寡克隆区带和（或）IgG 指数增高］

临床表现符合上述诊断标准且无其他更合理的解释时，可明确诊断为 MS；疑似 MS，但不完全符合上述诊断标准时，诊断为"可能的 MS"；用其他诊断能更合理地解释临床表现时，诊断为"非 MS"。

[a] 一次发作（复发、恶化）被定义为：①具有 CNS 急性炎性脱髓鞘病变特征的当前或既往事件。②由患者主观叙述或客观检查发现。③持续至少 24 小时。④无发热或感染征象。临床发作需由同期的客观检查证实；即使在缺乏 CNS 客观证据时，某些具有 MS 典型症状和进展的既往事件亦可为先前的脱髓鞘病变提供合理支持。患者主观叙述的发作性症状（既往或当前）应是持续至少 24 小时的多次发作。确诊 MS 前需确定：①至少有 1 次发作必须由客观检查证实。②既往有视觉障碍的患者视觉诱发电位阳性。或③MRI 检查发现与既往神经系统症状相符的 CNS 区域有脱髓鞘改变。

[b] 根据 2 次发作的客观证据所做出的临床诊断最为可靠。在缺乏神经系统受累的客观证据时，对 1 次先前发作的合理证据包括：①具有炎性脱髓鞘病变典型症状和进展的既往事件。②至少有 1 次被客观证据支持的临床发作。

[c] 不需要进一步证据。但仍需借助影像学资料并依据上述诊断标准做出 MS 相关诊断。当影像学或其他检查（如 CSF）结果为阴性时，应慎重诊断 MS 或考虑其他可能的诊断。诊断 MS 前必须满足：①所有临床表现无其他更合理的解释。和②有支持 MS 的客观证据。

[d] 不需要钆增强病灶。对有脑干或脊髓综合征的患者，其责任病灶不在 MS 病灶数统计之列。

【治疗原则】

1. 急性发作期基础治疗

（1）激素：推荐首选甲强龙，冲击期每日 0.5~1.0g 静脉滴注，连用 3~5 天，巩固期每日 160~200mg 静脉滴注，连用 5~7 天，减量维持期每日 24~40mg 口服，每周减量 1 次，至每日 4mg，1 周后停药。经济困难者亦可选用地塞米松和泼尼松，整个疗程以不超过 3 个月为宜。大剂量激素应用期间应使用适量的抗生素和制酸剂，整个激素治疗期间都应补充钾、钙制剂。

（2）大剂量入血静脉注射用人免疫球蛋白（IVIG）：0.1~0.4g/（kg·d）静脉滴注，连用 3~5 天。

（3）B 族维生素：对有脑干、脊髓和视神经损害者使用维生素 B_1 和维生素 B_{12} 尤为重要。弥可保静脉滴注效果更好。

（4）脑保护剂：脑、脊髓病灶较多，神经功能损害较重者，可加用脑保护剂，如神经节苷脂（GM-1）、胞二磷胆碱等。视神经损害较重者，可加用鼠神经生长因子肌内注射。

（5）对症治疗：有颅内压增高者应给予脱水剂，痛性痉挛可使用卡马西平，痉挛性瘫痪可使用巴氯芬，震颤可使用氯硝西泮，伴发抑郁者要及时使用 SSR1 等抗抑郁制剂。

（6）康复治疗和功能锻炼：重点是保护患者的运动功能、视力和排便功能，应请康复师协助治疗。

（7）血浆交换疗法：急性起病或复发的多发性硬化患者，如果临床症状较重，甲强龙和 IVIG 冲击治疗效果不佳者，可考虑使用血浆置换疗法。

2. 缓解期添加治疗

（1）β-干扰素：目前在临床上使用较多的 β-干扰素有 3 种，分别为利比（REBIF，β-干扰素-1a）、Avenox（β-干扰素-1a）和 Betaferon（β-干扰素 1b），其中以利比的疗效最好，不良反应最小，因而使用最广泛。

（2）免疫抑制剂：用于治疗 MS 的免疫抑制剂有硫唑嘌呤（依木兰）、环磷酰胺和米托蒽醌等。依木兰的临床研究报告较多。

（3）免疫调节剂：醋酸格拉替雷（GA）系人工合成，亲和力高于天然髓鞘碱性蛋白（MBP）的无毒性化合物。可模拟抗原 MBP 进行免疫耐受治疗，可作为 β-干扰素的替代品用于治疗 RRMS。

（4）辛伐他汀、雌激素、钙尔奇 D、转移因子、胎盘多肽、灵芝糖肽制剂：对预防 RRMS 复发亦有一定作用。

【护理评估】

1. 健康史

（1）询问患者的起病情况及病程

①询问患者起病日期，了解患者是否为急性起病，MS 患者起病快慢不一，我国多以急性或亚急性起病。②询问首发症状的具体表现：如有无一个或多个肢体无力或麻木，视力减退或复视等。③询问患者此次

为第几次发病，了解有无缓解－复发病程，有些患者复发次数可达 10 余次，缓解期最长可达 20 年，询问患者患病治疗后的恢复情况，了解有无残留的病损，通常每一次发作之后均会残留部分症状和体征，逐渐积累而致功能残障，尿便障碍等。

（2）询问发病前的情况

①询问患者有无感冒、发热、感染、创伤、疲劳、精神紧张、药物过敏、寒冷刺激、妊娠或分娩等，这些均可构成 MS 诱发因素。②询问患者发病前有无异常的表现，如体重减轻、疲劳、肌肉或关节隐痛等，这些现象可在出现神经系统症状前数周或数月出现。

（3）询问患者的住所所处的地理环境

了解患者的生活与居住情况，了解患者是否有长期生活在阴冷潮湿的环境中的状况，因为本病发病率与高纬度有关，幼年时生活于寒冷环境中极易诱发此病，尤其是 15 岁以前与某种外界环境因素接触可能在 MS 发病中起重要作用。

2. 身体状况

（1）评估有无神经功能缺损

1）询问患者双眼的视力如何，能看清眼前事物范围的大小，了解有无视觉损害表现，半数以上的 MS 患者有视力障碍，多从一侧开始，或在短时间内两眼先后受累；表现为视力减退，视野缺损，可有双颞侧或同向偏盲及视神经萎缩；并具有缓解、复发的特点。

2）询问患者活动情况如何，是否能自己步行、上楼等，了解有无运动功能受损，检查患者的肌力、肌张力、平衡能力及体力耐受情况，如能上下几层楼，能步行多远，体态姿势是否正常等。脊髓皮质脊髓束受损往往出现下肢无力、沉重感、肌张力增高、不对称性痉挛性截瘫、四肢瘫或偏瘫。

3）询问患者肢体的感觉如何，了解有无感觉障碍，如肢体麻木、针刺、束带感及灼痛等感觉异常；深感觉异常时可具有感觉性共济失调的步态表现；晚期患者可常出现持久的脊髓横贯性感觉障碍，而促成压疮的发生和发展。

（2）评估有无其他伴发症状

1）询问患者有无发作性症状如构音障碍、共济失调、单肢痛性发作、阵发性瘙痒等，2%~3%患者有一次或反复的痫性发作。

2）询问患者有无视物重影现象，检查有无眼球震颤和眼肌麻痹，水平性眼震最多见，为病变累及脑桥、小脑及其联系纤维所致；1/3的患者出现复视，为病变侵及内侧纵束造成核间性麻痹所致。

3）询问患者尿便情况，有无排尿次数增多、减少现象，了解有无膀胱、直肠功能障碍，少数患者出现尿潴留、尿失禁、尿急、尿频等，提示脊髓受累。

4）评估患者的皮肤情况，每日检查患者全身皮肤，注意皮肤的完整性；观察皮肤的颜色、温度、弹性及湿度；评估床单位是否平整、洁净、柔软；询问患者衣着感觉有无束缚感，评估衣着是否宽松、舒适；去除压疮的危险因素。

3. 心理-社会状况

询问患者病情，与患者建立有效的沟通，了解其有无情绪及行为变化。多数患者表现为抑郁、易激惹和脾气暴躁；部分患者因病理性情绪高涨而表现为欣快和兴奋、易激动；也可表现为淡漠、嗜睡、反应迟钝、智力障碍等。

【护理诊断】

1. 感知觉改变

主要是指感觉异常或感觉减退，以肢体、躯干、头部较多见，患者易出现感觉障碍部位的损伤。

2. 视觉的改变

主要是球后视神经功能障碍而导致的视神经炎所致，易出现视觉减退或偏盲而导致不安全因素的产生。

3. 躯体移动障碍

主要与患者出现运动障碍、截瘫、四肢瘫、偏瘫、长期卧床肢体活动不能有关。

4. 皮肤受损的危险

主要与患者脊髓受累后出现的膀胱功能障碍而引起的尿失禁有关。

5. 营养摄取不足

脑干受累可见构音障碍、假性球麻痹，咬肌力弱吞咽困难等症状，易出现营养不良、消瘦等变化。

6. 焦虑/抑郁

与脑部脱髓鞘损害、疾病多次复发、家庭和个人应对困难有关。

7. 语言沟通障碍

脑干受累引起构音障碍、假性球麻痹等症状，使患者与他人沟通受到阻碍，再加上精神异常出现交流障碍。

8. 自我形象的紊乱

主要是患者形象的突然改变，导致精神上不能承受，一般要经过精神、心理、生理及时间的延长等才能慢慢改变患者对疾病的认识。

9. 并发症

（1）吞咽障碍：易出现呛咳、误吸等症状。

（2）感染：由于患者疾病的反复发作，每次发作后易残留部分症状和体征，逐渐累积后会使病情逐渐加重，同时易出现高热、肺炎、压疮等并发症。

10. 知识缺乏

缺乏疾病知识和自我护理知识。

【护理措施】

1. 生活护理

给予患者功能位，并根据患者感觉缺失的部位和程度，定时给予翻身，并注意肢体的保暖。每日用温水擦洗感觉障碍的身体部位。注意患者肢体保暖但慎用暖水袋。

2. 安全护理

（1）应向患者介绍入院环境并将患者安排在离护士站较近且安静的病房，并把餐具、水、呼叫器、便器放在患者的视力范围内。

（2）如患者有精神症状应给予必要的约束或由家人/护理员 24 小时陪护。

（3）给视力下降、视物模糊的患者提供适当的照明。

（4）床单位使用气垫床和带棉套的床档，防止压疮及患者坠床。保持床单位清洁、平整、干燥、无尘渣，防止感觉障碍的部位受损。

3. 皮肤护理

由于患者卧床时间较长，又因膀胱功能障碍，皮肤护理非常重要。

保持床单位清洁、平整、干燥、无尘渣，防止感觉障碍的部位受损。男性尿失禁患者可使用假性导尿，必要时给予留置导尿。留置导尿患者应每日进行会阴冲洗 1 次，每 4 小时进行尿管开放 1 次，以训练膀胱功能。如出现尿疹或湿疹应立即请皮肤科会诊，随时给予药物针对性治疗。

4. 饮食护理

（1）给予高蛋白、低脂、低糖、富含多种维生素、易消化、易吸收的清淡食物，并维持足够的液体摄入（每日大约 2500ml），以保持体内充足的水分，使机体更好地消化和利用营养素。

（2）蛋白质在 3 餐食物中分配比例是：早餐占总热能的 30%，午餐占 45%~50%，晚餐占 20%~25%。

（3）饮食中应含有足量的纤维素。纤维素有亲水性，能吸收水分，使食物残渣膨胀并形成润滑凝胶，在肠内易推进，并能刺激肠蠕动，有利于激发便意和排便反射，预防便秘的发生或减轻便秘的症状。

5. 视力障碍的护理

指导复视、视力减退和偏盲的患者使用适当的工具弥补视觉损害，向患者详细介绍住院的环境，并指导患者熟悉环境，介绍主管的医师、护士，解释呼叫系统并评估患者运用的能力。将日常用物放于患者易于取放的地方，同时应去除一些危险物品如开水瓶、绳、刀等工具，有条件的医院可将患者安置在可水平升降的床位，夜间保持床在最低水平并支起护栏防护，在实施整体护理过程中，根据患者的受教育情况，建议患者使用放大镜读报，或大字的阅读材料和书，或听收音机。

6. 情感障碍的护理

有病理性情绪高涨或易激惹、易激动的患者应避免自伤或伤人行为，对其行为适当给予限制，采取隔离或保护，减少环境中的刺激因素，必要时可遵医嘱用药；教育患者家属及其看护者，使他们知道患者的行为是一种病理状态，以获得更多的社会支持；护理抑郁患者时需要耐心，应多给予肯定和鼓励，多陪伴患者，鼓励参加活动，多听收音机，创造良好的治疗环境，加强护患之间的交流，达到有效的沟通；同时应密切观察患者的言行，防止意外。无论哪种病理性行为，护理人员都应给予高度重视，发现有加重情况，应及时与医师联系，必要时请精神科会诊处置。

7. 留置尿管的护理

若确定患者必须留置尿管，说明患者的膀胱功能差，这时应选择大小与形态合适的尿管，按无菌操作原则留置导尿管并更换引流袋。一般使用气囊导尿管，其气囊（滞留球）内注入 10~20ml（<30ml）的液体或气体，以防止尿管脱出；每日进行尿道口清洁、消毒，鼓励患者多饮水，2000~3000ml/d；指导患者及家属排尿和膀胱功能训练的方法；告知他们尿路感染的有关症状和体征，如尿频、尿急、尿痛，尿液混浊且有异味等，避免接头的反复打开，防止尿液向膀胱逆流。

8. 便秘的护理

指导患者多饮开水，告知摄入充足的水分能达到软化粪便、刺激排便的目的；指导摄取足量的食物纤维，以促进肠蠕动；指导下腹部的轻柔按摩、穴位按压以及确定一个规律的排便时间，养成定时排便的习惯或帮助患者采用半蹲姿势，借助腹肌的动力作用排便等；严重便秘，粪块成硬结时可行保留灌肠，如注入温矿物油，滞留 20~30 分钟后戴上润滑的手套，捣碎并弄出粪块。平时还可指导患者应用缓泻剂、使用栓剂等手段协助通便。注意告诉患者排便时间不能太长，勿过分用力。

9. 促皮质素及糖皮质激素的药物护理

这是治疗 MS 的主要药物，它们具有抗炎和免疫调节作用，能控制急性病程和复发。因在急性期大剂量短程冲击疗法时可引起心律失常，应备好心电监护仪、除颤器的器械，必要时在监护下进行；因易出现如钠潴留、低钾、低钙等电解质和体液紊乱，应加强对血钾、血钠、血钙的监测及补钾的重要性认识，护士应了解静脉补钾的浓度，指导患者如何观察尿量，学会记录；由于口服 10%氯化钾口感差，大多数患者拒绝口服或不能坚持，护士应加强与主管医师、患者及其家属的沟通，反复强调补钾的重要性，教会患者快速饮入或稀释后加糖的方法，改善口感，坚持服钾；此外该药还可能出现皮肤、胃肠道及骨骼肌系统的症状，应注意观察并记录。

10. 免疫球蛋白的药物护理

免疫球蛋白为生物制剂，应于 2~8℃或室温（不超过 30℃）下存放。滴注速度在开始 15 分钟内应特别缓慢，后可逐渐加快至 2ml/min（约为 40 滴）。输液过程中可偶见体温上升、呕吐、心率与血压波动等反应，可能与输液速度过快或个体差异有关，应立即停止输注并给予对症处理。

11. 干扰素的药物护理

干扰素具有较强的抗病毒作用，可增加患者免疫细胞的抑制功能，多用于控制复发和进行型的 MS 患者。常见副作用为皮下注射后流感样症状，可持续 1~2 日；注射局部可出现红肿、触痛，偶尔可引起白细胞减少、肝功能损害等。

12. 知觉训练

用砂纸、丝绸刺激触觉；用冷水、温水刺激温度觉；用针尖刺激痛觉。

13. 功能锻炼

经常给患者做肢体按摩和肢体被动活动。为患者讲解活动的重要性，定时更换体位，操作时动作要轻柔。鼓励患者进行自主功能锻炼，帮助患者进行被动肢体活动，并保持关节功能位。恢复期鼓励患者并协助做渐进性活动：协助患者在床上慢慢坐起，坐在床边摆动腿数分钟，下床时有人搀扶或使用助行器。

14. 心理护理

应加强与患者的沟通，取得患者信赖，鼓励患者说出自己紧张、焦虑的原因，如疾病反复或迁延不愈等原因。满足患者的合理要求，医护人员主动帮助或协助照顾好患者。给患者讲解疾病知识，让年轻患者逐渐能够承受，并与家属做好沟通，尽可能让家属多做患者的心理工作。积极让患者参与制订护理计划，并鼓励患者自理。

15. 防止并发症的发生

（1）防止误吸：管饲前应给予患者吸痰，头抬高 15°~30°，并抽吸胃液，防止胃内残留液过多而引起反流导致误吸。

（2）肺炎：给予患者更换体位，定时进行翻身、叩背、排痰。给予雾化吸入，或使用叩背机，促使肺内深部痰液的及时排出。排痰时注意观察患者痰液的性质、量，出现Ⅲ度感染时，应立即通知医师，给予相应的护理。

（3）压疮：因患者出现运动障碍，应使用气垫床和带棉套的床档，保持床单位清洁、平整、干燥、无尘渣。身体的骨突出部位应给予保护，温水擦背每日 2 次。

【健康教育】

1. 疾病知识指导

（1）告诉患者及家属 MS 容易在疲劳、感染、感冒、体温升高及手术创伤后复发，应注意避免。

（2）急性复发期最常见症状为疲劳，应保证足够的卧床休息，避免各种增加疲劳的因素；缓解期注意生活有规律，坚持适当的运动锻炼，劳逸结合，防止过劳。

（3）避免使体温升高的因素，如勿使用热敷，沐浴时水温不宜太高。

（4）一般认为女性分娩后3个月左右容易复发，故女性患者在首次发作后2年内应避孕。

2. 预防并发症

督促患者落实各项治疗护理措施，如吞咽障碍的患者应给予软食或糊状食物，预防误吸和窒息；视力障碍和平衡障碍的患者防止受伤；尿失禁的患者应注意外阴部清洁、干燥，勤换洗，保持个人卫生；尿潴留或排尿困难的患者指导监测残余尿量，观察尿液的颜色和性质，预防尿路感染。精神障碍和认知障碍的患者应有专人看护，防止意外发生等。

3. 用药指导

指导遵医嘱正确服药和定期门诊检查。详细告知所用药物的名称、剂量、用法，教会观察药物疗效与不良反应，如口服激素治疗时应遵医嘱用药，不可随意减量或突然停药。

4. 照顾者指导

MS为多次缓解、复发病程，且有进行性加重趋势，患者容易丧失治疗信心，产生悲观厌世情绪和焦虑心理，应指导家属和照顾者关心、体贴患者，给予精神支持和生活照顾，细心观察和及时识别病情变化。当患者出现发热、上腹不适、胃痛、黑便、全身倦怠无力以及视力障碍加重时，应考虑可能发生感染、应激性溃疡或合并低钾等，协助及时就医。

第二节　视神经脊髓炎

视神经脊髓炎（NMO）又称Devic病，是免疫介导的主要累及视神经和脊髓的原发性中枢神经系统炎性脱髓鞘病，呈急性或亚急性起病。发病年龄多为21~41岁，男女均可发病，女性比男性多见。全年均有发病，6~10月为好发季节。目前认为NMO较MS严重，预后与脊髓损害的严重程度以及有无并发症有关。

NMO 一般很少复发（单相病程经过），很少累及大脑、小脑和脑干。目前有许多亚洲学者主张，把复发性 NMO（多相病程经过）与累及大脑、小脑和脑干（脑 MRI 扫描阳性，但无明显脑损害表现）的 NMO 归入视神经脊髓型多发性硬化（OSMS）。因此，单纯的和单相的 NMO 并不多见。

【临床表现】

1. 前驱症状

部分患者在发病前数日至数周可有低热、头痛、咽痛、眩晕、全身不适、恶心、腹泻等症状。

2. 起病形式

大多为急性或亚急性起病，少数为慢性进行性起病。一部分患者先出现视神经损害的症状，后出现脊髓损害的症状；另一部分患者则同时出现视神经和脊髓损害的表现。一部分患者双侧视神经先后受累；另一部分患者则双侧视神经同时受累。

3. 眼部症状、体征

多数患者起病初有眼眶或眼球疼痛，继之单眼或双眼视力进行性下降，严重者可完全失明。检查可见不同程度的视力下降、生理盲点扩大、视盘炎、继发性视盘萎缩、球后视神经炎、原发性视盘萎缩等表现。

4. 脊髓症状、体征

脊髓损害的常见部位为胸髓，其次为颈髓，腰段脊髓较少见。临床上可表现为播散性、半横贯性、不全横贯性或上升性脊髓炎的症状和体征。除感觉、运动和括约肌功能障碍外，常有痛性痉挛发作。颈髓病变可见 Horner 综合征。颈髓后柱病变可出现 Lhermitte 征阳性。

【辅助检查】

1. 脑脊液检查

细胞数增多显著，约 1/3 的单相病程及复发型患者单核细胞>50×10^6/L；复发型患者 CSF 蛋白增多明显，脑脊液蛋白电泳可检出寡克隆区带，但检出率较 MS 低。

2. 血清 NMO-IgG（AQP4 抗体）检查

NMO 血清 AQP4 抗体多为阳性，而 MS 多为阴性，为鉴别 NMO 与 MS 的依据之一。血清 NMO-IgG 是 NMO 相对特异自身抗体标志物，其强阳性提示疾病复发可能性较大。细胞转染间接免疫荧光法检测 NMO-IgG 的灵敏度和特异性较高。

3. MRI 检查

NMO 患者脊髓 MRI 的特征性表现为脊髓长节段炎性脱髓鞘病灶，连续长度一般≥3 个椎体节段，轴位像上病灶多位于脊髓中央，累及大部分灰质和部分白质。病灶主要见于颈段、胸段，急性期病灶处脊髓肿胀，严重者可见空洞样改变，增强扫描后病灶可强化。颈段病灶可向上延伸至延髓下部，恢复期病变处脊髓可萎缩。视神经 MRI 提示受累视神经肿胀增粗，T_2 加权像呈"轨道样"高信号。增强扫描可见受累视神经有小条状强化表现。超过半数患者最初脑 MRI 检查正常，随病程进展，复查 MRI 可发现脑内脱髓鞘病灶，多位于皮质下区、下丘脑、丘脑、三脑室、四脑室周围、大脑脚等部位，这些病灶大小符合 MS 的影像诊断标准。

4. 视觉诱发电位检查

P100 潜伏期显著延长，有的波幅降低或引不出波形。在少数无视力障碍患者中也可见 P100 延长。

5. 血清其他自身免疫抗体检查

NMO 患者可出现血清 ANA 阳性，包括抗核抗体（ANA）、抗 dsDNA、抗着丝粒抗体（ACA）、抗 SSA 抗体、抗 SSB 抗体等。

【诊断标准】

1. Wingerchuk 在 1999 年提出的 NMO 诊断标准

（1）必要条件

①视神经炎。②急性脊髓炎。③无除视神经和脊髓以外的中枢神经系统受累的证据。

（2）支持条件

①主要条件：a. 发作时头颅 MRI 阴性；b. 脊髓 MRI 病灶长度 3 个椎体节段以上；c. CSF 白细胞>50/μl 或中性粒细胞>5/μl。②次要条件：a. 双侧视神经炎；b. 严重视神经炎，至少单眼视力低于 20/200；c. 一个以上肢体严重的持续无力（肌力≤2 级）。

2. Misu 在 2002 年提出的 NMO 诊断标准

Misu 于 2002 年提出的 NMO 诊断标准为：①临床上选择性累及脊髓和视神经。②随访超过 5 年重复 MRI 检查未发现视神经和脊髓之外的病变。

3. Wingerchuk 在 2006 年修订的 NMO 诊断标准

（1）必要条件	（2）支持条件
①视神经炎。②急性脊髓炎。	①脊髓 MRI 异常延伸 3 个椎体节段之上。②头颅 MRI 不符合 MS 诊断标准。③NMO-IgG 血清学检测阳性。

具备全部必要条件和支持条件中的两条，即可诊断为 NMO。

【治疗原则】

1. 急性发作期治疗

首选大剂量甲泼尼龙冲击疗法，能加速 NMO 病情缓解，从 1g/d 开始，静脉滴注 3~4 小时，共 3 天，剂量阶梯依次减半，甲泼尼龙停用后改为口服泼尼松 1mg/（kg·d），逐渐减量。对激素依赖患者，激素减量过程要慢，每周减 5mg，至维持量 15~20mg/d，小剂量激素维持时间应较 MS 略长。对甲泼尼龙冲击疗法反应差的患者，应用血浆置换疗法可能有一定效果。一般建议置换 3~5 次，每次用血浆 2~3L，多数置换 1~2 次后见效。无血浆置换条件者，使用静脉注射用人免疫球蛋白（IVIG）可能有效，用量为 0.4g/（kg·d），静脉滴注，一般连续用 5 天为一个疗程。对合并其他自身免疫疾病的患者，可选择激素联合其他免疫抑制剂如环磷酰胺治疗。

2. 缓解期治疗

缓解期主要通过抑制免疫达到降低复发率、延缓残疾累积的目的，需长期治疗。一线药物方案包括硫唑嘌呤联用泼尼松或者利妥昔单抗。二线药物可选用环磷酰胺、米托蒽醌、吗替麦考酚酯（MMF）等，定期使用 IVIG 或间断血浆交换也可用于 NMO 治疗。

（1）硫唑嘌呤

按 2~3mg/（kg·d）单用或联合口服小剂量泼尼松。通常在硫唑嘌呤起效后（2~3个月）将泼尼松渐减量，用药期间需严密监测血常规及肝、肾功能。

（2）利妥昔单抗

一种针对 B 细胞表面 CD20 的单克隆抗体，用法：1000mg 静脉滴注，共用 2 次（间隔 2 周）为一个疗程，或按体表面积 $375mg/m^2$ 静脉滴注，每周 1 次，连用 4 周为一疗程，间隔 6~9个月可进行第二个疗程治疗。每次静脉滴注前 1 小时使用镇痛药（如对乙酰氨基酚）和抗过敏药（如苯海拉明），可减少输注相关不良反应的发生并降低其程度。

（3）吗替麦考酚酯

又称霉酚酸酯，其活性产物是霉酚酸，后者是高效、选择性、非竞争性、可逆性的次黄嘌呤单核苷酸脱氢酶抑制剂，可抑制鸟嘌呤核苷酸的经典合成途径，对淋巴细胞具有高度选择作用。通常 1~3g/d，分 2 次口服，单用或联合口服小剂量泼尼松，其不良反应主要为胃肠道症状、骨髓抑制和机会性感染。

（4）环磷酰胺

对降低年复发率可能有效，按 7~25mg/kg 静脉滴注，每月 1 次，共用 6 个月。可同时静脉滴注美司钠，以预防出血性膀胱炎。用药期间需监测血常规、肝肾功能。

（5）米托蒽醌

每月 $12mg/m^2$，共 6 个月，之后每 3 个月 $12mg/m^2$，共 9 个月。

【护理评估】

1. 健康史

询问患者起病的情况，起病时间，起病时的感觉如何。NMO 多为急性起病，病情进展迅速，患者可先后出现视神经与脊髓损害的症状，也可同时起病。

2. 身体状况

（1）询问患者肢体感觉如何，尿便是否正常，了解患者有无肢体功能障碍，检查肌力、肌张力和有无感觉减退。NMO 患者的特征表现是脊髓横贯性损害所致的运动障碍和感觉障碍，多数是在胸段，其次是颈段，少见在腰段。临床常出现受损平面以下肢体的瘫痪、感觉减弱或消失，便失禁，尿潴留等症状。

（2）询问患者视力如何，有无疼痛不适感，了解患者有无眼部症状如视力减退、眼球胀痛等。NMO急性起病可在数小时或数日内视力部分或全部丧失，经过几周至数月后多数患者视力可部分或全部恢复。部分患者视力丧失前可有眶内压痛等表现。

3. 心理-社会状况

询问患者病情，与患者建立有效的沟通，了解其有无因病程长、反复发作、复发后有神经功能废损而社交孤独甚至焦虑、恐惧的心理情绪。评估患者及家属对该疾病有无相关认识，给予其精神支持。

护理诊断、护理措施及健康教育均见本章第一节。

第三节 急性播散性脑脊髓炎

急性播散性脑脊髓炎（ADEM）是指广泛累及脑和脊髓白质的急性炎症性脱髓鞘疾病。ADEM通常发生在感染后、出疹后或疫苗接种后，又称感染后、出疹后或疫苗接种后脑脊髓炎。本病好发于儿童和青壮年，四季均可发病。临床表现常因病变部位而异，多以高热、痫性发作、进行性加重的意识障碍及偏瘫或四肢麻木为特征。本病大多数成人预后较好，急性起病者病情常较严重，约2周后病情可趋稳定。急性出血性白质脑炎（AHL）被认为是急性播散性脑脊髓炎的暴发型，病死率最高。

ADEM可能的发病机制是机体在病毒感染、疫苗接种或是在服用某些药物后，这些致病因子侵犯了中枢神经系统，改变了其抗原性，或是由于某种因素引起了隐蔽抗原的释放，机体不能识别这些抗原，从而导致机体发生针对自身髓鞘的免疫攻击。

【临床表现】

1. ADEM多在发热出疹或疫苗接种后1~2周急性起病，多数病情凶险，预后不良。

2. 麻疹感染后 ADEM 和个别疫苗接种后 ADEM 病情危重。

3. ADEM 的症状、体征与损害部位有关。

4. 脑炎型患者突发头痛、呕吐、嗜睡、谵妄、抽搐、昏迷。

5. 脊髓炎型患者突发四肢弛缓性瘫痪或截瘫，有传导束性感觉障碍及尿便障碍。

6. 体检可见偏瘫、四肢瘫、去皮质状态或去大脑强直、视盘水肿等颅内高压表现和脑膜刺激征。

7. 视神经损害者，视力下降甚至失明。

8. 患者如果脑干受累，还表现为脑神经损害的症状和呼吸循环功能紊乱。

【辅助检查】

1. 血常规检查

急性期白细胞可轻度增高，部分患者血象正常。

2. 脑脊液检查

脑脊液压力正常或偏高，脑脊液细胞数轻至中度增高，蛋白含量正常或轻度增高。

3. EEG 检查

常见弥漫的 θ 和 δ 波，也可见棘波和棘慢复合波。

4. CT 检查

显示白质内弥散性多灶性大片或斑片状低密度区，急性期呈明显增强效应，但远不如 MRI 敏感，尤其不能显示脊髓信号。

5. 头颅或脊髓 MRI 检查

典型 MRI 表现为包括大脑半球、小脑、脑干和脊髓在内的累及皮质下、白质和灰白质交界处区的异常信号影，病灶在 T_2 和 FLAIR 序列最明显，表现为斑片状、边界不清的高信号，且较大、多发和不对称。丘脑和基底节区灰质常对称受累，脑室旁白质也常受累。病灶局限于胼胝体的少见。脑内病灶可呈环形、半环形、点状、结节状强化。脊髓内病灶可呈不同程度增粗和强化，胸段脊髓最常见。

6. 肌电图检查

极少数患者可有神经根受累，肌电图可有神经传导速度减慢。

【诊断依据】

　　国际上尚未确立诊断标准。主要诊断依据为：病前有疫苗接种、感染发疹史；临床上有脑和（或）脊髓的多灶性、弥漫性症状和体征；MRI 显示脑和脊髓白质内存在散在多发病灶；糖皮质激素治疗有效。

【ADEM 与 MS 的鉴别】

表 7-2　　ADEM 与多发性硬化（MS）的鉴别要点

临床特点	ADEM	MS
发病年龄	较小（10 岁）	较大（少年）
性别	无性别差异	女>男
"感冒样"前驱	经常有	不一定有
脑病症状	常见	疾病早期很少
惊厥	可有	很少
发病次数	单次多见，少数为复发型或多相型	多次
MRI 的灰白质大片病灶	经常见到	很少
MRI 追踪改变	病灶可消失或仅有少许后遗症	有复发和新病灶出现
CSF 白细胞增多	不同程度	很少见（若有，不多于 50 个）
寡克隆区带	多为一过性阳性	经常阳性
对皮质激素反应	非常好	很好

【治疗原则】

　　常用治疗方法有糖皮质激素、IVIG 和血浆置换等。普遍采用大剂量甲泼尼龙或地塞米松治疗。同时需加用抑酸、补钾、补钙等治疗。IVIG 治疗包括儿童 ADEM 在内的病例有效，有时还被用于激素无效或复发型 ADEM。血浆置换治疗很少用于 ADEM，可能与该技术要求条件较为苛刻有关。血浆置换还可能引起症状性低血压、严重贫血和肝素相关性血小板减少症等不良反应。

【护理评估】

1. 健康史

询问患者的起病情况，如起病时间，起病前是否接种过疫苗，起病前1~2周是否注射过如水痘、狂犬病、百日咳、流行性感冒等疫苗，有无麻疹、风疹、水痘、腮腺炎等病毒感染的现象；询问患者发病时是否发热、惊厥及后背中线部疼痛等。

2. 身体状况

（1）检查神志、瞳孔及生命体征情况

询问患者病情，判断患者神志是否清楚，有无意识障碍及其类型；检查瞳孔是否等大、等圆，对光反射是否灵敏；监测患者血压脉搏，了解有无颅内高压的表现等。一般情况下，颅内高压时出现血压升高以收缩压为主、脉压缩小、脉搏缓慢等生命体征的改变。

（2）评估有无神经功能缺损

①询问患者有无头痛、恶心、呕吐及脑膜刺激征等，若上述表现突出，常提示脑膜受累。②询问患者肢体活动如何，视物是否清楚，了解有无偏瘫、偏盲、视力障碍、共济失调及精神异常等，若出现上述情况，提示脑实质弥散性损害；严重病例可迅速出现昏迷和去脑强直发作。③有无脊髓部分或完全性横贯性损害的表现：如询问患者肢体感觉、活动如何，有无四肢瘫或截瘫，询问患者尿便是否正常，有多长时间未排尿便等，了解有无传导束型感觉障碍及膀胱和直肠功能障碍等。

3. 心理-社会状况

评估是否因ADEM发病迅速、病程长、费用较大、容易复发，患者及家属产生悲观情绪。应在护理过程中对患者进行细心的观察和分析，耐心向患者解释本病的病因、病程进展常出现的症状体征、治疗的目的、用药方法以及预后，使患者及家属正确对待疾病，保持乐观、积极的心态，树立战胜疾病的信心。

【护理诊断】

1. 低效性呼吸型态

因患者出现急性起病，感觉障碍可在数小时内上升至高颈髓，易出现呼吸肌麻痹，导致分泌物过多、过稠或淤积，并出现低效性咳嗽。

2. 吞咽障碍

因患者出现吞咽困难、构音障碍，易出现呛咳，致胃内容物反流出现误吸。

3. 感知的改变

与感觉缺失有关。

4. 自理能力缺陷

与神经肌肉损伤出现的肢体瘫痪有关。

5. 排泄异常

与脊髓病变，感觉、运动功能不全引起的膀胱及肠道功能麻痹有关。

6. 有皮肤受损的危险

与脊髓神经病变引起的躯体移动障碍有关。

7. 并发症

压疮、高热、泌尿系感染、坠积性肺炎等。

【护理措施】

1. 一般护理

每 2 小时一次监测生命体征，观察并记录患者的呼吸及呼吸型态，包括呼吸频率、深度、节律。监测患者缺氧状态，必要时给予鼻导管吸氧或面罩给氧，病情严重时可给予气管插管或气管切开等措施。

2. 日常护理

定时翻身、叩背、吸痰；或使用振动排痰机叩背，促使患者易于咳嗽、咳痰，同时有利于气道的吸引和痰液的排出。

3. 安全护理

（1）应向患者介绍入院环境，并将患者安排在离护士站较近且安静的病房，并把餐具、水、呼叫器、便器放在患者的视力范围内。

（2）如果患者有精神症状应给予必要的约束或由家人/护理员 24 小时进行陪护。

（3）给视力下降、视物模糊的患者提供适当的照明。

（4）床单位使用气垫床和带棉套的床档，防止压疮及患者坠床。保持床单位清洁、平整、干燥、无尘渣，防止感觉障碍的部位受损。

4. 提高患者的自理能力

（1）提供患者肢体活动的机会，进食、翻身、排尿便等简单床上活动在患者恢复期时尽量自理，对于颈髓受损的患者，应适当给予协助。

（2）对于高位截瘫患者应注意给予肢体功能位，尽量给予双下肢的内旋，首先防止压疮的发生，其次预防患者肢体的失用综合征的发生。并给予肢体的被动功能锻炼，防止肌肉萎缩。

5. 体位护理

协助患者采用舒适的体位，可给予头部抬高。保证患者有效的呼吸型态。

6. 心理护理

鼓励患者及时、主动向护理人员表达自己的感受，如胸闷、气短、肢体的不适等，同时做好患者的心理护理。

7. 饮食护理

（1）保证患者足够热量的供给，给予高蛋白、高维生素、低纤维素、易消化饮食。尤其鼻饲停止改为普食前，应给予少食多餐、蛋羹、肉末面片、稠粥等半流软食，防止误吸。必要时给予肠外营养。

（2）患者进食时给予舒适卧位，并保证心情愉快，嘱患者进食时不要讲话，防止呛咳引起误吸。

（3）患者有吞咽困难、构音障碍，易出现进食呛咳、误吸等症状，疾病的危险期可给予鼻饲。患者进食情况改变后应立即停止鼻饲。进行鼻饲时应注意先予患者排痰，再给予患者头高位并偏向一侧，抽吸胃内残留液，大于150毫升/次时应推延或停止进食1次，防止大量胃内容物的反流，引起误吸。

（4）定期评估患者的吞咽情况，尽早让患者减轻鼻饲的痛苦同时减少胃肠道并发症的发生。

8. 排泄功能的护理

（1）程度严重的膀胱功能障碍出现尿潴留时应及时给予留置导尿，4小时开放1次，以训练膀胱功能。注意定时消毒尿道口，更换引流袋，防止泌尿系感染。

（2）定期进行膀胱触诊，随时观察是否能正常排尿，尤其在更换导尿管时，首先让患者多饮水，导尿管撤除后应鼓励患者自行排尿，必要时再给予留置。

（3）患者出现肠麻痹会导致便秘，甚至10天无排便，由于患者感觉缺失，并无异常，易出现肠梗阻，因此患者应长期小量服用缓泻剂，保证排便的正常。

9. 皮肤护理

（1）因患者出现运动障碍，应使用气垫床和带棉套的床档，保持床单位清洁、平整、干燥、无尘渣，防止感觉障碍的部位受损。身体的骨突部位应使用水球保护，并给予温水擦背每日2次，防止压疮的发生。

（2）给予患者功能位，防止患者的肢体功能缺失。并根据患者感觉缺失的部位和程度，定时给予翻身，并注意肢体的保暖。

（3）每日用温水擦洗感觉障碍的身体部位，以促进血液循环和感觉恢复。

（4）使用机械通气患者，做好呼吸机管路的护理，防止长时间管路置于患者胸前导致皮肤的擦伤。

（5）合并低蛋白血症、腹泻、水肿、贫血、糖尿病等并发症时，应密切监测患者的皮肤状况，保证皮肤的完整性。

10. 防止并发症发生

做好针对皮肤、下呼吸道、泌尿系等部位的感染控制措施，防止出现感染后的高热等并发症。

【健康教育】

1. 为患者讲解有关疾病的知识，同时做好心理护理，让其接受现实，并积极配合治疗。

2. 向家属和患者进行激素药物的讲解，使其了解药物的副作用及突然停药后的危险，合理使用药物。

3. 让患者与家属了解饮食的护理，尤其针对排便情况，一定保障患者排泄的正常。

4. 讲解患者肢体活动的重要性，必要时做被动训练。定时翻身，教会家属翻身的手法和技巧，并训练和鼓励患者进行自主活动，增强自理能力。

5. 鼓励患者主动向医护人员表达自己的感受，如出现胸闷、气短、呼吸困难等异常情况。

第八章　运动障碍疾病患者的护理

第一节　帕金森病

帕金森病（PD）又称震颤麻痹，是一种常见的缓慢进展的中枢神经系统性疾病，主要是黑质-纹状体环路的抑制引起神经递质多巴胺的减少所致，确切病因至今未明。

PD多发生于50岁以上人群，并随年龄增长而发病率增高，男性明显多于女性。PD以静止性震颤、运动迟缓、肌张力增高和姿势障碍为主要临床特征。起病常隐袭，缓慢发展，逐渐加剧。目前尚无根治方法，多数患者在发病数年内尚能继续工作，但也有迅速发展至完全残疾者。疾病晚期，常由于全身僵硬而导致卧床不起，最后常死于肺部感染、骨折等各种并发症。

【临床表现】

首发症状多为动作不灵活与震颤。随着病程的发展，可逐渐出现下列症状和体征。

1. 震颤

常为首发症状，多由一侧上肢远端（手指）开始，逐渐扩展到同侧下肢及对侧肢体，下颌、口唇、舌及头部通常最后受累。典型表现是静止性震颤，拇指与屈曲的示指间呈"搓丸样"动作，节律为4~6Hz，静息时出现或明显，随意运动时减轻或停止，紧张时加剧，入睡后消失。强烈的意志努力可暂时抑制震颤，但持续时间很短，过后反有加重趋势。令患者一侧肢体运动如握拳和松拳，可引起另一侧肢体出现震颤，该试验有助于发现早期轻微震颤。少数患者，尤其是70岁以上发病者可不出现震颤。部分患者可合并姿势性震颤。

2. 肌强直

肌强直表现为屈肌和伸肌同时受累，被动运动关节时始终保持增高的阻力，类似弯曲软铅管的感觉，故称"铅管样强直"；部分患者因伴有震颤，检查时可感到在均匀的阻力中出现断续停顿，如同转动齿轮感，称为"齿轮样强直"，是由于肌强直与静止性震颤叠加所致。一些临床试验有助于发现轻微的肌强直，这些试验是：

（1）令患者运动对侧肢体，可使被检侧肢体肌强直更明显。

（2）当患者处于仰卧位，快速将其头下的枕头撤离时，头部常不迅速落下，而是缓慢落下。

（3）令患者把双肘置于桌上，使前臂与桌面成垂直位置，并让其两臂及腕部肌肉尽量放松，正常人此时腕关节与前臂约成90°屈曲，而本病患者则腕关节或多或少仍保持伸直位置，好像铁路上竖立的路标，称为"路标现象"。四肢、躯干、颈部肌强直可使患者出现特殊的屈曲体姿，表现为头部前倾，躯干俯屈，上肢肘关节屈曲，腕关节伸直，前臂内收，下肢髋及膝关节均略为弯曲。老年患者肌强直可引起关节疼痛，是由于肌张力增高使关节的血供受阻所致。

3. 运动迟缓

表现为随意动作减少，包括始动困难和运动迟缓，并因肌张力增高，姿势反射障碍而表现一系列特征性运动症状，如起床、翻身、步行、方向变换等运动迟缓；面部表情肌活动减少，常常双眼凝视，瞬目减少，呈现"面具脸"；手指做精细动作如扣纽扣、系鞋带等困难；书写时字越写越小，呈现"写字过小征"。

4. 姿势步态异常

站立时呈屈曲体姿，步态障碍甚为突出。疾病早期表现走路时下肢拖曳，随病情进展呈小步态，步伐逐渐变小变慢，启动困难，行走时上肢的前后摆动减少或完全消失；转弯时平衡障碍特别明显，此时因躯干僵硬乃采取连续小步，使躯干和头部一起转弯。晚期患者自坐位、卧位起立困难，迈步后即以极小的步伐向前冲去，越走越快，不能及时停步或转弯，称为慌张步态，此与姿势平衡障碍导致的重心不稳有关，在下坡时更为突出。

5. 其他症状

反复轻敲眉弓上缘可诱发眨眼不止（Myerson 征）。口、咽、腭肌运动障碍，讲话缓慢，语音低沉单调，流涎，严重时可有吞咽困难。自主神经症状较普遍，如皮脂腺分泌亢进所致的脂颜，汗腺分泌亢进的多汗，消化道蠕动障碍引起的顽固性便秘，交感神经功能障碍所致的直立性低血压等。本病不侵犯直肠及括约肌。部分患者疾病晚期可出现认知功能减退、抑郁和视幻觉等，但常不严重。

【辅助检查】

1. CT 检查

头颅 CT 可显示脑部不同程度的脑萎缩表现。

2. MRI 检查

MRI 检查缺乏特异性。T_1 加权像可见大脑皮质萎缩，T_2 加权像呈两侧壳核，特别是其后外侧低信号，可有外囊线形高信号及中脑背盖部的小圆形低信号。另外，大脑半球白质高信号较正常人明显，分布于脑室周围室管膜下区域，见于半卵圆中心前部及侧脑室前角周围白质，见于 T_1 加权像。

3. 磁共振波谱分析（MRS）检查

MRS 测定脑内代谢物的浓度，可以了解脑组织的代谢及神经元的功能改变，了解基底节区是否存在多巴胺神经元破坏和缺失。在临床研究中有学者认为，帕金森病患者脑黑质、纹状体及丘脑 NAA/Cr，Cho/Cr 等比值较正常人明显降低，对临床诊断具有一定的意义。

4. 生化检测

采用高效液相色谱法（HPLC）可检测到脑脊液和尿中高香草酸（HVA）含量降低。

5. 神经电生理检查

应用视觉诱发电位（VEP）可以发现本病视网膜突触上的多巴胺受体障碍。

6. 基因检测

DNA 印迹技术、PCR、DNA 序列分析等，在少数家族性 PD 患者可能会发现基因突变。

7. 功能显像检测

采用 PET 或 SPECT 与特定的放射性核素检测，可发现 PD 患者脑内多巴胺转运体（DAT）功能显著降低，且疾病早期即可发现，D_2 型 D 受体（D_2R）活性在疾病早期超敏、后期低敏，以及多巴胺（DA）递质合成减少。对 PD 的早期诊断、鉴别诊断及病情进展监测均有一定的价值。

【诊断标准】

现国际通用的帕金森病的临床诊断标准为：

1. 必须存在至少两个下列主征：静止性震颤、运动迟缓、肌强直和姿势性反射障碍；但至少要包括前两项其中之一。

2. 患者的帕金森病症状和体征不是由于脑外伤、脑血管疾病、脑肿瘤、病毒感染或其他已知的神经系统疾病，以及已知的药物和化学毒物所引起。

3. 患者必须没有下列体征：眼外肌麻痹、小脑征、直立性低血压（改变超过 30 mmHg 以上）、锥体束损害以及肌萎缩等。

4. 左旋多巴制剂试验有效。

具有上述所有四项标准的患者可临床诊断为帕金森病。但是经此临床标准诊断的帕金森病患者只有 70%～75% 与病理诊断一致，因此其特异性仍不高。在临床研究和流行病学研究中，为尽量保证诊断的准确性，除要求患者符合上述四条标准以外，如果患者的症状和体征在初发时或病程中有不对称表现，则帕金森病的诊断特异性将显著提高到 90% 左右。

【治疗原则】

1. 抗胆碱能药物治疗

抗胆碱能药对震颤和强直可有部分改善，适用于震颤突出且年龄较轻的患者，常用的有苯海索，1～2mg，每日 3 次。此外还有东莨菪碱、甲磺酸苯扎托品、环戊丙醇等。副作用主要有视物模糊、口干、便秘及尿潴留等。因影响记忆，不宜用于老年患者，青光眼患者禁用。

2. 金刚烷胺药物治疗

金刚烷胺可促进多巴胺（DA）在神经末梢的释放。对少动、强直、震颤均有轻度改善作用，早期患者可单独或与苯海索合用。用法 50～100mg，每日 3 次，用药 10 天起效，几周疗效减退，不良反应主要有恶心、失眠、幻觉、踝水肿。

3. 左旋多巴及复方左旋多巴药物治疗

左旋多巴及复方左旋多巴可补充多巴胺，是目前治疗 PD 最有效的药物。常用复方左旋多巴有美多巴 125mg，每日 3 次，5～7 天后增加半片，每日4次，直至合适剂量，不超过1000mg/d。不良反应有恶心、呕吐、低血压、异动症、精神症状等。

4. 多巴胺受体激动剂药物治疗

常用药物有两种类型：

（1）麦角类，如溴隐亭1.25mg，每日1次，一周后增至2.5mg，每日1次，再一周后增至2.5mg，每日2次，以后每周递增2.5mg直到10~20mg/d合适量。此外还有培高利特、卡麦角林等。

（2）非麦角类，如吡贝地尔缓释片，初始剂量50mg，每日1次，每周增加50mg，有效剂量150mg/d，分3次口服，最大量不超过250mg/d。

5. 单胺氧化酶B（MAO-B）抑制剂药物治疗

MAO-B抑制剂能阻止DA降解，增加脑内DA含量，与复方左旋多巴合用有协同作用。盐酸司来吉兰，2.5~5mg，每日2次，应早、中午服用。

6. 儿茶酚-氧位-甲基转移酶（COMT）抑制剂药物治疗

COMT抑制剂抑制DA的外周代谢，与复方左旋多巴合用可增强后者疗效，单独使用无效。包括恩他卡朋和托卡朋。

7. 手术治疗

神经外科立体定向手术治疗帕金森病包括苍白球毁损术、丘脑毁损术、深部脑刺激术和细胞移植术。其原理是纠正基底节过高的抑制输出以改善症状。长期疗效如何，还有待于进一步的临床论证。手术前需要严格选择手术适应证和全面考虑手术的禁忌证。

8. 细胞移植及基因治疗

近年来兴起的细胞移植尚存在供体来源有限、远期疗效不肯定及免疫排斥等问题，而基因治疗尚处在动物实验阶段。

9. 康复治疗

康复治疗作为辅助手段对改善症状也可起到一定作用。其可减少继发性损伤、延缓病情发展、维持或改善肢体功能、增强独立生活能力。长期目标是预防和减少继发性功能障碍的发生，维持充分范围的活动能力，尽量保持日常生活独立，学会代偿方法，减轻患者和家属的心理负担。短期目标是维持或改善全身各关节的活动范围及功能，防止关节挛缩，纠正不正确的姿势，预防或减轻失用性萎缩，改善步态、平衡功能和姿势反射，增进运动速度和耐力，调整呼吸，维持或增加日常生活活动能力，指导家属配合康复锻炼及家庭设施、生活方式的调整等。根据患者情况可选用以下训练方法：松弛和呼吸锻炼、关节运动范围训练、平衡训练、视觉和听觉暗示锻炼、姿势恢复和肢体舒展锻炼、步态训练、富耐力训练、语言训练、面部动作锻炼和日常生活能力训练等。

【护理评估】

1. 健康史

（1）了解既往史和用药情况

①询问患者既往身体情况如何，了解既往是否有脑炎、中毒、脑血管病、颅脑外伤和药物所致的继发性 PD 及神经变性病所致的症状性 PD 病史。②询问患者是否服药，用些什么药物，了解是否接受过正规、系统的药物治疗，用药情况如何，是否坚持用药，有无明显的毒副反应。

（2）了解生活方式和饮食习惯

①询问患者的职业与工作环境，了解是否有长期毒物接触史。②了解患者的饮食习惯；询问是否有烟酒和槟榔嗜好等。③询问患者家族近亲中有无类似发作患者，特别是兄弟姐妹，了解有无家族史。④了解患者休息与睡眠是否充足规律，询问患者每日睡眠情况，了解患者情绪是否稳定，精神是否愉快，是否因为睡眠不足影响致使情绪低落、亢奋、易激惹而导致病情反复，症状加重。

2. 身体状况

（1）询问起病情况

①详细了解起病时间与起病形式，询问患者从哪一侧开始起病，发展速度如何。②了解首发症状。震颤常为 PD 首发症状，应注意观察患者有无明显的肢体颤动、精细动作不能完成等表现。询问患者震颤症状在什么时候最严重，有何表现。

（2）观察神志、瞳孔及生命体征的情况

①询问患者病情，观察神志是否清楚，有无明显的意识障碍。PD 患者一般神志清楚，若合并有意识障碍应考虑是否有其他合并症。②观

察瞳孔大小和对光反射是否正常。PD 患者面部表情肌活动减少，常有双眼凝视现象，瞬目减少，但不影响瞳孔大小和对光反射。③监测患者体温、脉搏、呼吸及三位血压，询问患者有无呼吸异常、心悸不适感等，观察生命体征。PD 起病早期体温、脉搏、呼吸多正常，因交感神经功能调节障碍可致直立性低血压；疾病后期，因呼吸肌无力、患者被迫长期卧床和全身功能减退，导致患者体温、脉搏、呼吸、血压均不能维持正常水平，表现为体温升高或不升，呼吸浅快，脉搏增快，血压波动幅度增大，即使完全卧床，患者血压依然无法控制。

（3）评估有无神经功能受损

①询问患者日常生活如何，检查肌力、肌张力变化，了解其障碍的类型、范围、持续时间，了解有无肌强直及其类型及受累肌群情况。如检查有无"铅管样强直""齿轮样强直""路标现象"；询问患者活动时有无疼痛感，部分患者可有肌张力增高所致关节血供受阻而出现关节疼痛现象，导致患者活动进一步受限。②检查患者姿势、平衡及全身协调情况，了解有无特殊体态，由于四肢、躯干、颈部的肌强直，患者可有特殊的前倾姿势（头部前倾，躯干俯屈，前臂内收，肘关节屈曲，腕关节伸直，髋、膝关节稍弯曲）；了解患者有无突进现象；开始迈出第一步时的起步困难、凝滞现象或凝滞步态；小步碎步；不能及时停步或转弯的慌张步态或加速现象；由于姿态异常，强直及震颤，患者随意动作减少，日常生活起居动作明显迟缓，精细动作不能完成，并可有书写困难、写字过小征。③询问患者日常进食情况，了解有无饮水反呛、吞咽困难、言语不清、构音障碍、语音单调低沉重复等现象。这些症状与口、咽、腭部肌肉运动不协调或运动障碍有关。④了解有无自主神经症状，观察患者面部有无皮脂腺分泌亢进所致"脂颜"；询问患者有无汗腺分泌亢进致多汗、流涎；询问患者几日解一次大便，由于消化道蠕动减慢，患者可出现顽固性便秘；询问患者排尿情况，有无膀胱充盈现象，由于抗震颤麻痹药物的影响，患者可有顽固的排尿困难、尿潴留现象；询问患者自坐、卧位站起后有无头晕不适现象，了解患者坐、卧、站三位血压情况，因交感神经系统功能障碍可致直立性低血压等。

3. 心理-社会状况

PD 患者早期动作迟钝笨拙、表情淡漠、语言断续，评估患者是否因此产生自卑、抑郁心理，回避人际交往，拒绝社会活动，整日沉默寡言，闷闷不乐。随着病情的加重患者会丧失劳动能力，从而产生焦虑、恐惧甚至绝望心理。

【护理诊断】

1. 运动障碍

帕金森病患者由于其基底核或黑质发生病变，以致负责运动的锥体外束发生功能障碍，患者运动的随意肌失去了协调与控制，产生运动障碍并随之带来一定的意外伤害。跌倒震颤、关节僵硬、动作迟缓、协调功能障碍，常是患者摔倒的原因。舌、唇、颈部肌肉和眼睑也有明显的震颤。

2. 营养摄取不足

患者常因手、头不自主的震颤，进食时动作太慢，常常无法独立吃完一顿饭，以致未能摄取日常所需热量，约有 70% 的患者有体重减轻的现象。

3. 便秘

由于药物的副作用、缺乏运动、胃肠道中缺乏唾液（因吞咽能力丧失，唾液由口角流出），液体摄入不足，及肛门括约肌无力，大多数患者有便秘。

4. 尿潴留

吞咽功能障碍以致水分摄取不足，贮存在膀胱的尿液不足 300ml 则不会有排尿的冲动感；排尿括约肌无力引起尿潴留。

5. 精神障碍

由于疾病使患者运动障碍，协调功能不良、口角流涎，而且又无法执行日常生活的活动，患者会有心情抑郁、产生敌意、罪恶感或无助感等情绪反应，由于外观的改变，有些患者还会因自我形象的改变而出现与社会隔离的问题。

【护理措施】

1. 一般护理

鼓励患者采取主动舒适卧位；疾病早期和缓解期应鼓励患者维持和培养自己的业余爱好，积极进行体育锻炼，做力所能及的家务劳动；即使病情进一步发展，也应鼓励患者进行床边、房间内及户外的活动；对于完全卧床者，应适当抬高床头（一般 15°~30°），进食时尽可能取坐位；同时还应指导家属协助肢体的被动活动与按摩，条件允许时每日应协助患者站立或端坐 1~2 次，每次 30~60 分钟，以减少并发症的发生，延缓病情恶化。

2. 安全护理

（1）由于患者行动不便，在病房楼梯两旁、楼道、门把附近的墙上，增设多发或木制的扶手，以增加患者开、关门的安全性；配置牢固且高度适中的座厕、沙发或椅，以便患者容易坐下或站起，并在厕所、浴室增设可供扶持之物，使患者排尿便及穿脱衣服方便；给患者配置助行器辅助设备；呼叫器置于患者床旁，日常生活用品放在患者伸手可及处。

（2）定时巡视，主动了解患者的需要，既要指导和鼓励患者增强自我照顾能力，做力所能及的事情，又要适当协助患者洗漱、进食、沐浴、如厕等。

（3）防止患者自伤。患者动作笨拙，常有失误，应谨防其进食时烫伤。端碗持筷困难者尽量选择不易打碎的不锈钢餐具，避免玻璃和陶瓷制品。

3. 饮食护理

（1）增加饮食中的热量、蛋白质的含量及容易咀嚼的食物；少量多餐，定时监测体重变化；在饮食中增加纤维质与液体的摄取，以预防便秘。

（2）给予低盐、低脂、低胆固醇、适量优质蛋白的清淡饮食，多食蔬菜、水果和粗纤维食物，避免刺激性食物，戒烟、酒、槟榔等。

（3）进食时，安排愉快的气氛，因患者吞咽困难及无法控制唾液，所以有的患者喜欢单独进食；应将食物事先切成小块或研磨，给予粗大把手的叉子或汤匙，使患者易于进食；并给予患者充分的时间进食，若进食中食物冷却了，应予以温热再继续进食。

（4）吞咽障碍严重者，吞咽可能极为困难，在进食或饮水时有呛到的危险，而造成吸入性肺炎，不要勉强进食，可改为鼻饲喂养。

4. 症状护理

（1）对生活不能自理的患者应满足舒适和基本生活需要，保持衣着干净，无污物、汗渍，出汗多或流涎时应及时给予抹洗，并更换衣物被服。

（2）对有语言不清、构音障碍的患者，应仔细倾听患者的主诉，了解患者的需要，并尽量满足患者的需求；不可嘲笑患者，学患者说话，也不可随意中断和患者的谈话；教会患者用手势、字、画等与人交流，以表达自己的需求。

（3）鼓励患者进行面肌锻炼，如鼓腮、噘嘴、龇牙、伸舌、吹吸等训练，以改善面部表情和吞咽困难现象，协调发音，保持呼吸平稳、顺畅。

（4）对顽固性便秘者，应指导患者多进食粗纤维食物和新鲜水果；顺时针双手按摩腹部 2 次/日，15 分钟/次；服食蜂蜜或麻油 10~20ml/d，以助软化食物残渣；每日晨起时进温开水 200ml，以促进肠蠕动，必要时遵医嘱给予液状石蜡 30ml 口服，3 次/日，或给予果导、番泻叶、蓖麻油等缓泻剂，开塞露塞肛等以助排便，还可给予灌肠、人工协助排便等。便后应注意保持肛周清洁，做好皮肤护理。

（5）对排尿困难者应及时了解患者情况与原因，可热敷、按摩膀胱区或用温水冲洗外阴，让患者听流水声，以刺激排尿，必要时可进行导尿和留置导尿管，并做好留置导尿管的护理，防止泌尿系感染。

（6）对有幻视、幻听、幻嗅等精神症状者，应及时报告医师处理，并做好安全防护措施，防止自伤、坠床、坠楼、伤人、走失等意外，对猜疑心重的患者，应做好解释工作。

5. 预防护理

对卧床不起者应做好基础护理，每日被动活动肢体数次，防止压疮、坠积性肺炎、关节固定等。

6. 心理护理

针对患者及家属的不同心理反应予以心理疏导和心理支持，鼓励患者及家属正确面对 PD 的病情变化与形象改变，解释相关的知识，清除其心理障碍，多与他人交往，融入社会；对猜疑心重的患者，应多做解释工作，对患者的用药、治疗应向患者详细解释、说明，以取得其合作；与患者和家属共同探讨合理的用药和护理措施，以争取最佳疗效；对精神症状明显者，应做好安全防护工作，并取得家属的合作，关心患者，鼓励其树立信心，积极配合治疗。

7. 用药护理

PD 药物治疗均存在长期服药后疗效减退、不良反应明显的特点，故应指导患者及家属认真记录用药情况（药名、剂量、用药时间），症状缓解时间、方式，不良反应时间、类型、次数，有无精神症状及其表现和缓解情况，以便医师合理地调整用药方案。做好患者的个体化用药指导，避免患者及家属盲目用药。

（1）使用抗胆碱能药物，如苯海索或丙环定（开马君）等，可致患者口干、视物模糊、便秘、排尿困难、幻觉、妄想等，并可影响记忆，故用药中应详细记录患者的用药量、用药时间、药效、不良反应类型、持续时间等，并及时报告医师，做好相应处理，该药禁用于青光眼和前列腺肥大者。

（2）应用 DA 替代治疗药物左旋多巴和复方左旋多巴制剂，如美多巴、帕金宁、美多巴缓释剂、帕金宁控释片等，因这些药物能透过血-脑脊液屏障，在黑质细胞内脱羟形成 DA 而起作用，故应空腹用药，如餐前 1 小时或餐后 2 小时服药；在服用左旋多巴期间应禁用维生素 B_6（复方制剂不禁），因其为多巴脱羧酶的辅酶，用后可加强外周多巴脱羧酶的活性，降低药物疗效而增加其外周副作用；镇静剂中的氯氮䓬、地西泮、酚噻嗪类化合物、氟哌啶醇及降压剂中的利舍平均可对抗左旋多巴的作用而降低疗效，均应禁用。该类药物用量的个体差异大，故应遵从个体用药方案，从小剂量开始，根据病情需要逐渐加量，以最低有效量作为维持量，并详细了解、记录患者用药的药名、剂型、用量、药效时间、有无明显不良反应或过敏现象等。

长期应用左旋多巴制剂（多在用药 4~5 年后）可出现下列不良反应。①症状波动：一种为疗效减退或剂末恶化现象，指每次用药的有效作用时间缩短，症状随血药浓度发生规律性波动，此与服药剂量不足致血药浓度降低有关；另一种为"开-关"现象，指症状在突然缓解（"开"）与加重（"关"）之间波动，此与服药剂量无关。②运动障碍，又称异动症，可累及头面部、四肢、躯干，常出现在血药浓度高峰期（用药后 1~2 小时），与用药过量或 DA 受体超敏有关；双相运动障碍或运动障碍-改善-运动障碍（D-I-D），在剂峰和剂末均可出现；肌张力障碍，常在清晨服药前表现出足或小腿痛性肌痉挛。患者还可以出现生动的梦境、抑郁、错觉、幻觉、精神错乱等一系列精神症状、胃肠道症状、直立性低血压等，故详细了解患者的用药情况，主诉症状十分必要。

（3）应用DA能受体激动剂，如溴隐亭、泰舒达缓释片和协良行时，多与复方左旋多巴合用，应注意观察其体位变化时的血压变化及有无明显的精神症状，发生直立性低血压时应嘱患者卧床休息，体位变动时应缓慢移动，精神症状明显时可予氯氮平对抗，并酌情调整药物。

（4）金刚烷胺可促进DA在神经末梢的释放，该药不宜盲目加量，有肝、肾功能不全，癫痫，严重胃溃疡者慎用，孕妇与哺乳妇女禁用，服药期间应检查患者双下肢有无网状青斑、水肿，了解患者食欲、睡眠、神志等情况，及时发现神经精神症状等不良反应并报告医师。

8. 认知训练

（1）记忆训练：根据患者的病情和文化程度，可教他们记一些数字，由简单到复杂反复进行训练；亦可把一些事情编成顺口溜，让他们记忆背诵；亦可利用玩扑克牌、玩智力拼图、练书法等，以帮助患者扩大思维和增强记忆。讲述有趣的往事或小故事，以强化其回忆和记忆。具体方法包括顺叙数字、倒叙数字、图形记忆、词组记忆、数字运算等。顺叙数字和倒叙数字要求被试者记住一组阿拉伯数字，然后顺向或反向说出它们，数字的个数逐渐递增。图形记忆、词组记忆是要将看过的图片、单词复述出来。

（2）现实定向训练：训练包括时间定向、人物定向及地点定向等方面，在患者的病房内设置易懂、醒目的标志，设置患者熟悉的物品，反复训练，使其认识病房、厕所的位置；与患者接触时反复宣讲一些生活的基本知识及护士的姓名，并要求患者能够记忆；利用小黑板和日常生活护理时反复向患者讲述日期、时间、上下午、地点、天气等，使患者逐渐形成时间概念。指导患者将每日要做的事情及活动写出来，提醒其去执行。

（3）回忆及生活回顾训练：由于痴呆患者远期记忆在疾病的大部分时间内仍保存着，因此有着许多回忆和整合过去的能力，表现为主动的回忆和重整过去的方式。回忆内容可能很难记清，但他保持着情感方面的记忆。促进回顾生活的方法是：用小道具（相片、书籍或旧的物品）、激发物等，让患者通过剪贴簿、相册、收集旧信等，建立个人的大事记。具体活动包括：朋友旅行、聚会、口头或书面的生活工作总结等。

这些活动通常可在训练小组内进行。音乐熏陶也是一种手段，包括在家弹钢琴、唱歌等。痴呆患者的回忆训练，不是个人内在的功能，主要是在社会的大环境中，激发患者回忆经历中各个方面的积极内容，如特殊人物、事件或时代，识别并强化成就感。

（4）认知矫正治疗（CRT）：一种多维认知技巧强化训练方法，能特异性地针对各种认知功能缺陷进行治疗。在治疗师一对一帮助下，利用纸和笔等工具。包括 3 个主要模块：认知灵活性、记忆、计划。主要目的是改善患者的注意力、记忆力和执行功能等认知功能。

（5）计算机化的认知矫正治疗（CCRT）：包括四个模块：认知转换、记忆、计划和社会认知，每个模块都特异针对不同的认知缺陷领域。重点教会患者运用各种信息加工策略，提高注意力、记忆力，执行功能和社会认知。每个模块都包含了一系列的练习，每项练习有多个难度，每个难度有多个任务，在多节练习中反复出现。通过这种方法，任务和技巧就会得到集中强化。

【健康教育】

1. 保证正常心态和有规律的生活，克服不良生活习惯和嗜好，均衡饮食，积极预防便秘。

2. 保持有益的娱乐爱好，积极开展康复锻炼，以提高生活质量。

3. 积极预防感冒、受凉、跌倒、坠床等并发症的诱因。

4. 注意定期门诊复查，了解血压、肝肾功能、心脏功能、智力等变化，并在医师指导下合理用药，做好病情记录。

5. 如患者出现发热、骨折、疗效减退或出现运动障碍时，应及时就诊，切忌自行盲目用药。

第二节　小舞蹈病

小舞蹈病又称 Sydenham 舞蹈病、风湿性舞蹈病，是急性风湿热在中枢神经系统的常见表现，主要特征为不自主的舞蹈样动作、肌张力低下、运动减弱、自主运动障碍和情绪改变。发病年龄多为 5~15 岁，3 岁以前或 15 岁以后起病者少见。女性多于男性。本病与自身免疫反应及内分泌改变有关。

小舞蹈病并非梗死性疾病，即使不经治疗，3~6个月也可自行缓解，适当治疗可缩短病程。但复发者并不少见。

【临床表现】

1. 一般情况

病前常有上呼吸道炎、咽喉炎等 A 群链球菌感染史。全身症状可轻微或完全缺如。刚起病时可无发热，但至后期则可出现发热、皮肤苍白及贫血等症状。可合并风湿热的症状，如发热、扁桃体炎、关节炎和（或）风湿性心脏病的表现。

2. 舞蹈样运动

舞蹈样动作可发生于身体任何部位，常起于一肢逐渐发展至一侧，再蔓延至对侧及全身，出现耸肩转颈、挺胸扭腰、翻掌甩臂、踢腿屈膝等，与患者握手时可发现其握力不均匀，时大时小，变动不已，称为"挤奶女工捏力征"。下肢的不自主运动表现为步态颠簸，常常跌倒，严重时无法行立、进食和交谈。面部的舞蹈样动作表现为皱额、努嘴、眨眼、吐舌变换不已，舌肌、咀嚼肌、口唇、软腭及其他咽肌的不自主运动可引起舌头咬破、构音困难以及咀嚼和吞咽障碍。呼吸可因躯干肌和腹肌的不自主运动而变为不规则。舞蹈样运动在情绪紧张、技巧动作与讲话时明显，睡眠时消失。

3. 肌张力及肌力减退

肢体软弱无力与舞蹈样动作、共济失调一起构成小舞蹈病的三联征。由于肌张力和肌力减退导致特征性的旋前肌征，即当患者举臂过头时，手掌旋前；当手臂前伸时，因张力过低而呈腕屈、掌指关节过伸，称舞蹈病手姿，可伴手指弹钢琴样小幅舞动。若令患者紧握检查者第二、第三手指时，检查者能感到患者的手时紧时松，是为"挤奶女工捏力征"，或称盈亏征。膝反射常减弱或消失。该病变异型除可表现为偏侧小舞蹈病症或局限性小舞蹈病症外，极少数患者可因锥体束损害发生瘫痪，称麻痹性舞蹈病。

4. 共济失调

指鼻试验、跟膝胫试验、快速轮替动作、直线行走不能精确完成。

5. 精神症状

精神改变轻重不等。多数患者有情绪不稳定，易兴奋而致失眠，有的则骚动不安或出现狂躁、抑郁和精神分裂症样的症状，亦可出现妄想、幻觉或冲动行动。周围的嘈杂声音或强光刺激均可使患者的骚动及舞蹈样动作明显加重。有些患者的精神症状可与躯体症状同样显著，以至呈现舞蹈性精神病。随着舞蹈样运动消除，精神症状很快缓解。

6. 其他

曾有报道儿童舞蹈病患者合并有中央视网膜动脉梗死。多数学者认为此系患者合并有隐性心脏瓣膜病而引起视网膜动脉的栓塞所致。另一可能为局部的血管炎引起血栓形成。

【辅助检查】

1. 血清学检查

白细胞增多，血沉增快，C 反应蛋白效价、黏蛋白、抗链球菌溶血素"O"效价、抗链球菌 DNA 酶 B 效价升高。由于小舞蹈病多发生在链球菌感染后 2~3 个月甚至 6~8 个月时，故不少患者发生舞蹈样运动时链球菌血清学检查为阴性。

2. 脑脊液检查

通常正常，少数患者有白细胞增多。

3. 咽拭子培养

可查见 A 群链球菌。

4. 血清抗神经元抗体效价检查

抗体效价升高，抗体效价的高低与小舞蹈病症状的轻重直接关联。

5. CT 和 MRI 检查

显示尾状核区低密度灶及水肿，MRI 示尾状核头部与底节其他部位，尤其是壳核，在 T_2 加权条件下，信号增强，临床好转时消退。

6. SPECT 检查

可示尾状核头部与底节其他部位，尤其是壳核处灌注减退。

7. PET 检查

显示纹状体代谢过盛，随症状缓解，恢复正常。

8. 脑电图检查

有 55%~75% 舞蹈症患者在病程高峰时可有轻微脑电图异常，表现为顶枕区高幅弥漫性慢波，α 节律减少，局限性痫样发放及偶然出现的 14Hz 或 6Hz 正相棘波的发放。

【诊断依据】

依据起病年龄、特征性舞蹈样运动、随意运动不协调、肌张力降低、脑电图异常等有助于诊断。若伴有急性风湿病的其他表现（关节炎、扁桃体炎、心脏病、血沉增快等），经抗风湿治疗及安定剂或阻滞多巴胺受体的药物等对症治疗有效，在排除其他运动疾病后可以诊断。

【治疗原则】

1. 一般处理

轻症患者卧床休息即可，保持环境安静，降低室内亮度，避免刺激，防止外伤，适当配用镇静剂。注意保证营养，并给予维生素 B_6、维生素 C 等。

2. 病因治疗

确诊本病后，无论病症轻重，均应使用青霉素或其他有效抗生素治疗，10~14 天为一疗程。同时给予水杨酸钠或泼尼松，症状消失后再逐渐减量至停药，防止或减少复发，并控制发生心肌炎和心瓣膜病。为了预防链球菌感染，建议连续预防性每日口服青霉素，直至约 20 岁。

3. 对症治疗

舞蹈症状可用地西泮 2.5~5mg，或硝西泮 5.0~7.5mg，或丁苯那嗪 25mg，每日 2~3 次；泰必利 50~100mg 或氯丙嗪 12.5~25mg，每日 2~3次；亦可用氟哌啶醇，也用 4~5 周。作用机制不详。通常能在 5~10 天内控制不自主运动，症状好转后，仍须续用几周，再缓慢停药。症状复发，重新启用。

【护理评估】

1. 健康史

（1）了解既往史和用药情况

①询问患者既往身体情况，了解既往是否有风湿热病史、溶血性链球菌感染病史、各种病毒细菌等慢性感染病史。②询问患者家庭成员情况，了解患者是否已有子女，了解患者是否有服用避孕药史或正在妊娠。③询问患者服药情况，了解患者是否正在接受系统治疗或曾用药治疗，药物疗效，有无明显的不良反应。

（2）了解生活方式和饮食习惯

①了解生活习惯、学习和工作情况，询问患者居住的环境条件如何，保暖、防寒的防护措施怎样。②询问患者饮食习惯与嗜好，有无饮用咖啡或吸烟饮酒史。③检查患者全身肌肉及皮下脂肪分布情况，了解有无营养不良表现等。④了解患者家族史，是否有其他神经系统疾病或精神病（如癫痫、神经症、酒精中毒）等病史，有无风湿性疾病史。

（3）询问起病情况及病程

①询问患者起病时间，了解起病形式，详细询问患者起病前是否有细菌或病毒感染病史，了解患者是亚急性或隐袭性起病还是急性起病。②询问患者起病前有无发热、关节疼痛、扁桃体肿大等感染前驱症状。③询问患者有无受寒、感冒、长期处于潮湿阴冷环境等明显诱因。④询问患者在什么情况下病情可加重或缓解，了解病情缓解的方式、时间，舞蹈样动作常在情绪紧张时加重，安静时减轻，睡眠时消失，且常在起病后2~4周内加重，3~6个月内可自行缓解。

2. 身体状况

（1）观察神志、瞳孔和生命体征的情况

①询问患者病情，观察神志是否清楚，有无意识障碍及其类型。当病变累及大脑皮质时，可出现一过性意识障碍。②观察瞳孔大小及对光反射是否正常。③观察生命体征情况，监测体温、脉搏、呼吸情况。

（2）评估有无神经功能受损

①观察患者面部表情及肢体活动情况，了解有无明显的舞蹈样动作。②观察肌力与肌张力变化，了解有无肢体活动障碍、共济失调表现。③询问患者进食情况，检查语言、吞咽功能。病变损伤脑干时，可出现言语含糊不清、吞咽障碍等。④询问患者有无精神及情感障碍。如注意力散漫、易激惹、易兴奋、躁动、失眠、抑郁、精神错乱、妄想、幻觉、冲动行为等。周围环境改变如声音嘈杂、强光刺激等可使上述症状加重。⑤了解有无急性风湿热的表现，如发热、扁桃体肿大、关节痛、皮下结节、皮肤红斑及风湿性心脏病等。

3. 心理-社会状况

评估患者及家属是否因为该病的表现受到社会的嘲笑、讥刺和指责，自尊受到伤害而产生悲观失望等消极的情绪反应。应告知患者及家属本病的预后大多较好，应树立信心，正确对待疾病。

【护理诊断】

1. 有对他人施行暴力的危险：与幻觉、妄想、精神运动性兴奋、意向倒错及自知力缺乏等因素有关。

2. 有自杀的危险：与命令性幻听、自罪妄想、意向倒错及焦虑抑郁状态而产生的羞耻感有关。

3. 不依从行为：与幻想、妄想状态、自制力缺乏、木僵、违拗、担心药物耐受性及新环境的不适应有关。

4. 营养失调——低于机体需要量：与幻觉、妄想、极度兴奋、躁动、消耗量明显增加，紧张性木僵而致摄入不足及违拗不合作有关。

5. 睡眠型态紊乱：与幻觉、妄想、兴奋、环境不适应、警惕性高及睡眠规律紊乱有关。

6. 感知觉紊乱：与患者注意力不集中、感知觉改变有关。

7. 沐浴/卫生处理缺陷：与丰富的精神症状、紧张性木僵状态、极度焦虑紧张状态、由于自伤或他伤导致行动不便及精神衰退有关。

8. 感染：病前常有呼吸道炎、咽喉炎等 A 群链球菌感染史，易出现感染性扁桃体炎、中耳炎、急性咽炎、淋巴结炎等疾病。

【护理措施】

1. 日常护理

（1）轻症患者多卧床休息，适当参加户外活动，如散步；重症者宜完全卧床休息，加强肢体的主动和被动运动；病情稳定后，鼓励患者进行床上、床旁、室内、室外的主动活动。

（2）保持病房内光线柔和，温度适宜，通风良好，避免在阴冷、潮湿地方生活，宜睡硬板床，铺盖柔软、保暖；保持环境清洁安静，不受噪声干扰。

（3）体温过高时应遵医嘱给予物理降温或药物降温。

（4）疾病活动期患者关节疼痛明显者，可给予冰敷、热敷，液状石蜡浴或高级电脑中频等理疗手段，必要时给予镇痛剂；教会患者和家属活动关节的方法，鼓励患者正确活动肢体，防止关节变形。

2. 用药护理

告知药物作用与用法，注意药物的疗效与不良反应，及时报告医师处理。

（1）应用青霉素等抗生素防治风湿热时，应了解患者的过敏史、用药史，并做皮试，皮试阴性后方可应用。一般 10~14 天为 1 个疗程，用药过程中应注意观察药物疗效和患者有无皮疹、腰痛、血尿等迟发超敏反应，并及时给医师反馈信息。

（2）应用水杨酸钠类药物治疗时，治疗时间为 6~12 周，可有头痛、胃肠道反应、肝肾功能损害、高血压等不良反应，应注意观察并及时指导患者按时、按量餐后服药。

（3）风湿症状明显，加用泼尼松等激素类药物治疗时，应注意加用钙剂和维生素 D 等防止骨质疏松等不良反应，定期测量血压、体重，检查血常规、尿常规、心电图（ECG）和血电解质，注意患者精神和情绪的改变，预防应激性溃疡。

（4）应用氟哌啶醇及氯丙嗪等控制舞蹈样动作时，可诱发肌张力障碍，应注意观察用药后的疗效、作用时间与有无锥体外系的不良反应，报告医师处理。

3. 饮食护理

患者有构音不清、吞咽困难时不可强行喂食，必要时可行鼻饲，给予高纤维、优质蛋白和高热量的饮食，禁饮咖啡，戒烟酒；规律进食，忌暴饮暴食，应少食多餐。对吞咽障碍、鼻饲者应给予相应的护理。

4. 安全护理

（1）肢体动作活动度大者要做好防护，但不可使用约束带强制捆绑患者，以防骨折；下肢步态不稳者注意防止跌倒，室内无锐利器物或装饰，家具的锐角部分最好包裹好，以防外伤。

（2）对幻觉、妄想等精神症状明显的患者应做好安全防护工作，防止发生坠楼、坠床、走失等意外。

5. 皮肤护理

保持皮肤清洁干燥，防止皮肤破损。

6. 心理护理

告知患者及家属本病为自限性疾病，患者预后大多较好。应树立信心，正确对待疾病；争取病儿所在学校师生的理解与支持，避免嘲笑、讽刺或指责，给患者营造一个良好的康复环境；因病需要暂时停止学业的患儿，可在其情绪稳定时，指导或帮助家属共同辅导学习功课，以防学业荒废而使其产生悲观失望等消极的情绪反应。

【健康教育】

1. 鼓励患者坚持学习与工作，保持正常的心态和有规律的生活，不可自暴自弃。病儿外出时应有人陪同。

2. 改善不良的居住环境，做好保暖、防寒、防湿工作，适当锻炼，防止感冒、受凉等不良诱因和失用性肌萎缩。

3. 克服不良饮食习惯，合理营养，增强体质。

4. 指导育龄妇女正确选择受孕条件和使用避孕药，以减少病情复发的机会。

5. 遵医嘱合理用药，并定时门诊复查血、尿常规，肝、肾功能等。

6. 有感染、剧烈头痛、腹痛等表现时请及时就医。

第三节　肝豆状核变性

肝豆状核变性（HLD）又称 Wilson 病（WD），是一种以铜代谢障碍所致的肝硬化和以基底节损害为主的脑部变性疾病。WD 好发于青少年，主要病理改变为豆状核变性而引起肝硬化。

WD 是一种全身多脏器疾病，主要累及肝、脑、角膜、肾脏等部位，临床表现为进行性加剧的肢体震颤、肌强直、构音困难、精神改变、肝硬化及角膜色素环（K-F 环）、肾功能损害等。

WD 的预后主要取决于治疗的早晚和发病时肝脏的情况及肝脏疾病进展的快慢，如不及时积极治疗，病情常持续进展，晚期多死于严重肝硬化、肝功能衰竭或并发感染。

【临床表现】

1. 肝症状

以肝病作为首发症状者占 40%~50%，儿童患者约 80% 出现肝脏症状。肝脏受累程度和临床表现存在较大差异，部分患者表现为肝炎症状，如倦怠、乏力、食欲不振，或无症状的转氨酶持续增高；大多数患者表现为进行性肝肿大，继而进展为肝硬化、脾肿大、脾功能亢进，出现黄疸、腹水、食管静脉曲张及上消化道出血等；一些患儿表现为暴发性肝衰竭伴有肝铜释放入血而继发的 Coomb 阴性溶血性贫血。也有不少患者并无肝肿大，甚至肝缩小。

2. 神经系统症状

以神经系统症状为首发的患者占 40%~59%，其平均发病年龄比以肝病首发者小 10 岁。铜在脑内的沉积部位主要是基底节区，故神经系统症状突出表现为锥体外系症状。最常见的症状是以单侧肢体为主的震颤，逐渐进展至四肢，震颤可为意向性、姿位性或几种形式的混合，震辐可细小或较粗大，也有不少患者出现扑翼样震颤。肌张力障碍常见，累及咽喉部肌肉可导致言语不清、语音低沉、吞咽困难和流涎；累及面、颈、背部和四肢肌肉引起动作缓慢僵硬、起步困难、肢体强直，甚至引起肢体和（或）躯干变形。部分患者出现舞蹈样动作或指划动作。WD 患者的少见症状是周围神经损害、括约肌功能障碍、感觉症状。

3. 精神症状

精神症状的发生率为 10%~51%。最常见为注意力分散，导致学习成绩下降、失学。其余还有：情感障碍，如暴躁、欣快、兴奋、淡漠、抑郁等；行为异常，如生活懒散、动作幼稚、偏执等，少数患者甚至自杀；还有幻觉、妄想等。极易被误诊为精神分裂症、躁狂抑郁症等精神疾病。

4. 眼部症状

具有诊断价值的是铜沉积于角膜后弹力层而形成的 K-F 环，呈黄棕色或黄绿色，以角膜上、下缘最为明显，宽约 1.3cm，严重时呈完整的环形。应行裂隙灯显微镜检查予以肯定和早期发现。7 岁以下患儿此环少见。

5. 肾症状

肾功能损害主要表现为肾小管重吸收障碍，出现血尿（或镜下血尿）、蛋白尿、肾性糖尿、氨基酸尿、磷酸盐尿、尿酸尿、高钙尿。部分患者还会发生肾钙质沉积症和肾小管性酸中毒。持续性氨基酸尿可见于无症状患者。

6. 血液系统症状

主要表现为急性溶血性贫血，推测可能与肝细胞破坏致铜离子大量释放入血，引起红细胞破裂有关；还有继发于脾功能亢进所致的血小板、粒细胞、红细胞减少，以鼻、齿龈出血，皮下出血为临床表现。

7. 骨骼肌肉症状

2/3 的患者出现骨质疏松，还有较常见的是骨及软骨变性、关节畸形、"X"形腿或"O"形腿、病理性骨折、肾性佝偻病等。少数患者出现肌肉症状，主要表现为肌无力、肌痛、肌萎缩。

8. 其他

其他病变包括：皮肤色素沉着、皮肤黝黑，以面部和四肢伸侧较为明显；鱼鳞癣、指甲变形。内分泌紊乱如葡萄糖耐量异常、甲状腺功能低下、月经异常、流产等。少数患者可发生急性心律失常。

【辅助检查】

1. 铜生化测定

（1）血清铜蛋白（CP）：WD 患者血清 CP 常显著降低，甚至为零（正常人 CP 为 $0.26\sim0.36g/L$，12 岁前儿童正常值为 $0.25\sim0.4g/L$）。

（2）血清铜：与血清 CP 一样，血清铜也与病情、治疗效果无关，90%血清铜含量降低（正常值为 $14.7\sim20.5\mu mol/L$）。

（3）尿铜：一般饮食条件下，正常值为小于 $0.63\mu mol/L$，尿铜量的变化可作为临床排铜药物剂量调整的参考指标。未治疗时增高数倍至数十倍，服用排铜药物治疗后尿铜进一步提高，待体内蓄积铜大量排出后，尿铜量逐渐降低。

（4）肝组织铜：正常值为 $50\mu g/g$ 干重，绝大多数患者在 $250\mu g/g$ 干重以上，杂合子及一些肝病患者肝组织铜含量增高，但不超过 $250\mu g/g$ 干重，但如穿刺在肝组织中新生的肝硬化结节上，则会出现假阴性结果。

（5）离体皮肤或纤维细胞培养：可用于早期诊断和症状前诊断。经高浓度铜培养液传代孵育的患者皮肤成纤维细胞，其胞质内铜/蛋白比值远高于杂合子及对照组，结果无重叠。

2. 肝、肾功能检查

以锥体外系症状为主要表现的患者，早期可无肝功能异常；以肝损害为主要表现者可出现不同程度的肝功能异常，如血清总蛋白含量降低、γ-球蛋白含量增高等；以肾功能损害为主要表现者由于铜沉积于肾小管、肾小球，造成肾小管重吸收障碍，可出现尿素氮、肌酐增多、肾性糖尿、蛋白尿、高钙尿等。

3. 影像学检查

头颅 CT 和 MRI 总异常率为 85%。头颅 CT 检查可见脑室扩大，基底核区低密度影，大脑、小脑、脑干萎缩等对称性改变；MRI 可见脑室扩大，脑萎缩。基底核尤其是壳核，尾状核对称性 T_1 低信号，T_2 高信号。

4. 骨关节 X 线检查

约 96% 的患者有骨关节 X 线异常。最常见受损部位为双腕关节以下或双距小腿关节以下，主要表现为骨质疏松、骨关节炎、骨软化、脊椎骨软骨炎、关节周围及关节内钙化、骨关节外翻、自发性骨折等。

5. 基因诊断

如限制性酶切片段长度多态性（RFLP）连锁分析、单链构象多态性（SSCP）、异型复试分析（HA）、荧光 PCR 法等。

6. 放射性铜检查

通过对口服或静脉注射 ^{64}Cu 或 ^{63}Cu 后，对血浆中放射性铜浓度的两个高峰进行检测。

【诊断标准】

本病根据临床表现及辅助检查结果不难诊断，诊断标准如下：

1. 肝病史或肝病征/锥体外系病征。
2. 血清 CP 含量显著降低和（或）肝铜含量增高。
3. 角膜 K-F 环。
4. 阳性家族史。

【治疗原则】

1. 螯合剂药物治疗

（1）D-青霉胺：是首选的排铜药物，尤其是以肝脏症状为主者。以神经症状为主的患者服用青霉胺后 1～3 个月内症状可能恶化，而且有 37%～50% 的患者症状会加重，且其中又有 50% 不能逆转。使用前需行青霉素皮试，阴性者方可使用。青霉胺用作开始治疗时剂量为 15～25mg/kg，宜从小剂量开始，逐渐加量至治疗剂量。然后根据临床表现和实验室检查指标决定逐渐减量至理想的长期维持剂量。本药应在进餐前 2 小时服用。青霉胺促进尿排铜效果肯定，10%～30% 的患者发生不良反应。补充维生素 B_6 对预防一些不良反应有益。

（2）曲恩汀或三乙烯羟化四甲胺：本药排铜效果不如青霉胺，但不良反应轻于青霉胺。250mg，每日 4 次，于餐前 1 小时或餐后 2 小时用。本药最适合用于不能使用青霉胺的 WD 患者。但国内暂无供应。

（3）其他排铜药物：包括二巯基丙醇（BAL，因不良反应大，已少用）、二巯基丁二酸钠（Na-DMS）、二巯基丁二酸胶囊、二巯基丙磺酸钠（DMPS）等重金属离子螯合剂。

2. 阻止肠道对铜吸收和促进排铜的药物治疗

（1）锌制剂：锌制剂的排铜效果低于和慢于青霉胺，但不良反应轻，适用于 WD 维持治疗和症状前患者治疗的首选药物；也可作为其他排铜药物的辅助治疗。常用的锌制剂有硫酸锌、醋酸锌、甘草锌、葡萄糖酸锌等。锌制剂应饭后服药，不良反应有胃肠道刺激、口唇及四肢麻木、烧灼感。锌制剂（以醋酸锌为代表）的致畸作用被食品和药品监督管理局（FDA）定为 A 级，即无风险。

（2）四硫钼酸胺（TIM）：该药能在肠道内与蛋白和铜形成复合体排出体外，可替代青霉胺用作开始驱铜治疗，但国内无药。

3. 护肝治疗

大剂量 B 族维生素、维生素 C、葡醛内酯、肌苷等。

4. 对症治疗

非常重要，应积极进行。神经系统症状，特别是锥体外系症状、精神症状、肝病、肾病、血液和其他器官的病损，应给予相应的对症治疗。脾肿大合并脾功能亢进者，特别是引起血液三种系统都降低者应行脾切除手术。对晚期肝衰竭患者肝移植是唯一有效的治疗手段。

5. 手术治疗

严重脾功能亢进可导致长期白细胞和血小板显著减少，常易出血和感染，青霉胺也可使白细胞和血小板减少，这类患者可行脾切除术，治疗无效的严重病例也可考虑肝移植。

6. 症状前 WD 患者的治疗

WD 是一种可有效治疗的神经遗传病，若能在症状出现前明确诊断并进行驱铜治疗，常能使患者长期保持无症状，获得与正常人接近的生活质量和寿命。

【护理评估】

1. 健康史

（1）询问起病情况

①详细了解起病年龄和起病方式。询问患者起病时间、年龄，了解患者病情发展状况，一般情况下，少年型起病多为急性，发展迅速，预后差；晚发型多为亚急性和慢性起病，进展缓慢，经积极治疗后存活期多较长。②询问患者有无消化不良、恶心、呕吐、低热等前驱症状。由于肝功能障碍，少数患者可首先出现肝功能受损的症状。③了解有无神经系统症状，如患儿出现情感障碍，强哭、强笑，学习成绩退步，不能适应学校生活等，多由脑功能障碍所致。④了解有无外伤、感染等诱因。

（2）了解既往史和用药情况

①询问患者既往身体状况，了解既往是否有急、慢性肝炎，肝硬化、精神病、舞蹈病和抽搐病史。②询问患者是否服药，服用何药物，详细了解是否接受过或正在接受驱铜药物治疗，药物的疗效怎样，有无明显的毒副作用，是否坚持药物治疗与饮食治疗同时进行。

（3）了解生活方式和饮食习惯

①询问患者籍贯及住所，了解生活环境与生活习惯，有无长期生活在高铜自然环境中或长期接触铜等重金属物质。②询问患者的进食情况，了解有无喜食含铜量多的食物的饮食习惯；询问患者有无烟酒嗜好。③询问患者的家庭成员情况，了解患者家族近亲中有无同样或类似病史，特别是同胞兄妹中；家系中有无杂合子（WD 基因携带者）；有无家族史。

2. 身体状况

（1）观察神志、瞳孔和生命体征的情况

①询问患者病情，观察神志是否清楚，有无意识障碍及其类型：患者出现神志不清、表情淡漠、谵妄、躁动不安时应警惕肝衰竭、肝性脑病发生。②观察瞳孔大小及对光反射是否正常：疾病早期，患者瞳孔及对光反射均正常；疾病后期，由于肝、脑功能严重受损，患者可出现瞳孔散大，对光反射迟钝或消失。③密切注意生命体征变化，观察有无急性肝衰竭、食管静脉曲张破裂出血、肝性脑病或急性溶血性贫血所致的体温升高、脉搏细数、呼吸异常、血压下降等。

（2）评估有无神经功能受损

①检查双眼有无特征性的 K-F 环，此为铜沉积于角膜后缘弹力层所致，在光线斜照或裂隙灯显微镜下，可发现角膜与巩膜交界处，位于角膜内，呈绿褐色或金褐色的色素。②检查皮肤颜色，了解有无色素沉着现象，由于肝功能受损、脑功能障碍导致内分泌代谢失调及铜沉积，可出现一系列皮肤改变，如皮肤有黄疸表现，面部及双小腿伸侧色素沉着现象严重，可有特有的古铜色面容和肝掌、蜘蛛痣等。观察皮肤有无粗糙不光滑感，有无弹性改变、水肿，有无发热感，有无皮下出血、青紫、皮下静脉曲张及急性溶血性贫血征等。③询问患者进食情况，由于肝功能受损，患者消化不良，可出现食欲缺乏、胃肠不适现象；了解有无倦怠、无力、肝区疼痛等肝部损害表现或肝硬化所致腹水、脾大、食管静脉曲张破裂出血等现象。④检查患者肢体活动情况，观察患者有无锥体外系体征：如手足徐动，肢体呈舞蹈样动作，静止性、意向性或姿势性震颤等，检查患者有无肌强直、运动迟缓、构音困难、言语讷吃等现象。⑤询问患者病情或与之交谈，了解有无智力、精神及情感障碍。脑皮质损害可有智力衰退及情感、行为、性格的改变，如表情怪异不自然，记忆力减退、注意力不集中，易激动、躁动，欣快感，对周围环境缺乏兴趣等；疾病晚期，还可出现幻视、幻听等器质性精神病症状。⑥询问患者有无肢体疼痛感，局部有无发红、发硬现象，检查有无关节疼痛、变形等表现，由于钙、磷代谢障碍，患者可出现肾性骨质疏松、软骨变性等。⑦询问患者每日尿便情况，注意观察有无尿便障碍。

3. 心理-社会状况

评估患者及家属是否正确了解 WD 的相关知识，是否真正了解病情，克服了心理上的障碍和学习上的困难，增强自我保护意识，是否克服了不良心理状态，克服了抑郁、多虑的心理障碍。

【护理诊断】

1. 肝衰竭

铜代谢障碍而在肝脏大量沉积，引起肝小叶硬化所致。

2. 神经系统症状

铜代谢障碍在肝脏大量沉积，当肝细胞中溶酶无法容纳时，铜通过血液向各个器官散布和沉积，神经系统受损所致。神经系统受损后产生相应的症状如运动障碍、吞咽困难和精神异常。

【护理措施】

1. 一般护理

早期为主动舒适体位，鼓励患者加强主动运动，做力所能及的工作和家务；急性期或肝、肾功能损害严重，引起骨质疏松、腹水等症状时，要求患者卧床休息，保持室内环境安全、安静，光线柔和，以利患者休息，保证患者睡眠质量；有食管静脉曲张破裂出血或肝性脑病征象者，应予侧卧位或平卧头侧位，床头抬高15°~30°，以防呕吐物窒息；缓解期鼓励患者适当进行床旁、室内、户外或公共场所活动，避免从事精神紧张和高度刺激性的工作或游戏，避免观看紧张、恐怖的影视作品，以免加重病情；晚期患者绝对卧床休息，适当给予肢体被动运动与按摩。

2. 安全护理

（1）对有意识障碍和精神症状的患者，应装床栏、护窗，以防坠床等意外，对伴有明显舞蹈样动作等锥体外系病征者，尽量不用约束带，以免发生骨折、脱臼等并发症。

（2）对有精神智力障碍者应备写有患者姓名、年龄、所患疾病、住址、联系电话、目前用药名称的卡片，放入患者贴身口袋或做成手镯系于患者手腕，以防患者外出活动中走失或发生意外。

3. 病情监测

观察肝功能损害的表现有无加重，如黄疸是否加深，有无肝区痛、肝大、脾大、腹水、水肿；有无皮下出血、牙龈出血、鼻出血或消化道出血；有无血清电解质与尿铜的变化；防止急性肝衰竭或肝性脑病发生。

4. 饮食护理

（1）适宜摄取含铜量较低的食物，如精白米面、牛奶、萝卜、藕、茸蓝、小白菜、瘦猪肉、鸡肉、鸭肉（去皮去油）、土豆、橘子、苹果、桃子、砂糖等，其中牛奶不仅含铜量低，长期多量食用还有排铜功效。

（2）避免摄入高铜食物，如贝类、虾蟹、动物内脏和血、豆类、坚果类、巧克力、咖啡等，勿用铜制炊具；可给予高氨基酸或高蛋白饮食。

（3）有食管静脉曲张者应给予相应的少渣软食，进食时注意细嚼慢咽，不宜食用多纤维、油炸、油腻食物。

（4）有吞咽困难的患者不可强行喂食，部分患者可待症状缓解后缓慢喂以软食或半流质、流质饮食；有反呛的患者应给予鼻饲流质，并给予相应的鼻饲护理。

5. 用药指导

指导患者及家属遵医嘱服药，并告知药物不良反应与服药注意事项。服用 D-青霉胺治疗前要做青霉素皮试，皮肤阴性者方可使用。当出现发热、皮疹、血白细胞减少等过敏反应时，告诉医师暂时停药；少数患者服药早期可出现症状加重，尤其是神经系统症状，继续服药可逐渐改善。D-青霉胺常见的不良反应为：胃肠道反应，如恶心、呕吐、上腹不适，皮肤变脆易损伤；长期服用可出现自身免疫性疾病，如肾病、溶血性贫血、再生障碍性贫血等；宜同时补充维生素 B_6，避免并发视神经炎。使用二巯丙醇治疗时，易导致局部疼痛、硬结或脓肿，应注意深部肌内注射。

6. 心理护理

首先应帮助患者及家属正确了解 WD 的相关知识，消除顾虑，增强信心，准备接受长期治疗。少年型患者应保持与学校、父母和医师间的联系，让学校、老师、同学了解其病情，帮助其克服心理上的障碍和学习上的困难，增强自我保护意识，避免某些危险的活动、游戏和区域。对晚发型应帮助其树立正确的人生观和婚恋观念，正确评价自己，选择适合的工作，体验人生价值感，克服不良心理状态，抑郁、多虑者可给予心理疏导。

【健康教育】

1. 建议患者安排好自己的学习，选择适当的工作，鼓励患者融入社会，发展自己的兴趣爱好。

2. 指导患者树立正确的婚恋观和生育观，杂合子携带者禁忌与杂合子携带者结婚，以免其子代发生纯合子；长期服药育龄妇女应做好避孕工作，未育妇女在病情稳定、全身情况允许条件下，可在妇产科、内科医师共同监测下选择生育子代。

3. 同胞兄妹中有 WD 的家庭近亲成员应做好血清 CP、血清铜、尿铜等的监测，以便及早发现症状前纯合子或杂合子，及早治疗。

4. 坚持长期用药，并定期门诊复查血清 CP、血清铜、尿铜及肝肾功能变化，根据医师建议合理用药。

5. 精神、神经症状明显时不宜单独外出，最好有专人陪同，并备疾病资料小卡片或小手镯，以防万一。

6. 指导患者及家属保持良好的心态，避免负性情绪刺激而使病情反复。

7. 对有动作怪异、荒诞等症状者予以修饰指导。

第九章　神经-肌肉接头与肌肉疾病患者的护理

第一节　重症肌无力

重症肌无力（MG）是一种神经-肌肉接头传递功能障碍的获得性自身免疫性疾病，该疾病以骨骼肌无力和异常疲劳为特征，多侵犯眼外肌、咀嚼肌、吞咽肌、颈肌、肢带肌和呼吸肌，运动时无力加重，休息或应用胆碱酯酶抑制剂后症状减轻，具有缓解与复发倾向。

MG 任何年龄均可发病，20~40 岁常见，女性多于男性。少数病例可自然缓解，常发生在起病后 2~3 年内。个别病例呈暴发型，多数病例迁延数年至数十年，需用药维持，病情常有波动。若累及呼吸肌可出现呼吸困难，称为 MG 危象，是本病致死的主要原因。

【临床表现】

1. 症状

（1）眼外肌受累时表现为一侧或双侧上睑下垂、复视，重者眼球活动明显障碍甚至固定。

（2）面部表情肌受累时表现为面部表情困难、闭目示齿无力。

（3）咀嚼和吞咽肌受累时表现为咀嚼和进食费力、讲话带鼻音、吞咽缓慢，甚至完全不能进食。

（4）颈肌受累时表现为抬头和竖颈困难。

（5）四肢肌群受累以近端肌无力为主，表现为抬臂或抬腿困难。

（6）呼吸肌受累（肋间肌及膈肌）时表现为咳嗽无力、呼吸困难。

（7）心肌偶可受累，可引起猝死。

2. 体征

依照受累肌肉有上述相应体征，偶有肌肉萎缩。

3. MG 危象

急骤发生呼吸肌无力以致不能维持换气功能，称为 MG 危象，如不及时抢救，可危及患者生命。重症肌无力危象临床表现为：

（1）肌无力危象：重症肌无力患者由于胆碱酯酶抑制剂用量不足或突然停药，发生呼吸肌无力以致不能维持换气功能，需要辅助呼吸。在全身感染、孕妇分娩、手术创伤和应用神经肌肉阻滞剂后，更易发生危象。如注射依酚氯铵或新斯的明后症状减轻则可诊断。

（2）胆碱能危象：非常少见，由于抗胆碱酯酶药物过量引起，患者肌无力加重，并且出现明显胆碱酯酶抑制剂的不良反应如肌束颤动及毒蕈碱样反应。可静脉注射依酚氯铵 2mg，如症状加重则应立即停用抗胆碱酯酶药物，待药物排除后可重新调整剂量。

（3）反拗性危象：对抗胆碱酯酶药物不敏感而出现严重的呼吸困难，依酚氯铵试验无反应，此时应停止抗胆碱酯酶药，对气管插管或切开的患者可采用大剂量类固醇激素治疗，待运动终板功能恢复后再重新调整抗胆碱酯酶药物剂量。

【临床分型】

1. 传统临床分型

传统临床分型，临床医师使用方便和容易掌握。MG 的传统临床分型为：

（1）眼肌型

表现起病两年后仍局限为眼外肌麻痹，少部分患者可自行缓解，预后较好。

（2）延髓肌型

主要为构音障碍和吞咽困难，此型患者比较严重。

（3）全身型

表现为四肢和躯干肌无力，可能发生呼吸肌麻痹而死亡。

2. 改良 Osserman 临床分型

（1）Ⅰ型（眼肌型）

单纯眼外肌受累，无其他肌群受累之临床和电生理所见，也不向其他肌群发展，肾上腺皮质激素有效，预后好。

(2) ⅡA型（轻度全身型）

四肢肌群轻度受累，常伴眼外肌无力，一般无咀嚼和构音困难，生活能自理，对药物治疗有效，预后较好。

(3) ⅡB型（中度全身型）

四肢肌群中度受累，常伴眼外肌无力，一般有咀嚼、吞咽和构音困难，生活自理困难，对药物治疗反应及预后一般。

(4) Ⅲ型（严重激进型）

急性起病、进展较快，多于起病数周或数月内出现延髓性麻痹，常伴眼肌受累，生活不能自理，多在半年内出现呼吸肌麻痹，对药物治疗反应差，预后差。

(5) Ⅳ型（迟发重症型）

隐袭性起病、进展较慢，多于2年内逐渐由Ⅰ、ⅡA或ⅡB型发展到延髓性麻痹和呼吸肌麻痹。对药物反应差，预后差。

(6) Ⅴ型（肌萎缩型）

指重症肌无力患者于起病后半年即出现肌肉萎缩者，因长期肌无力而出现继发性肌萎缩者不属此型。

3. MGFA 临床分型

(1) Ⅰ型

表现为任何眼肌无力，可伴眼闭合无力，其他肌群肌力正常。

(2) Ⅱ型

无论眼肌无力的程度，其他肌群轻度无力。包括：①Ⅱa型：主要累及四肢肌和（或）躯干肌，可有同等程度以下的咽喉肌受累。②Ⅱb型：主要累及咽喉肌和（或）呼吸肌，可有同等程度以下的四肢肌和（或）躯干肌受累。

(3) Ⅲ型

无论眼肌无力的程度，其他肌群中度无力。包括：①Ⅲa型：主要累及四肢肌和（或）躯干肌，可有同等程度以下的咽喉肌受累。②Ⅲb型：主要累及咽喉肌和（或）呼吸肌，可有同等程度以下的四肢肌和（或）躯干肌受累。

(4) Ⅳ型

无论眼肌无力的程度，其他肌群重度无力。包括：①Ⅳa型：主要累及四肢肌和（或）躯干肌，可有同等程度以下的咽喉肌受累。②Ⅳb型：主要累及咽喉肌和（或）呼吸肌，可有同等程度以下的四肢肌和（或）躯干肌受累。无插管的鼻饲病例为此型。

（5）Ⅴ型

气管插管伴或不伴机械通气（除外术后常规使用）。

4. 特殊临床分型

（1）新生儿一时性 MG

是指患重症肌无力的母亲所生的婴儿，在出生后几小时至 1 天内出现症状，表现为精神不振、全身无力、自主运动少、哭声低微、吞咽及呼吸困难、拥抱反射及深反射减弱或消失，症状一般持续 2~7 周，不超过 12 周。如果经适当喂养及护理，以及胆碱酯酶抑制剂治疗，大多数患者可以痊愈。

（2）新生儿持续性 MG

又称为新生儿先天性 MG，是指在出生后发病，患儿母亲并无 MG，但同家族中的兄弟姐妹可有同样患者。主要表现为上睑下垂、眼球活动障碍，亦可有面肌无力、哭声低微、吞咽困难和肢体无力，很少发生重症肌无力危象。本病病程较长，胆碱酯酶抑制剂疗效差，尤其是眼外肌麻痹很难得到完全缓解。

（3）家族性 MG

由非 MG 母亲所生子女患 MG，有家族史，即兄弟姐妹中有类似患者，多为常染色体隐性遗传，有时可询问出隔代遗传家族史。

【辅助检查】

1. 实验室检查

血、尿、脑脊液检查正常。常规肌电图检查基本正常。神经传导速度正常。

2. 单纤维肌电图（SFEMG）检查

通过特殊的单纤维针电极测量并判断同一运动单位内的肌纤维产生动作电位的时间是否延长来反映神经-肌肉接头处的功能，此病表现为间隔时间延长。

3. 重复神经电刺激（RNS）检查

为常用的具有确诊价值的检查方法。应在停用新斯的明 17 小时后进行，否则可出现假阴性。方法为以低频（3~5Hz）和高频（10Hz 以上）重复刺激尺神经、正中神经和副神经等运动神经。MG 典型改变为动作电位波幅第 5 波比第 1 波在低频刺激时递减 10% 以上或高频刺激时递减 30% 以上。90% 的 MG 患者低频刺激时为阳性，且与病情轻重相关。

4. AChR 抗体效价的检测

85%以上全身型重症肌无力患者的血清中 AChR 抗体浓度明显升高，但眼肌型患者的 AChR 抗体效价升高可不明显，且抗体效价的高低与临床症状的严重程度并不完全一致。

5. 胸腺 CT、MRI 检查

可发现胸腺增生和肥大。

6. 其他检查

5%重症肌无力患者有甲状腺功能亢进，表现为 T_3、T_4升高。部分患者抗核抗体和甲状腺抗体阳性。

【诊断依据】

MG 的诊断主要依据是：

1. 临床上波动性的骨骼肌无力、疲劳试验（+）及新斯的明试验（+）。

2. 神经电生理表现为低频重复神经电刺激（RNS）波幅降低。

3. 60%~80%患者血清 AChR 抗体效价增高。

4. 部分患者合并胸腺增生或胸腺瘤。

疾病早期具有诊断意义的体征包括：上睑下垂、复视、说话费力、吞咽困难和轻度肢体肌无力等，脑神经支配肌肉持续活动后出现疲劳，如凝视天花板可加重上睑下垂，凝视或阅读 2~3 分钟后出现复视，稍事休息后可恢复。

【治疗原则】

1. 药物治疗

（1）胆碱酯酶抑制剂

①溴化新斯的明，每次 15~30mg，3 次/日。②溴吡斯的明，每次 60~90mg，3~4 次/日。③甲基硫酸新斯的明：1~1.5mg 肌内注射，用于诊断或抢救肌无力危象。心脏病、支气管哮喘、青光眼和机械性肠梗阻禁用。

（2）肾上腺皮质激素

①大剂量短程疗法：甲泼尼龙 1000mg/d 静脉滴注，3~5 天后递减，

逐渐过渡到用泼尼松口服维持。需注意肌无力加重反应。②泼尼松中剂量冲击、小剂量维持疗法：泼尼松口服，开始量为 1mg/（kg·d），持续 6~8 周，待症状改善后改为维持量，逐渐为 5~20mg/d 维持。③小剂量递增疗法：以小剂量泼尼松 15~20mg/d 开始，以后每 3~5 天增加 5~1mg/（kg·d），维持 6~8 周，症状稳定后再逐渐减量维持。

（3）其他免疫抑制剂

①环磷酰胺：无固定用法。可每次 200mg+维生素 B_6 100mg 溶于生理盐水 500ml 静脉点滴，每日 1 次。总量 1000mg。可每 1~3 个月一次，或硫唑嘌呤序贯治疗。②环孢素：每日 6mg/kg，口服，12 个月为 1 个疗程。③硫唑嘌呤：每日 150mg，分次口服。注意定期检查肝、肾功能和血常规。④他可莫司：新型免疫抑制剂，安全性较高：用法为 3mg/d，每日 1 次顿服。注意血糖及肝功能。⑤麦考酚酸酯：商品名骁悉，新型免疫抑制剂。用法为 1.0g，每日 2 次。注意肝、肾功能。

2. 非药物治疗

（1）血浆置换疗法

对严重病例或肌无力危象的重症肌无力患者特别适用，可在短时间内迅速、有效地改善患者症状，降低患者血浆中乙酰胆碱受体抗体水平。另外，胸腺手术之前准备，胸腺手术后及应用免疫抑制剂起始阶段辅助治疗，可减轻应用大剂量糖皮质激素诱发的肌无力症状加重，并适用于严重的重症肌无力患者，胆碱酯酶抑制剂、糖皮质激素及胸腺摘除疗效均不理想的患者。血浆置换起效快，作用维持时间短，2~8 周后肌无力症状又可复发。按体重的 5% 计算血容量，每次交换量一般是 1~2L，连续 5~6 次为 1 疗程。血浆置换可与免疫抑制剂联合应用，肌无力症状可得到长期缓解，但因其费用昂贵等原因，临床使用受到一定限制。血浆置换联合泼尼松及硫唑嘌呤治疗可延长缓解期。

（2）大剂量丙种球蛋白冲击疗法

危重患者或出现肌无力危象，或长期使用抗胆碱酯酶药物、糖皮质激素及免疫抑制剂治疗无效者，可考虑使用大剂量丙种球蛋白。用量 400mg/kg，或成人每次 15~20g，静脉滴注。危重患者按上述剂量 1 次/日，连续用 5~6 天。

（3）胸腺放射治疗

原理与胸腺切除相同。使用深度 X 线或^{60}钴（^{60}Co）直线加速器等。常用剂量为 40~50Gy，疗效大致与胸腺摘除相近，但多数患者在一次放疗半年后症状逐步缓解，而数年后可能再发，或需加用泼尼松治疗方能缓解。

（4）胸腺摘除

胸腺是免疫中枢器官，T 细胞的成熟中枢和肌样上皮细胞所在处，因此胸腺摘除是重症肌无力的根本性治疗。一般认为，在胸腺增生和乙酰胆碱受体抗体效价高的青年女性患者，胸腺摘除效果最佳；胸腺瘤则是手术摘除的绝对指征，因为该瘤经常侵犯纵隔或其他部位。虽然，目前尚无按年龄、性别、抗体效价及病情严重程度对胸腺摘除术在重症肌无力病情改善程度方面严格的对比研究，但普遍认为胸腺摘除术能使多数患者的病情缓解、好转，部分患者可痊愈。因此，应提倡早期行胸腺摘除术，特别是胸腺增生和胸腺瘤的患者。

（5）免疫吸附疗法

免疫吸附疗法是继血浆置换疗法后建立的一种新的疗法。其原理是当重症肌无力患者的血液通过已经特殊处理的膜时，血液中的致病因子乙酰胆碱受体抗体被选择性地吸附到膜上，以此达到祛除血中抗体的目的，而已经"净化了的血"输回患者体内，改善症状。此疗法特别适用于危重患者，尤其是有呼吸肌麻痹的患者，比较安全、有效。

（6）其他辅助治疗

①氯化钾：在应用肾上腺皮质激素治疗时应口服或静脉补钾。②极化液：又称三联液。成人每次 10%葡萄糖溶液 1000ml+10%氯化钾 30ml+胰岛素 16~20U，静脉滴注，每日 1 次，可连用 14~20 天。

3. 危象的处理

及时识别危象并保证有效通气是抢救 MG 危象的关键。需在重症监护病房进行抢救和观察。具体措施包括：

（1）胆碱酯酶抑制剂

当确诊为 MG 危象时，立即肌内注射新斯的明 1.0~1.5mg+阿托品 0.5mg。如果心率明显加快，则可不注射阿托品。密切观察呼吸道变化，

如果无明显 CO_2 潴留，可使用双水平气道正压（BiPAP）呼吸机保证氧气供给。

（2）气管插管和辅助通气

当注射新斯的明不能完全缓解危象或反复发生危象者，应进行气管插管并连接呼吸机进行辅助呼吸。有条件的医疗机构应采用经鼻腔气管插管，这样可以保持 2 周左右不必进行气管切开。

（3）干涸疗法

在人工辅助呼吸保证下，停用胆碱酯酶抑制剂 72 小时以上，再从小剂量开始给药。

（4）控制肺部感染

应用足量的、有针对性的、对神经-肌肉接头无阻滞作用的抗生素。

（5）肾上腺皮质激素

使用激素能抑制抗体的产生，是使危象缓解恢复的重要方法。但肾上腺皮质激素不是抢救危象的药物，而且会加重肺部感染，但根据情况可选择中小剂量开始用药，逐渐加量。

（6）血浆交换疗法或 IVIG

是缩短带机时间的重要手段。两者疗效相似，可选择一种。脱离呼吸机：经过上述处理后，大部分患者在 2 周左右能逐渐脱离呼吸机。但需注意，严重的肺部感染往往是延长带机时间的重要因素。长时间不能脱离呼吸机有可能导致呼吸肌萎缩。

（7）缓解期的治疗

症状缓解后继续按计划使用胆碱酯酶抑制剂、激素和免疫抑制剂治疗。如果条件许可，可进行胸腺切除治疗。

【护理评估】

1. 健康史

（1）询问患者的起病情况：①询问患者起病年龄、了解患者的起病形式。②询问患者进食情况，四肢活动如何，了解患者有无构音不清、吞咽困难、四肢无力等症状。

（2）了解患者的既往史和用药情况：①询问患者既往身体情况，了解患者既往是否有红斑狼疮、类风湿关节炎，结节病，甲状腺功能亢进等疾病。临床上 MG 患者因以上疾病而发生率增高，伴有甲状腺功能亢进患者在控制甲状腺功能亢进后肌无力也得到缓解。②询问患者服药情况，服用何种药物，了解是否曾经进行过治疗或正在进行治疗，用药情况，是否按医嘱正确服用抗胆碱酯酶药物及免疫抑制剂。

2. 身体状况

（1）观察患者神志、瞳孔和生命体征情况：①询问患者是否有"晨轻暮重"和疲劳后加重、休息后减轻等现象。②观察患者呼吸，了解是否有呼吸改变，病变累及呼吸肌时出现呼吸困难。③询问患者是否有心悸不适感，监测患者心率，了解是否有心率改变，心肌偶可受累，当心肌受累时可引起突然死亡。

（2）评估有无呼吸肌麻痹：注意鉴别肌无力危象、胆碱能危象和反拗性危象三种危象。

3. 心理-社会状况

评估患者是否因病程长、病情重、常有反复、影响面部表情和吞咽困难等产生自卑情绪，为病情变化担忧、焦虑。了解患者的心理状况，帮助患者保持情绪稳定和最佳心理状态，树立战胜疾病信心，以便主动积极与医护人员配合治疗，从而达到整体的最佳治疗效果。

【护理诊断】

1. 肌无力危象

当病变侵犯到呼吸肌时，延髓支配的肌肉和呼吸肌发生严重无力，不能维持换气功能，造成呼吸困难所致。

2. 有误吸的危险

在急性病情变化时，病变侵犯颜面和咽、喉部肌肉和呼吸肌，造成饮水呛咳，引起误吸。

3. 气体交换受损

与肌无力或胆碱能危象时呼吸衰竭有关。

4. 营养失调——低于机体需要量

与肌无力，无法吞咽及药物所致食欲欠佳有关。

5. 生活自理能力缺陷

与肌无力有关。

6. 感知改变：视觉改变

与眼外肌无力引起睑重、斜视、复视有关。

7. 语言沟通障碍

病变侵犯到患者的颜面、舌、喉肌时，将发生言语困难，患者会有鼻音，或者多说话后没有声音，最后导致失声。

8. 心理障碍

患者不能接受疾病，容易产生情绪不稳、恐惧、紧张等不良心态，均会加重肌无力的症状。

9. 潜在的并发症

患者肌无力、吞咽困难时易引起误吸，造成吸入性肺炎。大剂量、长期使用肾上腺皮质激素会减低机体抵抗力，影响钙离子的吸收，导致应激性溃疡、股骨头坏死。常见副作用还有库欣体型、白内障、体重增加、糖尿病和高血压等。

10. 有感染的危险

与行气管切开术有关。

11. 知识缺乏

与对疾病过程、治疗不熟悉有关。

【护理措施】

1. 一般护理

早期或缓解期让患者取主动舒适体位，可进行适当运动或体育锻炼，注意劳逸结合；若病情进行性加重，需卧床休息；出现呼吸困难时，需卧床休息，可适当抬高床头以利于呼吸道通畅。

2. 饮食护理

予以高维生素、高蛋白、高热量、低盐的饮食，必要时遵医嘱给予静脉补充足够的营养。经常评估患者的饮食及营养状况，包括每日的进食量，以保证正氮平衡；对于进食呛咳、饮食从鼻孔流出，吞咽动作消失的患者，应予鼻饲流质，并做好口腔护理，预防口腔感染。

3. 症状护理

（1）呼吸困难的护理：呼吸肌无力、有呼吸频率和节律改变的患者，可因肺换气明显减少而出现发绀；喉头分泌物增多，咳嗽、咳痰无力，可引起缺氧、窒息、死亡。一旦出现上述情况，应立即通知医师，及时进行人工呼吸、吸痰、吸氧，保持呼吸道通畅，协助行气管切开并备好呼吸机。

（2）吞咽困难的护理：安排患者在用药后15~30分钟药效较强时进食；药物和食物宜压碎，以利吞咽；如吞咽动作消失、进食呛咳或气管插管、气管切开患者应予胃管鼻饲并给予相应护理。

4. 心理护理

做好患者的心理护理是保证治疗的重要环节。重症肌无力患者因病程长、病情重、常有反复、影响面部表情和吞咽困难等而产生自卑情绪，常为病情变化担忧、焦虑。因此，护士在护理工作中应经常巡视，做到对病情心中有数；并耐心仔细地向患者讲解疾病知识及病情加重的诱因，告知过分抑郁及情绪波动，都可能造成中枢神经功能紊乱、免疫功能减退，不利于肌无力的恢复；同时了解患者的心理状况，帮助患者保持情绪稳定和最佳心理状态，树立战胜疾病信心，以便主动积极与医护人员配合治疗，从而达到整体的最佳治疗效果。

5. 用药护理

告知药物的作用、用法与注意事项，观察药物的疗效与不良反应，发现异常情况，及时报告医师处理。

（1）抗胆碱酯酶药物与阿托品：严格遵医嘱给予抗胆碱酯酶药物，宜自小剂量开始，以防发生胆碱能危象，若患者出现呕吐、腹泻、腹痛、出汗等不良反应时，可用阿托品拮抗，或遵医嘱对症处理；对咀嚼和吞咽无力者，应在餐前30分钟给药，做好用药记录。

（2）糖皮质激素：使用大剂量激素治疗期间，应密切观察病情，尤其是呼吸变化，警惕呼吸肌麻痹，常规做好气管切开及上呼吸机的准备；同时应遵医嘱补钙、补钾；对长期用药患者，应注意观察有无消化道出血、骨质疏松、股骨头坏死等并发症。①用药过程中会出现消化道出血或溃疡、食管炎、胰腺炎，如自感腹部疼痛、胀满及黑便等不适，及时通知医护人员；用药过程中会出现食欲增加，但每次食量过多、食用辛辣刺激食物有可能导致胃溃疡或胃黏膜糜烂出血，因此适当控制饮食并禁食辛辣食品。②用药期间可能会引起水钠潴留，低钾血症，饮食中应注意限制钠盐，给予补钾，可食用含钾高的食物，如香蕉、橘子等。

【健康教育】

1. 注意休息，预防感冒、感染，注意保暖。
2. 避免过度劳累、外伤、精神创伤，保持情绪稳定。
3. 在医师指导下合理使用抗胆碱酯酶药物，掌握注射抗胆碱酯酶药物后 15 分钟再进食或口服者在饭前 30 分钟服药的原则。忌用影响神经-肌肉接头的药物如卡那霉素、庆大霉素、链霉素等以及氯丙嗪等肌肉松弛剂。

4. 育龄妇女应避免妊娠、人工流产等。

5. 就医时要随身携带病历及出院小结，了解目前用药及剂量，以便抢救时参考。

第二节　低钾型周期性瘫痪

周期性瘫痪是以反复发作、突发的骨骼肌弛缓性瘫痪为特征的一组疾病，发病时大多伴有血清钾含量的改变。临床上按血清钾的水平可将本病分为 3 种类型：低钾型、高钾型和正常血钾型周期性瘫痪，其中以低钾型最为常见。

低钾型周期性瘫痪为常染色体显性遗传或散发的疾病，我国以散发多见。临床表现为发作性肌无力、血清钾减少、补钾后能迅速缓解。任何年龄均可发病，但以 20~40 岁的青壮年多见，通常为 20 岁左右发病，40 岁后趋向发作减少而逐渐终止发作。男性多于女性。普遍认为发病与钾离子浓度在细胞内、外的波动有关。

【临床表现】

1. 低钾型周期性瘫痪在任何年龄均可发病，以 20~40 岁男性多见，随年龄增长发作次数减少。

2. 发病前可有肢体疼痛、感觉异常、口渴、多汗、少尿、潮红、嗜睡、恶心等表现。

3. 常于饱餐后夜间睡眠或清晨起床时发现肢体肌肉对称性不同程度的无力或完全瘫痪，下肢重于上肢、近端重于远端；也可从下肢逐渐累及上肢。

4. 瘫痪肢体肌张力低，腱反射减弱或消失。

5. 可伴有肢体酸胀、针刺感。脑神经支配肌肉，一般不受累，膀胱直肠括约肌功能也很少受累，少数严重病例可发生呼吸肌麻痹、尿便潴留、心动过速或过缓、心律失常、血压下降等情况甚至危及生命。

6. 本病的发作持续时间自数小时至数日不等，最先受累的肌肉最先恢复，发作频率也不尽相同，一般数周或数月 1 次，个别病例每天均有发作，也有数年 1 次甚至终身仅发作 1 次者。

7. 发作间期一切正常。伴发甲状腺功能亢进者发作频率较高，每次持续时间短，常在数小时至 1 天之内。甲亢控制后，发作频率减少。

【辅助检查】

1. 一般检查

低钾型周期性瘫痪患者在发作开始阶段血清钾低于 3.5mmol/L，间歇期正常。肌酸激酶一般正常或轻度升高。个别散发性低钾型周期性瘫痪患者可以存在甲状腺功能亢进症、醛固酮增多症、肾小管性酸中毒和严重消耗性疾病。

2. 肌电图检查

发作间期正常，在完全瘫痪期间肌肉无动作电位反应。少数患者出现肌源性损害。有诊断价值的肌电图检查是运动诱发实验，阳性率超过 80%。

3. 心电图检查

低钾型周期性瘫痪出现 U 波、T 波低平或倒置、P-R 间期和 P-T 间期延长、ST 段下降和 QRS 波增宽。

4. 基因检查

1 型最常见，在低钾型周期性瘫痪应当先检查 L-型钙通道蛋白 α1 亚单位基因，其次是其他类型的基因。

【诊断依据】

根据常染色体显性遗传或散发，突发四肢弛缓性瘫痪，近端为主，无脑神经支配肌肉损害，无意识障碍和感觉障碍，数小时至一日内达高峰，结合检查发现血钾降低，心电图低钾性改变，经补钾治疗肌无力迅速缓解等不难诊断。

【治疗原则】

1. 发作时给予 10% 氯化钾或 10% 枸橼酸钾 40~50ml 顿服，24 小时内再分次口服，一日总量为 10g。

2. 也可静脉滴注氯化钾溶液以纠正低血钾状态。

3. 对发作频繁者，发作间期可口服钾盐 1g，3 次/日；螺内酯 200mg，2 次/日以预防发作。

4. 同时避免各种发病诱因如避免过度劳累、受冻及精神刺激，低钠饮食，忌摄入过多高碳水化合物等。

5. 严重患者出现呼吸肌麻痹时应予辅助呼吸，严重心律失常者应积极纠正。

【护理评估】

1. 健康史

（1）询问患者发病情况

①询问患者起病时间，有无四肢乏力的感觉，了解发病形式和时间。②询问患者发病前是否有肢体麻木、酸胀、烦渴、多汗、少尿、面色潮红和恐惧等前驱症状。③询问患者是否有诱因，包括饱餐、酗酒、过劳、剧烈运动、寒冷、感染、创伤、月经、大量输入葡萄糖等。

（2）了解患者的既往史和用药情况

①询问患者既往身体状况，了解患者既往有无甲状腺功能亢进、重症肌无力、吉兰-巴雷综合征等疾病。②询问患者家族中是否有类似病例，了解是否有家族史。③询问患者服药情况，了解是否曾经进行过治疗或正在进行治疗，是否按医嘱正确服用补钾药物。

（3）了解患者生活方式和饮食习惯

①询问患者进食情况，了解患者是否长期饱餐，因饱餐后大量糖类摄入，细胞外大量钾离子往细胞内移动而致使血清钾降低。②询问患者烟酒嗜好，了解患者是否酗酒。③询问患者日常活动情况，了解患者是否经常有剧烈活动的生活习惯。

2. 身体状况

观察患者生命体征变化情况，询问患者病情，判断患者神志是否清楚。患者一般神志清楚，构音正常，头面部肌肉很少受累，眼球运动也不受影响，小便功能正常。监测患者血压、脉搏情况，了解有无变化，发作期间部分病例可有心率缓慢、室性期前收缩和血压增高等。严重病例可累及心肌或呼吸肌而造成死亡。

3. 心理-社会状况

评估患者是否因对疾病不认识，不了解治疗效果而产生恐惧感。应及时向患者介绍治疗方法及效果，减轻思想负担，去除紧张情绪。

【护理诊断】

1. 有受伤的危险
与突然的反复发作的肢体瘫痪有关。

2. 活动无耐力
与低钾引起肌无力有关。

3. 生活自理减低
与肢体瘫痪有关。

4. 舒适的改变：麻木
与肌纤维缺钾有关。

5. 有心输出量减少的危险
与低钾状态有关。

6. 恐惧
与健康状况突然改变有关。

7. 知识缺乏
与缺乏疾病的相关知识有关。

【护理措施】

1. 饮食护理
给予低钠高钾饮食，少食多餐，多吃蔬菜、水果，避免高糖饮食。

2. 安全护理
（1）创造一个设施简单，地面平整的环境。

（2）患者活动时，要有人陪护在身边，随时做好防受伤的准备。

（3）急性发作期暂卧床休息，取患者舒适体位，瘫痪症状较重时协助患者翻身和保持肢体功能位置。如有明显的心功能损害应限制活动，以防心肌受损。肌力恢复后初期活动时避免过急、过猛，防止跌伤。

（4）认真观察用药后的效果及反应，定时监测血钾浓度，低时及时补充。严密观察肢体瘫痪和呼吸情况，血钾在 2mmol/L 以下时，应警惕发生呼吸肌麻痹。

3. 生活护理
（1）提供进餐环境，协助患者餐前洗手，将饭放于合适的位置。

（2）保持口腔清洁，餐前餐后协助患者漱口。

（3）卧床患者排尿便时给予提供隐蔽环境，注意遮挡患者，时间充裕，便秘者给予缓泻剂。

（4）鼓励患者摄取足够的水分和均衡膳食。

（5）协助患者洗漱、泡脚，增进舒适感。

4. 用药护理

（1）常用 10% 氯化钾或 10% 枸橼酸钾 30～40ml 顿服，3～4 次／日，总量为 10g。应观察患者有无恶心、呕吐、腹泻等药物反应，并及时通知医师根据病情调整用药。

（2）对于不能口服或病情较重者，可予 10% 的氯化钾注射液 10～15ml 加入 500ml 输液中静脉滴注，3～6g／d。根据患者对药物的反应，护理人员应密切观察，及时监测血钾、尿钾，并认真做好记录；随时调整滴注速度，滴速不宜过快，并注意心、肾功能情况，记录 24 小时出入量。

（3）对于伴有严重心律失常或呼吸困难者，应在严密心电监护下补钾。除针对心律失常进行监护外，必要时给予吸氧及辅助呼吸。在治疗前后均应监测血钾及心电图，以便为治疗提供依据。

5. 心理护理

（1）此病好发于青壮年，特别是初次发病的患者即表现为肢体无力甚至瘫痪，患者对疾病不认识、不了解治疗效果容易产生恐惧感。及时向患者介绍治疗方法及效果，减轻思想负担，去除紧张情绪。

（2）护士要表现出自信，耐心，并表示理解患者，表现出对患者的关心和注意。

（3）鼓励患者表达自己的感受及顾虑，倾听患者的述说，给患者表达受挫折感的机会。

（4）提供相关的疾病知识、药物作用、检查过程等。

【健康教育】

1. 指导患者正确服药，低钾型周期性瘫痪在急性发作时可服 10% 氯化钾或 10% 枸橼酸钾 20～50ml，24 小时内再分次口服。通常避免静脉补钾，防止诱发高钾血症。也可服用保钾药物进行预防治疗。

2. 向患者详细介绍此病的诱发因素，使其主动改变不良的生活习惯，避免过饱、受寒、酗酒、过劳等。饮食应适当控制摄入碳水化合物类食物，减少钠盐的摄入，少食多餐。如因甲亢等疾病引起，应积极治疗原发病。

3. 平时应少食多餐，忌高糖饮食或高糖类饮食，多进高钾饮食和饮料，限制钠盐；避免过饱、受寒、饮酒、过劳等诱发因素；发作频繁者可口服乙酰唑胺预防发作。嘱患者多吃一些含钾离子高的食物如香蕉、橘子、橙汁等。

第三节　进行性肌营养不良症

进行性肌营养不良症（PMD）是一组遗传性肌肉变性疾病，临床特征主要为缓慢进行性加重的对称性肌肉无力和萎缩，无感觉障碍。遗传方式主要为常染色体显性、隐性和 X 连锁隐性遗传。电生理表现主要为肌源性损害、神经传导速度正常。组织学特征主要为进行性的肌纤维坏死、再生和脂肪及结缔组织增生，肌肉无异常代谢产物堆积。治疗方面主要为对症治疗，目前尚无有效的根治方法。

【类型】

根据遗传方式、起病年龄、萎缩肌肉的分布、病程进展速度和预后，进行性肌营养不良症至少可以分为 9 种类型：假肥大型肌营养不良症，包括进行性假性肥大性型肌营养不良症（DMD）和贝克肌营养不良症（BMD），面肩肱型肌营养不良症（FSHD），肢带型肌营养不良症（LGMD），Emery-Dreifuss 肌营养不良症（EDMD），先天性肌营养不良症（CMD），眼咽型肌营养不良症（OPMD），眼型肌营养不良症和远端型肌营养不良症。在这些类型中，DMD 最常见，其次为 BMD、FSHD 和LGMD。

【临床表现】

1. 进行性假性肥大性肌营养不良症（DMD）

DMD 是我国最常见的 X 连锁隐性遗传的肌病，发病率约 1/3600 男婴。1/3 的患儿是 DMD 基因新突变所致。女性为致病基因携带者，所生男婴 50%发病，无明显地理或种族差异。本病在 3~5 岁隐匿出现骨盆带肌肉无力，表现为走路慢，脚尖着地，易跌跤。由于髂腰肌和股四头肌无力而上楼及蹲位站立困难。背部伸肌无力使站立时腰椎过度前凸，臀中肌无力导致行走时骨盆向两侧上下摆动，呈典型的鸭步。由于腹肌和髂腰肌无力，患儿自仰卧位起立时必须先翻身转为俯卧位，依次屈膝关节和髋关节，并用手支撑躯干成俯跪位，然后以两手及双腿共同支撑躯干，再用手按压膝部以辅助股四头肌的肌力，身体呈深鞠躬位，最后双手攀附下肢缓慢地站立，因十分用力而出现面部发红。上述动作称为Gowers 征，为 DMD 的特征性表现。90% 的患儿有肌肉假性肥大，触之坚韧，为首发症状之一。以腓肠肌最明显，三角肌、臀肌、股四头肌、冈下肌和肱三头肌等也可发生。因萎缩肌纤维周围被脂肪和结缔组织替代，故体积增大而肌力减弱。随症状加重出现跟腱挛缩，双足下垂，平地步行困难。晚期患者的下肢、躯干、上肢、髋和肩部肌肉均明显萎缩，腱反射消失，因肌肉挛缩致使膝、肘、髋关节屈曲不能伸直、脊柱侧弯。最后因呼吸肌萎缩而出现呼吸变浅，咳嗽无力，肺容量明显下降，心律失常和心功能不全，多数患者在 20~30 岁因呼吸道感染、心力衰竭而死亡。

2. 贝克肌营养不良症（BMD）

BMD 的发病率为 DMD 患者的 1/10。临床表现与 DMD 类似，呈 X 连锁隐性遗传。首先累及骨盆带肌和下肢近端肌肉，逐渐波及肩胛带肌，有腓肠肌假性肥大。血清肌酸激酶（CK）水平明显升高，尿中肌酸增加，肌酐减少。肌电图和肌活检均为肌源性损害，肌肉 MRI 检查示变性肌肉呈"虫蚀现象"。BMD 与 DMD 的主要区别在于起病年龄稍迟（5~15 岁起病），进展速度缓慢，病情较轻，12 岁以后尚能行走，心脏很少受累（一旦受累则较严重），智力正常。存活期长，接近正常生命年限。抗肌萎缩蛋白基因多为整码缺失突变，骨骼肌膜中的抗肌萎缩蛋白表达减少。

3. 面肩肱型肌营养不良症（FSHD）

FSHD 呈常染色体显性遗传。多在青少年期起病。面部和肩胛带肌肉最先受累，患者面部表情少，眼睑闭合无力或露出巩膜，吹口哨、鼓腮困难，逐渐延至肩胛带（翼状肩胛很明显）、三角肌、肱二头肌、肱三头肌和胸大肌上半部。肩胛带和上臂肌肉萎缩十分明显，常不对称。因口轮匝肌假性肥大嘴唇增厚而微翘，称为"肌病面容"。可见三角肌假性肥大。FSHD 的病情缓慢进展，逐渐累及躯干和骨盆带肌肉，可有腓肠肌假性肥大、视网膜病变和听力障碍（神经性耳聋）。大约 20% 需坐轮椅，生命年限接近正常。该病的肌电图为肌源性损害，血清酶正常或轻度升高。印迹杂交 DNA 分析可测定 4 号染色体长臂末端 3.3kb/KpnI 重复片段的多少确诊。

4. 肢带型肌营养不良症（LGMD）

LGMD 呈常染色体隐性或显性遗传，散发病例也较多。与显性遗传相比，隐性遗传的患者较常见、症状较重、起病较早。10~20 岁起病，首发症状多为骨盆带肌肉萎缩、腰椎前凸、摇摆步态，下肢近端无力，出现上楼困难，可有腓肠肌假性肥大。逐渐发生肩胛带肌肉萎缩，抬臂、梳头困难，翼状肩胛。面肌一般不受累。膝反射比踝反射消失早。血清酶明显升高，肌电图肌源损害，心电图正常。病情缓慢发展，平均起病后 20 年左右丧失劳动能力。

5. Emery-Dreifuss 型肌营养不良症（EDMD）

EDMD 呈 X 连锁隐性遗传，5~15 岁缓慢起病。临床特征为疾病早期出现肘部屈曲挛缩和跟腱缩短、颈部前屈受限、脊柱强直而弯腰转身困难。受累肌群主要为肱二头肌、肱三头肌、腓骨肌和胫骨前肌，继之骨盆带肌和下肢近端肌肉无力和萎缩。腓肠肌无假性肥大。智力正常。心脏传导功能障碍，表现为心动过缓、晕厥、心房纤颤等，心脏扩大，心肌损害明显。血清 CK 轻度增高。病情进展缓慢，患者常因心脏病而致死。

6. 眼咽型肌营养不良症

眼咽型肌营养不良症常染色体显性遗传。40 岁左右起病，首发症状为对称性上睑下垂和眼球运动障碍。逐步出现轻度面肌、眼肌无力和萎缩、吞咽困难、发音不清，近端肢体无力。血清 CK 正常或轻度升高。

7. 其他类型肌营养不良症

（1）眼肌型：又称 Kiloh-Nevin 型，较为罕见。常染色体显性遗传，20~30 岁缓慢起病，最初表现为双侧上睑下垂伴头后仰和额肌收缩，其后累及眼外肌，可有复视，易误诊为重症肌无力。本型无肢体肌肉萎缩和腱反射消失。

（2）远端型：较少见，常染色体显性遗传。10~50 岁起病，肌无力和萎缩始于四肢远端、腕踝关节周围和手足的小肌肉，如大、小鱼际肌萎缩。伸肌受累明显，亦可向近端发展。无感觉障碍和自主神经损害，常见的亚型有 Welander 型（常染色体显性遗传，基因定位于 2p13），其次为芬兰型、Nonaka 型（常染色体隐性遗传）、Miyoshi 型（常染色体隐性遗传）等。

（3）先天性肌营养不良症：在出生时或婴儿期起病，表现为全身严重肌无力、肌张力低和骨关节挛缩。面肌可轻度受累，咽喉肌力弱，哭声小，吸吮力弱。可有眼外肌麻痹，腱反射减弱或消失。常见的亚型有 Fukuyama 型、merosin 型、肌肉-眼-脑异常型等。

【辅助检查】

1. 血清酶学检查

如肌酸激酶（CK）、乳酸脱氢酶（LDH）及醛缩酶等酶活性均升高，尤以 CK 最敏感。

2. 肌电图检查

可见肌源性损害的表现，但各型略有差异。强直性肌营养不良可见强直放电。

3. 肌肉 MRI 检查

对肌肉受损分布情况进行确定。

4. 肌肉活检

对识别肌肉病变有较大意义。宜选择中度受损的肌肉进行活检。主要特征为不同程度的肌纤维坏死、变性、再生及结缔组织增生。部分坏死肌纤维内部或周围可有少许炎症细胞浸润。

5. 基因诊断

对于肌肉活检提示的病理改变和临床类型，初步确定候选基因后进行基因诊断，而对于基因缺陷明显的 DMD、BMD 及肌强直性肌营养不良症可不必进行肌肉活检而直接进行基因诊断。

6. 其他检查

包括评价心脏、骨骼、大脑等器官，可选择相应的检查方法。

【诊断依据】

根据临床表现、遗传方式、起病年龄、家族史，不难做出诊断。血清酶活性测定、肌电图、肌肉活检可为诊断和鉴别诊断提供佐证。对 DMD、BMD 的确诊有赖于在活检肌肉发现抗肌萎缩蛋白（dystrophin）缺乏或异常，周围血白细胞 DNA 分析发现 dystrophin 基因变异。

【治疗原则】

进行性肌营养不良症以支持治疗为主，做一些力所能及的事情，鼓励患者尽可能保持乐观和质量较高的生活。饮食以高动物蛋白质、低糖类和低脂肪为主，以避免肥胖。避免过度劳累，防止继发感染。要做好遗传咨询、产前检查，携带者的家谱分析和检查对预防本病的发生有重要意义。具体治疗包括：

1. 泼尼松：有研究认为激素治疗对 DMD 可能有短时帮助。

2. 可选用维生素 E、辅酶 Q_{10}、甘氨酸、核苷酸或 ATP 等。

3. 对于肌强直性肌营养不良，可选用苯妥英钠或卡马西平治疗。

4. 适当参加体育活动，按摩、体疗、被动运动等有助于改善肢体功能，延缓残疾时间。

5. 卧床者应预防压疮和肺部感染。

6. 外科手术矫形治疗：若挛缩已形成而患者仍可行走，可行筋膜切开术或肌腱延长术。脊柱侧凸影响肺通气时，行脊柱固定术。

【护理评估】

1. 健康史

询问患者起病形式和时间，什么时候起病，一般症状大都开始于学龄前期和学龄期；询问患者有何症状，如初期出现走路慢，不能跑，上楼难，易绊跌，逐渐出现肌肉萎缩无力。

2. 身体状况

了解本病的特征性表现，询问患者起病年龄，肢体活动情况如何，能否自主行走，能否上下楼梯等，判断患者属于哪种类型。

3. 心理-社会状况

评估患者和家属是否因无特效治疗，得不到家庭和社会的关心与支持，而产生痛苦、无助、绝望的心理。

【护理诊断】

1. 睡眠型态紊乱：与病程长、病情反复有关。

2. 潜在的或现存的营养失调——低于机体需要量：与焦虑症导致的食欲差有关。

3. 舒适度减弱：与病症有关。

4. 有外伤的危险：与患者出现运动障碍、站立不稳、卧床活动受限有关。

5. 进食缺陷：与面部肌肉萎缩有关。

6. 焦虑/恐惧：与疾病反复、家庭和个人应对困难有关。

7. 个人恢复能力障碍：与精力状态改变有关。

8. 自我认同紊乱：与人格转换有关。

9. 感知觉紊乱：与感觉过敏或减弱、感觉异样有关。

10. 潜在的或现存的自杀、自伤行为：与情绪抑郁或在症状影响下可能采取的过激行为有关。

11. 社会交往障碍：与对社交活动的恐惧和回避有关。

12. 有孤立的危险：与担心疾病发展而采取回避的行为方式有关。

【护理措施】

1. 一般护理

长期不活动可导致体内各种生理功能减弱，加重肌肉萎缩，故应鼓励患者尽可能从事日常生活活动，但避免过度劳累，活动时宜从小量开始，逐渐增加活动量，长期坚持锻炼。假肥大型患者晚期应注意观察其心率、心律及血压变化。如有心脏受累，出现心律失常或心力衰竭时，应绝对卧床休息。

2. 饮食护理

给予高蛋白饮食，多食水果蔬菜，进食含动物蛋白和高糖类食物；限制脂肪的摄入，控制体重。

3. 症状护理

(1) 对于病情严重、不能独立行走而被迫卧床的患者，应加强皮肤护理，防止压疮发生。

(2) 对于有肢体瘫痪的患者应使肢体处于功能位置，协助进行被动运动，防止关节挛缩变形，并予以按摩、针灸、理疗等措施，防止肌肉萎缩。

(3) 眼睑闭合无力时，可引起角膜干燥，异物易进入眼内并刺激发生角膜炎及结膜炎，故应戴防护镜，白天用抗生素眼药水滴眼，晚睡前涂抗生素眼药膏。

(4) 吞咽困难者，应注意防止呛咳和误吸，并观察有无继发感染征象，积极预防坠积性肺炎和泌尿系感染。

4. 心理护理

本病为遗传性疾病，患者多为儿童和青少年，且无特效治疗，患者易产生痛苦、无助、绝望的心理，往往对疾病失去信心。护士应主动与患者沟通，了解其需要，给予精神安慰，帮助患者消除消极情绪，积极配合治疗；同时做好家属的思想工作，使患者能得到家庭和社会的关心与支持。

【健康教育】

1. 生活有规律，合理饮食，预防感染，坚持锻炼。

2. 加强疾病健康宣教。

3. 从医学遗传学角度出发，对假肥大型患者家族中的病变基因携带者应尽早检查。

4. 对已妊娠的基因携带者可用 DNA 探针进行产前检查，发现胎儿为假肥大型，则应早期进行人工流产，防止病儿的出生。

第四节　多发性肌炎

多发性肌炎（PM）是多种原因引起的以骨骼肌间质性炎性改变和肌纤维变性为特征的综合征。病变局限于肌肉称为多发性肌炎，如同时累及皮肤则称为皮肌炎。此病病因不明，被认为是一种细胞免疫失调的自身免疫疾病，可能与病毒感染骨骼肌有关。

【临床表现】

PM 多为成年人发病，发病年龄通常>20 岁，儿童罕见。本病呈急性或亚急性发病，临床表现为在几周和几个月内迅速发展的肌无力，双侧对称，近端重于远端，如骨盆带、肩带肌、上肢或前臂肌肉。此外，肌无力还可以累及躯干肌、颈部肌肉和吞咽肌，极个别的患者累及面肌、眼外肌。在疾病晚期，有时也在早期出现呼吸肌受累及表现，个别患者呼吸肌受累可以作为首发症状。少数患者出现面肩肱型分布，大约

1/3 的患者开始表现为远端肌肉受累及。20%～30%的患者出现肌肉持续性钝痛和一过性肌肉疼痛，极个别患者肌肉疼痛作为首发症状出现。合并结缔组织病患者更容易出现肌痛。

PM 患者可以合并其他系统性损害，心肌受累可以出现心律失常、心肌炎；呼吸系统受累表现为呼吸肌力弱或肺间质纤维化；消化系统损害导致胃肠道症状和食管运动下降以及吞咽困难。

PM 可以合并红斑狼疮、干燥综合征、抗磷脂抗体综合征和自身免疫性甲状腺炎等免疫性疾病，也可以合并恶性肿瘤，但较皮肌炎少见。对于拟诊多发性肌炎的患者还需要做必要的筛查和随诊观察。

【辅助检查】

1. 血清肌酶检查

最敏感的肌酶化验是肌酸激酶（CK），在活动期可升高 50 倍。天冬氨酸转氨酶、丙氨酸转氨酶、乳酸脱氢酶也升高。

2. 肌炎特异性抗体检查

（1）Jo-1 抗体出现在 25%～30%的特发性炎性肌肉病的患者。

（2）抗 Mi-2 抗体出现在 9%的特发性肌炎患者。

（3）抗信号识别颗粒自身抗体在多发性肌炎患者中阳性率为 7%～9%。

3. 肌电图检查

出现多相电位增加、小活动电位、插入活动增多、纤颤电位、正相波、假肌强直放电，肌源性损害合并失神经现象也是肌炎的特点。

4. 影像学检查

可以发现骨骼肌出现水肿改变，一般没有骨骼肌的钙化。

5. 肌肉活检

肌肉活检是诊断 PM 最重要的方法，MHC-I/CD8$^+$T 复合物是诊断 PM 的重要病理表现。其中抗信号识别颗粒自身抗体阳性的肌炎以坏死性肌肉病为特点，可以没有炎症细胞浸润。

【诊断标准】

首先根据患者急性或亚急性发病的特点、伴随出现四肢近端无力、血清 CK 升高和肌源性肌电图损害规律，在临床上提出 PM 的诊断。肌肉活检可以进一步明确诊断。在此基础上应注意是否合并其他结缔组织病和恶性肿瘤，通过抗体检查进一步确定不同炎性肌肉病的亚型。2003年 Dalakas 等提出的诊断标准见表 9-1。

表 9-1　Dalakas 等提出的 PM 的诊断标准（2003 年）

	确诊的 PM	可能的 PM
肌无力	有	有
肌电图	肌源性损害	肌源性损害
肌酸肌酶	升高（高于正常 50 倍以上）	升高（高于正常 50 倍以上）
肌肉病理	原发性炎症，伴有 CD8$^+$/MHC-I 复合体，无空泡	广泛 MHC-I 表达，无 CD8$^+$ 细胞浸润或空泡
皮损或钙化	无	无

【治疗原则】

1. 糖皮质激素

为首选用药，可根据病情调整用量。病情好转后应逐渐减量，急性或重症患者可用大剂量甲泼尼龙冲击疗法，500~1000mg 在 2 小时内滴完，每日 1 次，连用 3~5 天，然后减量改为口服维持。

2. 免疫球蛋白

是一种安全有效的方法，可代替或减少免疫抑制剂的用量，用法及注意事项同"本章第一节重症肌无力"。

3. 放射治疗

采用全身放疗或淋巴结照射，抑制 T 细胞的免疫活性，用于难治性肌炎。

4. 支持对症治疗

注意休息、高蛋白及高维生素饮食，适当运动，加强康复治疗。

【护理评估】

1. 健康史

询问患者病史及起病原因，多数患者病前有呼吸道感染症状。询问患者发病前有无感染、发热；发病前是否肢体无力。

2. 身体状况

（1）评估患者肌无力特点	**（2）评估皮肤特点**
PM 患者多在数周至数月内逐渐出现肩胛带、骨盆带及四肢近端无力，表现为蹲起、站起、上下楼、上臂抬举的逐渐困难，伴有肌肉及关节部疼痛、酸痛、压痛，症状可对称或不对称。颈肌无力表现为抬头困难，部分患者出现咽喉肌无力，表现为吞咽和构音困难，呼吸肌轻度受累出现胸闷及呼吸困难。	出现皮肌炎的患者皮肤病变多重于肌肉，典型表现为蝶形分布于鼻背和颊部的紫色斑疹，在口角、眶周、颧部、颈部、前胸、肢体外侧及指甲周围可见红斑和水肿。

3. 心理-社会状况

评估患者是否因对疾病不了解，对治疗效果无信心而产生焦虑情绪。应及时向患者介绍治疗方法及效果，减轻患者的思想负担，去除紧张情绪。

【护理诊断】

1. 猝死	**2. 误吸**
与病变累及呼吸肌引起的呼吸骤停有关。	与病变累及吞咽肌群有关。
3. 清理呼吸道无效	**4. 自理能力减退**
与呼吸肌麻痹有关。	与肌肉无力、关节疼痛有关。
5. 外伤的危险	**6. 知识缺乏**
与肢体无力有关。	与患者对疾病的发生、发展、治疗、用药注意事项不了解有关。

【护理措施】

1. 严密观察病情，做好抢救准备

（1）巡视患者，密切观察患者的呼吸，呼吸型态发生改变时及时通知医师。

（2）遵医嘱给予氧气吸入。

（3）遵医嘱给予呼吸兴奋药。

（4）必要时给予吸痰，做好口腔护理。

（5）做好插管急救的准备工作，早期做好切开准备，预防猝死。

2. 预防误吸的护理

（1）患者进餐时给予合适体位，如坐于椅子或床上。

（2）进餐时注意力集中。

（3）避免冲撞患者。

（4）每次给患者进餐时量要少，分次进行吞咽。

（5）进餐时患者要抬头并稍向前倾。

（6）用完餐后让患者保持坐位 30~60 分钟。

（7）床边备好吸引器，必要时给予吸痰。

3. 保持呼吸道通畅，促进患者有效咳痰

（1）保持室内空气新鲜，每日通风。

（2）协助患者舒适体位如半卧位。

（3）协助患者有效的咳嗽，给予叩背。

（4）必要时给予吸痰，及时清理呼吸道。

（5）鼓励患者多饮水。

（6）做好口腔护理。

4. 协助满足生活需求，提高患者自我照顾能力

（1）评估患者的生活自理能力。尽量由患者进行自我照顾，但要保证安全，对不能自理的患者要满足其生活需要。

（2）指导患者进餐前充分休息，避免疲劳。协助患者采取舒适的进餐体位，将饭菜放在患者易取到的地方。

（3）饭前后协助漱口。

（4）协助患者如厕防止外伤。

（5）协助患者洗漱，保持个人清洁卫生，增加舒适。

（6）关节疼痛时，遵医嘱适当使用镇痛剂。

5. 有效的安全保障

（1）创造一个安全的环境如地面清洁无水、无障碍物。

（2）经常使用的物品放在患者身边，便于患者拿取。

（3）嘱患者穿大小合适的鞋，保证行走平稳，无摔伤。

（4）患者活动时借助辅助工具或有人陪伴。

【健康教育】

1. 评估患者心理状态及患者对疾病的相关知识了解情况。

2. 帮助患者了解药物的作用和副作用，嘱患者在服用激素治疗时，应遵医嘱，不能减量过快，或自行停药。服用免疫抑制剂时需监测血象。必要时使用免疫球蛋白或血浆置换时应考虑患者的经济承受能力，做好解释工作，避免给患者造成过重的心理压力。

3. 注重支持疗法和对症治疗，指导患者多休息，卧床期间给予肢体被动活动，防止关节挛缩及肌肉萎缩。疾病恢复期应进行康复锻炼。饮食应高蛋白、高维生素，以增加营养，提高抗病能力。

第十章　发作性疾病患者的护理

第一节　癫　痫

癫痫是大脑神经元突发性异常放电，导致短暂的大脑功能障碍的一种慢性脑部疾病，具有突然发作、反复发作的特点，临床上表现为运动、感觉、意识、行为和自主神经等不同程度的障碍，可为一种或同时几种表现发作。癫痫是神经系统最常见的疾病之一。临床上把每次发作或每种发作的过程称为痫性发作，一个患者可有一种或数种形式的痫性发作。在癫痫发作中，一组具有相似症状和体征特性所组成的特定癫痫现象统称为癫痫综合征。

【临床表现】

1. 部分性发作

根据发作时是否有意识障碍可分为三型：①单纯性部分性发作，无意识障碍。②复杂性部分性发作，有意识障碍。③单纯或复杂性部分性发作，继发为全面性强直-阵挛发作。

（1）单纯性部分性发作

除具有癫痫的共性外，发作时意识始终存在，发作后能复述发作的生动细节是其主要特征。

1）部分运动性发作的类型及临床表现：①仅为局灶性运动性发作：指局限于身体某一部位的发作，其性质多为阵挛性，即局灶性抽搐。身体任何部位均可见到局灶性抽搐，但多见于面部或者手部，因其在皮质相应的功能区面积较大。②杰克逊发作：开始为身体某一部分抽搐，随后按照一定次序逐渐向周围扩散。其扩散的顺序与大脑皮质运动区所支配的部位有关。如异常放电在原发性运动区由上至下传播，临床发作表现为从拇指向躯体、面部扩散。③偏转性发作：眼、头甚至躯干向一侧偏转，有时身体可旋转一圈。发作往往累及额叶的眼区。④姿势性发作：也称为不对称强直发作。发作呈现特殊的姿势，如击剑样姿势，表现为一侧上肢外展，一侧上肢屈曲，头眼偏转注视外展的上肢。发作往往累及上肢外展对侧的辅助运动区。⑤发音性发作：可表现为重复语言、发出声音或者言语中断。其发作可以起源于额叶或者颞叶区。

2）感觉性发作的类型及临床表现：①躯体感觉性发作：其性质为体表感觉异常，如麻木感、针刺感、电击感以及烧灼感等。发作可以局限于身体某一部位，也可以逐渐向周围部位扩散（感觉性杰克逊发作）。放电起源于对侧中央后回皮质。②视觉性发作：可以表现为简单视觉症状，如视野中暗点、黑蒙、闪光等症状，发作起源于枕叶皮质。③听觉性发作：多表现为重复的噪声或者单调声音，如蝉鸣、嚷嚷以及呲呲声等。发作起源于颞上回。④嗅觉性发作：常表现为不愉快的嗅幻觉，如烧橡胶的气味等。放电起源于钩回的前上部。⑤味觉性发作：以苦味或金属味常见。单纯的味觉性发作少见，放电起源于岛叶或者周边。⑥眩晕性发作：常表现为坠入空间的感觉或者空间漂浮的感觉。放电多起源于颞顶叶交界皮质区。

3）自主神经性发作的临床表现：自主神经性发作的症状复杂多样，常表现为上腹部不适感或者压迫感、气往上涌感、肠鸣、恶心、呕吐、口角流涎、面色或者口唇苍白或潮红、出汗以及竖毛等。其放电起源于岛叶以及边缘系统多见。

4）精神性发作的类型及临床表现：①情感性发作：常表现为愉悦或者不愉悦的感觉，如欣快感、恐惧感、愤怒感等。恐惧感是最多见的症状，发生突然，患者突然表情惊恐，甚至因为恐惧而逃离。发作常伴有自主神经症状，如瞳孔散大，面色苍白等。放电多起源于边缘系统以及颞叶基底以及外侧。②记忆障碍性发作：是一种记忆失真，主要表现为似曾相识感、似曾不相识感、记忆性幻觉等，放电起源于颞叶、海马等。③认知障碍性发作：常表现为梦样状态、时间失真感、非真实感等。④发作性错觉：由于知觉歪曲而使客观事物变形，如视物变大或者变小，变远或者变近，物体形态变化；声音变大或者变小，变远或者变近等。放电多起源于颞叶以及颞顶枕交界处。⑤结构性幻觉发作：表现为一定程度整合的认知经历，为复杂性幻觉。幻觉可以是躯体感觉性、视觉性、听觉性等，发作内容复杂，包括风景、任务以及音乐等。

（2）复杂性部分性发作

复杂性部分性发作（CPS）也称为精神运动性发作，占成人癫痫发作的 50% 以上，病灶多在颞叶，故又称为颞叶癫痫，也可见于额叶、嗅皮质等部位。由于起源、扩散途径及速度不同，临床表现有较大差异，主要分为以下 3 种类型：

1）仅表现为意识障碍：一般表现为意识模糊，意识丧失较少见。由于发作中可有精神性或精神感觉性成分存在，意识障碍常被掩盖，表现类似失神。

2）表现为意识障碍和自动症：经典的复杂性部分性发作可从先兆开始，先兆是痫性发作出现意识丧失前的部分，患者对此保留意识，以上腹部异常感觉最常见，也可出现情感（恐惧）、认知（似曾相识）和感觉性（嗅幻觉）症状，随后出现意识障碍、呆视和动作停止，发作通常持续 1~3 分钟。自动症是指在癫痫发作过程中或发作后意识模糊状态下出现的具有一定协调性和适应性的无意识活动。自动症均在意识障碍的基础上发生，伴有遗忘。

3）表现为意识障碍与运动症状：复杂性部分性发作可表现为开始即出现意识障碍和各种运动症状，特别在睡眠中发生，可能与放电扩散较快有关。运动症状可为局灶性或不对称强直、阵挛和变异性肌张力动作，各种特殊姿势（如击剑样动作）等，也可为不同运动症状的组合或先后出现，与放电起源部位及扩散过程累及区域有关。

（3）单纯或复杂性部分性发作

继发为全面性强直-阵挛发作。

2. 全面性发作

发作时伴有意识障碍或以意识障碍为首发症状，神经元痫性放电起源于双侧大脑半球。

（1）失神发作

1）典型失神发作：表现为动作突然中止，凝视，呼之不应，可有眨眼，不伴有或者仅伴有轻微的运动症状，结束也突然，持续 5~20 秒多见，易为过度换气诱发。发作时脑电图（EEG）伴规律性的双侧半球的 3Hz 的棘慢波复合波节律。多发生于儿童和青少年，见于儿童失神癫痫、青少年失神以及青少年失神肌阵挛等。

2）不典型失神发作：此种类型的意识障碍发生与结束较缓慢，发作持续时间较典型失神发作长，可伴有轻度的运动症状或者自动症表现，发作时 EEG 提示为慢（1.0~2.5Hz）的棘慢波复合波节律。主要见于 L-G 综合征，也可见于其他多种儿童癫痫综合征。

(2) 强直发作

强直发作表现为发作性躯体以及肢体双侧性肌肉的强直性持续收缩，躯体通常轴性伸展前屈或者背屈，持续时间在 2~60 秒，多持续 10 余秒，强直发作可以导致跌倒。发作时 EEG 显示双侧的低波幅快活动或者爆发性高波幅棘波节律。主要见于 L-G 综合征、大田原综合征等。

(3) 阵挛发作

阵挛发作为发作性全身或者双侧肢体肌肉规律的交替性收缩与松弛，导致肢体表现为节律性抽动。发作期 EEG 为快波活动或者棘慢/多棘慢波复合波节律。单纯的阵挛发作婴儿期多见。

(4) 强直-阵挛发作

全面性强直-阵挛发作（GTCS）以突发意识丧失，并序贯出现全身强直、阵挛为特征，典型的发作过程可分为"强直期-阵挛期-痉挛后期"。一次发作持续时间一般小于 5 分钟，常伴有舌咬伤、尿便失禁等，并容易因窒息而造成伤害。发作期脑电活动多以全面的低波幅棘波节律或者电抑制（强直期）起始，棘波节律波幅逐渐增高，频率逐渐减慢，并出现棘慢复合波等（阵挛期）。发作后呈现电抑制现象。

GTCS 分为 3 期。①强直期：全身骨骼肌呈强直性持续性收缩，上睑上牵、眼球上翻、喉部痉挛发出尖叫声、四肢伸直、颈及躯干反张、瞳孔散大、对光反射消失。起初皮肤和结膜充血，血压升高，继之呼吸肌强直收缩，呼吸暂停而全身缺氧，面唇和肢体发绀。此期历时 10~30 秒后，肢端出现微细的震颤。②阵挛期：肢端震颤幅度增大并延及全身，成为间歇的痉挛即进入阵挛期。阵挛频率逐渐减慢，最后在一次强烈痉挛后，抽搐突然停止。此期一般持续 1~3 分钟，少有超过 5 分钟。此期内可有尿便失禁，口吐泡沫。③痉挛后期：阵挛期后，患者仍昏迷不醒，继而昏睡，历时十多分钟至数小时不等，醒后自觉头痛、全身肌肉酸痛、疲乏，对发作过程无记忆。

(5) 肌阵挛发作

肌阵挛发作表现为快速、短暂、触电样肌肉收缩，持续时间短于

400～500ms，可累及全身肌肉，也可以肌群受累为主，常成簇发生，节律不规则。发作期 EEG 表现为爆发新出现的全面性多棘慢复合波，与发作具有锁时关系。肌阵挛发作既可以见于预后良好的癫痫患者，如青少年肌阵挛癫痫，也可见于预后差、有弥散性脑损害的患者，如进行性肌阵挛癫痫等。

（6）失张力发作

失张力发作是由于双侧性身体肌肉张力突然丧失，导致不能维持原有的姿势，出现跌倒、肢体下坠等表现，发作时间相对短，持续时间多在 1 秒以内。EEG 表现为全面性爆发出现的多棘慢复合波节律、低波幅电活动或者电抑制。

【辅助检查】

1. 脑电图（EEG）检查

脑电图检查对癫痫的诊断及分型具有十分重要的意义。脑电图记录可以发现棘波、尖波、棘慢复合波以及爆发活动等癫痫样波。但是由于检查常规脑电图时间短，阳性率较低，必须结合诱发试验、24 小时磁带记录脑电图以及视频脑电监测，可使脑电图的阳性率显著提高。

2. 长程脑电（Holter）检查

即 24 小时脑电图。指患者在 24 小时正常活动下进行脑电监测，它允许患者在正常的环境中从事一些日常活动，同时进行 EEG 的记录，最好用于一天之内发作较多并有特征性的脑电图变化的患者。

3. 视频脑电（V-EEG）检查

临床上对癫痫诊断及致病灶定位的帮助最大。

4. CT 及 MRI 检查

对发现癫痫的病因有较大意义。

5. 单光子发射计算机断层显像（SPECT）检查

在癫痫发作期，癫痫灶局部血流灌注明显增加；而在发作间期，癫痫灶局部血流灌注降低。

6. 正电子发射断层扫描（PET）检查

癫痫发作间歇期癫痫灶局部代谢量降低，而发作期则提高。

7. 颅内脑电记录技术检查

颅内脑电记录对颅内致痫灶的定位诊断十分重要。适宜于当头皮脑电图不能提供足够的致痫灶定位信息，或与其他定位技术检查结果不一致，此时临床发作类型固定而又需要进行手术治疗者，应考虑施行颅内脑电记录。

【诊断要点】

传统观念主张将癫痫的诊断分为 3 步：首先明确是否为癫痫，在明确是癫痫的情况下，继续分清是原发性或是症状性癫痫，最后明确癫痫的病因。

最近国际抗癫痫联盟提出了癫痫国际诊断新方案，要求将癫痫的诊断分为 5 步：①首先对发作现象进行标准化的术语描述。②根据发作现象的标准化描述对发作现象进行分类。③根据分类和伴随症状判断是否是特殊的癫痫综合征。④进一步寻找患者可能的病因。⑤按世界卫生组织制订的《国际损伤、功能和残障》分类标准评定患者残损程度。传统的诊断方法过于简单，新的诊断步骤有待进一步完善和发展，将两者结合起来用于临床更有利于癫痫的诊断与治疗。

【治疗原则】

1. 病因治疗

如低血糖、低血钙等代谢紊乱需要加以调整；颅内占位性病变首选手术治疗，但术后瘢痕或残余病灶仍可使半数患者继续发作，故还需要药物治疗。

2. 对症治疗

（1）根据发作形式、频率、发病时间先选一种药物，从低剂量开始，逐渐加量，并按发作情况调节剂量、次数及时间，直到发作控制。

（2）若一种药物不能控制发作，一般应观察 2 个月方可改用另一种药。如有两种类型发作，也可同时用两种药物。合并用药不宜超过三种。

（3）更换药物时应先加新药，再逐渐减少原来的药物。两药重叠应用 1 个月左右。应避免突然停药，以免导致癫痫持续发作。

（4）定期监测血药浓度。

（5）控制症状后一般应维持用药 2 年。

（6）女患者妊娠的前 3 个月宜减量，以防畸胎。

（7）抗癫痫药的选择，主要取决于癫痫类型。

3. 癫痫持续状态的治疗

（1）迅速控制发作：是治疗的关键，可选用地西泮。地西泮是最有效的首选药物，成人 10~20mg，小儿 0.25~1mg/kg，缓慢静脉注射至抽搐停止。

（2）处理并发症：利尿脱水减轻脑水肿，可给予 20% 甘露醇静脉滴注；保持呼吸道通畅，给氧，必要时气管插管或切开；高热可给予物理降温；保持水、电解质平衡，纠正酸中毒等。

【护理评估】

1. 健康史

（1）家族遗传史

评估患者的家族中是否有人患癫痫病。

（2）出生史

出生时的病理因素如各种原因引起的难产、早产、产伤等，都可能增加癫痫的危险。

（3）胎儿期母亲病理因素

母孕期妊娠中毒症、精神创伤、腹部外伤、接受放射线、服用药物、接触有害化学物以及感染性疾病等都增加了胎儿出生后患癫痫的危险。

（4）服药史

是否服用中枢兴奋药，如戊四氮、贝美格、抗抑郁药丙米嗪等。服用抗癫痫药物种类、服法、年限。是否服用中药。多种抗癫痫药同用可相互作用而影响其代谢，控制一种类型癫痫的同时又诱发另外一类型的癫痫发作。

（5）既往史

1）高热惊厥史：是癫痫的一个危险因素。患癫痫者有过热性惊厥史的多于正常人，但绝不能认为高热惊厥就会发展成癫痫。并且年龄越大，发生的高热惊厥与癫痫的关系越大。询问患者多大出现的高热惊厥及每年发作次数。

2）神经系统疾病：大部分症状性癫痫是由中枢神经系统疾病引起的。既往曾患有重度脑外伤、精神发育迟滞、脑瘫、脑肿瘤、颅内感染继发癫痫的危险性最大，脑血管病、老年期痴呆、复杂性热惊厥次之。患者以前是否患过以上疾病一定询问清楚。

2. 身体状况

（1）影响癫痫发作的不易改变诱因

1）性别：男性多于女性。

2）年龄：遗传因素仅影响癫痫的预致性，其外显性受年龄的限制。如婴儿痉挛症多在1周岁内起病，儿童失神癫痫多在6~7岁时起病，肌阵挛癫痫多在青少年起病。

3）内分泌：有些患者仅在月经期或妊娠早期发作，称之为月经期癫痫、妊娠期癫痫。

4）觉醒与睡眠：癫痫的全面性强直-阵挛性发作类型常在晨醒后发生，婴儿痉挛症多在醒后和睡前发作，良性中央回癫痫大多在睡眠中发作。

（2）影响癫痫发作的可以改变的诱因

发热、失眠、疲劳、饥饿、便秘、饮酒、停药、闪光、感情冲动和一过性代谢紊乱等都能激发发作。过度换气对失神发作、过度饮水对癫痫的全面性强直-阵挛性发作类型、闪光对肌阵挛发作均有诱发作用。

3. 心理-社会状况

询问患者出生地、文化程度、职业、生活地的医疗资源与信息，以了解患者对疾病的认识程度。

【护理诊断】

1. 有窒息的危险

与癫痫发作时意识丧失、喉痉挛、口腔和气道分泌物增多有关。

2. 有受伤的危险

与癫痫发作时意识突然丧失、判断力失常有关。

3. 头晕、头痛、全身酸痛、疲乏无力

与癫痫发作时患者极度缺氧有关。患者极度缺氧时，体内大量乳酸分泌，能量耗竭，患者在痫性发作后，出现头晕、头痛、全身酸痛、疲乏无力的症状。

4. 短暂尿失禁

与癫痫发作时自主意识丧失有关。

5. 知识缺乏

缺乏长期、正确服药的知识。

6. 气体交换受损

与癫痫持续状态、喉头痉挛所致呼吸困难或肺部感染有关。

7. 潜在并发症

脑水肿、酸中毒、水电解质紊乱。

【护理措施】

1. 环境护理

（1）室外环境保持安静，门窗隔音；病房应远离嘈杂的街道、闹市、噪声轰鸣的工厂和车间。探视时应限制家属人数。

（2）室内光线柔和、无刺激；地方宽敞、无障碍，墙角设计为弧形，墙壁有软壁布包装，地面铺软胶地毯；床间距应在 6m 以上，床两侧有套包裹的护栏，有轮床应四轮内固定。危险物品远离患者，如床旁桌上不能放置暖瓶、热水杯等。

2. 癫痫发作时及发作后的安全护理

（1）癫痫发作时的安全护理：当患者癫痫突然大发作时切记不要离开患者，应边采取保护措施边大声呼叫他人赶来共同急救。步骤为：①正确判断：若患者出现异样或突然意识丧失，首先要迅速判断是否是癫痫发作，这段时间应在一瞬间，与此同时给予急救。②保持呼吸道通畅：解开患者的衣扣、领带、裤带，使其头偏向一侧且下颌稍向前，有分泌物者清理呼吸道分泌物；有活动性义齿取下。③安全保护：立即给患者垫牙垫，或将筷子、纱布、手绢等随时拿到的用品置于患者口腔一侧上、下臼齿之间；如患者是在动态时发作，陪伴者应抱住患者缓慢就地放倒；适度扶住患者手、脚以防自伤及碰伤；切忌紧握患者肢体及按压胸部，防止给其造成人为外伤和骨折。④遵医嘱给药对症护理。

（2）癫痫大发作后缓解期的安全护理：密切观察患者的意识状态、瞳孔恢复情况，有无头痛、疲乏或自动症；保持呼吸道通畅；给予吸氧，纠正缺氧状态；协助患者取舒适体位于床上，并加用护栏，防止坠床；室内、外保持安静，减少护理治疗操作对患者的打扰，保证患者充足的睡眠、休息；保证患者床单位清洁、干燥。

3. 预防性安全护理

（1）定时正确评估：预见性观察与判断是防止患者发生意外的关键。

入院时一定按评估内容仔细询问知情人（患儿父母、成人配偶等）患者癫痫发作史，根据患者癫痫病史掌握患者的临床表现，分析发作规律，预测容易发作的时间。

入院后注意观察患者的异常行为，有些精神障碍发生在痉挛发作前数小时至数天，主要表现为情感和认知改变，如焦虑、紧张、易激惹、极度抑郁、激越、淡漠、思维紊乱、语言不连贯或一段时间的愚笨等；有些精神障碍既可是癫痫发作的先兆也可单独发生，如幻觉、看见闪光、听见嗡嗡声；记忆障碍、似曾相识；思维障碍表现为思维中断、强制性思维；神经性内脏障碍、自主神经障碍等。护理人员通过和患者沟通交流，耐心倾听患者的表达，仔细观察其行为，预见性判断患者有无危险，并采取安全保护措施。

（2）使用防止意外发生的警示牌：通过评估，对有癫痫发作史、外伤史的患者，在室内床头显著位置示"谨防摔倒、小心舌咬伤、小心跌伤"等警示牌警示，随时提醒患者本人、家属、医务人员患者有癫痫发作的可能，时刻做好防止发生意外的准备。

（3）使用防护用具：患者到病室外活动或到相关科室做检查时要佩戴安全帽、随身携带安全卡（注明患者姓名、年龄、所住病区、诊断）；患者床旁应配有振动感应碰铃，供患者独自就寝癫痫突然发作时呼救别人之用；床旁桌抽屉中备有特制牙垫，为防止癫痫发作时舌咬伤之用。

4. 对攻击性行为的护理

易激惹、易冲动及性格改变是癫痫伴发精神障碍患者最突出的特点，而且此类患者的攻击行为往往出现突然，且无目的、攻击工具常随手而得，因而造成防范的困难。护理手段：①对新入院的患者询问病史、病情、既往有无攻击行为，对在病区内出现的攻击行为应认真记录，尤其对有严重攻击行为的患者应作为护理的重点并设专人看管。②严重的攻击行为可能仅仅起因于小小的争吵，及时处理是预防攻击行为的重要环节；发现患者间有矛盾时，为了避免冲突升级，在劝架时应表面上"偏向"容易出现攻击行为的一方，待双方情绪稳定下来之后再从心理上解决患者之间的问题；切忌当着两个患者的面讲谁是谁非。③对爱管事的病友，应教育他们讲话和气，不用暴力或不文明的方式管制病友。④发现有不满情绪时，鼓励患者讲出自己的不满而使其情绪得到宣泄，以免引发冲动行为。⑤在与患者接触交谈时，要讲究语言艺术，要设法满足其合理要求，与其建立良好的护患关系。⑥对有妄想幻觉的患者，可采取转移其注意力暂时中断妄想思维的方法，帮助患者回到现实中来，并根据妄想幻觉的内容，预防各种意外。

5. 用药护理

向患者和家属强调遵医嘱长期甚至终身用药的重要性，告知患者和家属少服或漏服药物可能导致癫痫发作、成为难治性癫痫或发生癫痫持续状态的危险性。向患者和家属介绍用药的原则、所用药物的常见不良反应和应注意问题，在医护人员指导下增减剂量和停药。于餐后服用，以减少胃肠道反应。用药前进行血、尿常规和肝、肾功能检查，用药期间监测血药浓度并定期复查相关项目，以及时发现肝损伤、神经系统损害、智力和行为改变等严重不良反应。向患者和家属说明能否停药及何时停药取决于所患疾病的类型、发作已控制时间及减量后反应等。勿自行减量、停药和更换药物。

6. 手术前治疗的护理

（1）手术前定位：精确地寻找出致痫区，明确其部位和范围；手术时尽可能做到全部切除致痫区，又不至于产生严重的神经功能障碍，才能达到癫痫手术的预期效果。

（2）术前教育：简单讲解术式和术中术后的配合。

（3）术前准备：术前一天头颅特殊备皮，依照患者血型配血，对术中、术后应用的抗生素遵医嘱做好皮试；嘱患者术前晚9点开始禁食、水、药；嘱患者注意搞好个人卫生，并在术前晨起为患者换好干净衣服。

（4）患者离开病房后为其备好麻醉床、无菌小巾、一次性吸氧管、心电监护仪、多导生理仪。

7. 手术后治疗的护理

（1）交接患者：术中是否顺利、有无特殊情况发生、术后意识状态、伤口情况、头部硬膜外及硬膜下引流情况等。

（2）安置患者于麻醉床上，使其头偏向一侧，保持呼吸道通畅，必要时吸痰，且禁食、水、药。

（3）多导生理仪、颅脑生命体征监测 24 小时，每 2 小时记录 1 次；并给患者持续低流量吸氧，保证脑氧供应。

（4）给予留置导尿，并记录出入量。

（5）术后并发症的观察：患者可能合并严重脑水肿、颅内血肿、感染等，引起的一系列神经系统症状。因此，术后要密切观察头颅埋电极点有无渗出液；有无头痛、高热、恶心呕吐、高内颅压症状；有无痫性发作及发作次数；有无语言障碍、偏瘫；有无精神障碍等病情变化。

（6）术后观察头部硬膜外及硬膜下引流液的量、颜色、性质并定时做详细记录。

（7）术后遵医嘱给予补液、抗炎、止血、脱水、健脑、处理并发症等治疗。

8. 心理护理

癫痫需要坚持数年不间断的正确服药，部分患者需终身服药，一次少服或漏服可能导致癫痫发作，甚至成为难治性癫痫和发生癫痫持续状态。抗癫痫药物均有不同程度的不良反应，长期用药加之疾病的反复发作，为患者带来沉重的精神负担，易产生紧张、焦虑、抑郁、淡漠、易激惹等不良心理问题。护士应仔细观察患者的心理反应，关心、理解、尊重患者，鼓励患者表达自己的心理感受，指导患者面对现实，采取积极的应对方式，配合长期药物治疗。

【健康教育】

1. 疾病知识指导

向患者和家属介绍疾病及其治疗的相关知识和自我护理的方法。患者应充分休息，环境安静适宜，养成良好的生活习惯，注意劳逸结合。给予清淡饮食，少量多餐，避免辛辣刺激性食物，戒烟酒。告知患者避免劳累、睡眠不足、饥饿、饮酒、便秘、情绪激动、妊娠与分娩、强烈的声光刺激、惊吓、心算、阅读、书写、下棋、外耳道刺激、长时间看电视、洗浴等诱发因素。

2. 用药指导与病情监测

告知患者遵医嘱坚持长期、规律用药，切忌突然停药、减药、漏服药及自行换药，尤其应防止在服药控制发作后不久自行停药。如药物减量后病情有反复或加重的迹象，应尽快就诊。告知患者坚持定期复查，首次服药后 5~7 天查抗癫痫药物的血药浓度，每 3 个月至半年复查 1 次；每月检查血常规和每季检查肝、肾功能，以动态观察抗癫痫药物的血药浓度和药物不良反应。当患者癫痫发作频繁或症状控制不理想，或出现发热、皮疹时应及时就诊。

3. 安全与婚育

告知患者外出时随身携带写有姓名、年龄、所患疾病、住址、家人联系方式的信息卡。在病情未得到良好控制时，室外活动或外出就诊时应有家属陪伴，佩戴安全帽。患者不应从事攀高、游泳、驾驶等在发作时有可能危及自身和他人生命的工作。特发性癫痫且有家族史的女性患者，婚后不宜生育，双方均有癫痫，或一方有癫痫，另一方有家族史者不宜结婚。

第二节　癫痫持续状态

癫痫持续状态（SE）是一种以持续的癫痫发作为特征的病理状态，是神经科的常见急症，持续的癫痫发作不仅可导致脑部神经元死亡，还可由于合并感染、电解质紊乱、酸碱平衡失调、呼吸循环衰竭、肝肾功能障碍等因素导致患者死亡。幸存者也常常遗留严重的神经功能障碍。根据是否有惊厥，可以分为惊厥性癫痫持续状态（CSE）和非惊厥性癫痫持续状态（NCSE）。其中，CSE 的病死率和致残率更高。

癫痫持续状态最常见的原因是不恰当地停用抗癫痫药物（AED）或急性脑病、脑卒中、脑炎、外伤、肿瘤和药物中毒等，个别患者原因不明。不规范 AED 治疗、感染、精神因素、过度疲劳、孕产和饮酒等均可诱发。

【临床表现】

1. 全面性发作持续状态

（1）全面性强直-阵挛发作持续状态

是临床最常见、最危险的癫痫状态，表现强直-阵挛发作反复发生，意识障碍伴高热、代谢性酸中毒、低血糖、休克、电解质紊乱（低血钾、低血钙）和肌红蛋白尿等，可发生脑、心、肝、肺等多器官功能衰竭，自主神经和生命体征改变。

（2）强直发作持续状态

多见于儿童期弥漫性慢棘-慢波癫痫性脑病（Lennox-Gastaut）综合征患儿，表现不同程度意识障碍（昏迷较少），间有强直发作或其他类型发作，如肌阵挛、不典型失神、失张力发作等，EEG 出现持续性较慢的棘-慢或尖-慢波放电。

（3）阵挛发作持续状态

时间较长时可出现意识模糊甚至昏迷。

（4）肌阵挛发作持续状态

特发性肌阵挛发作患者很少出现癫痫状态，严重器质性脑病晚期如亚急性硬化性全脑炎、家族性进行性肌阵挛癫痫等较常见。特发性患者 EEG 显示和肌阵挛紧密联系的多棘波，预后较好；继发性的 EEG 通常显示非节律性反复的棘波，预后较差。

（5）失神发作持续状态

主要表现为意识水平降低，甚至只表现反应性下降、学习成绩下降；EEG 可见持续性棘-慢波放电，频率较慢（<3Hz）。多由治疗不当或停药诱发。

2. 部分性发作持续状态

（1）单纯性部分性发作持续状态

临床表现以反复的局部颜面或躯体持续抽搐为特征，或持续的躯体局部感觉异常为特点，发作时意识清楚，EEG 上有相应脑区局限性放电。病情演变取决于病变性质，部分隐源性患者治愈后可能不再发。某些非进行性器质性病变后期可伴有同侧肌阵挛。部分性连续癫痫（Rasmussen 综合征）早期出现肌阵挛及其他形式发作，伴进行性弥漫性神经系统损害表现。

（2）边缘叶性癫痫持续状态

常表现为意识障碍和精神症状，又称精神运动性癫痫状态，常见于颞叶癫痫，须注意与其他原因导致的精神异常鉴别。

（3）偏侧抽搐状态伴偏侧轻瘫

多发生于幼儿，表现一侧抽搐，伴发作后一过性或永久性同侧肢体瘫痪。

【辅助检查】

参见本章第一节。

【诊断标准】

癫痫发作超过 5 分钟后，发作仍然没有停止的临床征象，或反复的癫痫发作，在发作间期中枢神经系统的功能没有恢复到正常基线，可诊断为癫痫持续状态。

【治疗原则】

1. 癫痫持续状态的治疗原则

（1）治疗应强调综合治疗，首先应从速终止癫痫发作，选择起效快、作用强、不良反应小的药物静脉给药，及时控制癫痫发作。

（2）抽搐控制后，应立即给予维持剂量，清醒后改为口服抗癫痫药物。

（3）维持生命体征稳定，预防及治疗并发症，避免发生脑水肿、酸中毒、肺部感染、呼吸循环衰竭等。

（4）寻找病因，进行病因治疗。

2. 全面性惊厥性癫痫持续状态的一般治疗措施

（1）保持呼吸道通畅。

（2）给氧。

（3）监护生命体征：呼吸、血压、血氧及心脏功能等。

（4）建立静脉输液通道。

（5）对症治疗，维持生命体征和内环境的稳定。

（6）根据具体情况进行实验室检查，如全血细胞计数、尿常规、肝功能、血糖、血钙、凝血象、血气分析等。

3. 在 30 分钟内终止全面性惊厥性癫痫持续状态发作的治疗

（1）地西泮：为首选药物，起效快，1~3 分钟即可生效，但作用持续时间短。其副作用是呼吸抑制，建议给予患者心电、血压、呼吸监测。

成年人首次静脉注射 10~20mg，注射速度<2~5mg/min，如癫痫持续或复发，可于 15 分钟后重复给药，或用 100~200mg 溶于 5% 葡萄糖溶液中，于 12 小时内缓慢滴注。

（2）丙戊酸：丙戊酸注射液 15~30mg/kg 静脉推注后，以 1mg/（kg·h）的速度静脉滴注维持。

（3）劳拉西泮：静脉注射成年人推荐用药剂量 4mg，缓慢注射，注射速度<2mg/min，如癫痫持续或复发，可于 15 分钟后按相同剂量充分给药。如再无效果，则采取其他措施。12 小时内用量不超过 8mg，18 岁以下患者不推荐。作用时间较地西泮长，副作用类似于地西泮。

（4）苯妥英：成年人静脉注射每次 150~250mg，注射速度<50mg/min，必要时 30 分钟后可以再次静脉注射 100~150mg，一日总量不超过 500mg。静脉注射速度过快易导致房室传导阻滞、低血压、心动过缓，甚至心搏骤停、呼吸抑制，有引起结节性动脉周围炎的报道。注意监测心电图及血压。无呼吸抑制以及对意识影响作用。

（5）水合氯醛：10% 水合氯醛 20~30ml 加等量植物油保留灌肠。

4. 外科切除性手术治疗

切除性手术是指局灶切除癫痫源的外科程序，目的在于消除癫痫源从而消除发作。该手术是最普通，也是所有癫痫外科治疗中最有价值的方法。

适合切除性手术的类型包括局灶性癫痫，并且局灶单一，癫痫灶定位明确的患者。切除手术能够显著的控制发作。目的是尽可能切除整个癫痫灶，并最终消除发作，如内侧颞叶癫痫的选择性海马切除。

【护理评估】

1. 健康史

（1）评估起病情况

了解症状出现以及持续的时间/发展过程、伴随症状、加重或缓解的因素，以及有无明显的前驱症状。

（2）评估家族健康史

评估家族中是否有与患者患同样的疾病的人。

（3）评估目前用药史

评估患者目前用药的名称、时间、用药方法与剂量以及效果和不良反应。

（4）评估既往健康史

评估既往患者是否出现过脑部疾病，如脑积水、各种遗传代谢性脑病或母亲妊娠期间药物的毒性反应，以及放射线照射所引起的获得性发育缺陷；是否有过颅脑外伤；患者是否发生过颅内感染；是否有脑血管畸形等；患者是否发生过全身性疾病，如窒息、休克、急性大出血等引起的脑缺氧；儿童期是否出现过高热惊厥；家族是否有遗传代谢性疾病；患者是否发生过食物或药物中毒等。

2. 身体状况

（1）评估生命体征

监测血压、脉搏、呼吸、体温、中心静脉压（CVP）、动脉血氧饱和度（SpO_2）等有无异常。

（2）评估意识与精神状态

观察患者有无意识障碍及其类型，观察患者有无自发睁眼，对疼痛刺激有无反应以及对语言的反应，为了较准确的评价意识障碍的程度，可以通过 GCS 昏迷评定量表评定患者的意识状态。

（3）评估全身状况

检查瞳孔是否等大等圆，对光反射是否灵敏；评估有无头颅外伤，有无面部表情的改变，口中有无流涎，耳、鼻、结膜有无出血或渗液；有无肢体瘫痪，四肢肌力、肌张力状态，有无不自主的抽搐；皮肤有无破损、发绀、出血、水肿、多汗；脑膜刺激征及病理反射是否阳性。

3. 心理-社会状况

癫痫持续状态具有连续多次发作，发作间期意识或神经功能水平未恢复至通常水平的特点。该病致残率和病死率很高，患者承受着生理和心理双重痛苦。

【护理诊断】

1. 意识障碍

咽喉肌持续痉挛，气道阻塞造成脑缺氧继而引起脑水肿所致。

2. 代谢性酸中毒及电解质紊乱

肌肉的持续抽搐痉挛造成无氧代谢产生大量乳酸是主要原因。

3. 呼吸功能障碍

SE 使得咽喉肌持续痉挛，气道阻塞影响气体在肺的交换，同时也会影响通过毛细血管床的液体，此时出现的主要异常是发作后的肺水肿，继而导致呼吸功能障碍。

4. 体温持续升高

肌肉极度收缩直至耗竭造成以及中枢交感驱动所致。大多数患者的高热持续 12 小时。

5. 意外伤害

（1）跌伤、碰伤：痫性发作时，强直期患者突然意识丧失，全身骨骼肌呈持续性收缩、强直抽搐或失张力性发作所致。

（2）舌咬伤：痫性发作时，喉肌、闭口肌群、咬肌痉挛所致口先强张而后突闭，造成舌咬伤。

【护理措施】

1. 维护呼吸功能，保持呼吸道通畅，及时吸痰，必要时气管切开。

2. 维持氧代谢，持续鼻导管或面罩吸氧。

3. 颅脑生命体征监测，定时进行血气、血氧浓度、血电解质监测。

4. 安全护理详见本章第一节"癫痫发作时及发作后的安全护理"。

5. 高热者给降温护理。

6. 对症护理，肠内、外营养支持，做好皮肤护理。

7. 用药护理：癫痫持续状态的治疗原则为从速控制发作，并对症治疗。

（1）治疗癫痫持续状态药物的给药途径：一般应静脉给药，但对难以静脉给药者，如新生儿和儿童，可以用地西泮（安定）直肠内给药。处理癫痫持续状态时不应胃肠内给药，因为吸收不稳定，血药浓度可能波动较大。药物的选择应基于特定的癫痫持续状态类型以及它们的药代动力学特点。目前没有标准可比较各药物治疗癫痫持续状态时的效力。

（2）治疗癫痫持续状态药物种类：苯妥英钠、地西泮、氯硝西泮、劳拉西泮、巴比妥类药物、硫喷妥钠、丙戊酸钠、利多卡因、水合氯醛、副醛等。

（3）用药前评估：以往用药史、癫痫持续状态发作的持续时间和类型。

（4）严格控制用药的速度，掌握用药后癫痫持续状态的停止时间，以便观察用药效果，给予医师正确提示，以利于医师对治疗的进一步评价；明确抗癫痫持续状态药物的有效时间、半衰期及血药浓度，预测患者有可能再次发作的时间，提前给予安全保护，以防意外伤害的发生。

（5）观察药物不良反应，辨别病情变化的原因，积极遵医嘱采取相应有效的急救措施。

1）用药抑制癫痫持续状态发作后再次发作的观察：地西泮（安定）的脂溶性很强，可很快进入脑内，但正因为其脂溶性强，也会很快分布到身体其他部位的脂肪组织，在静脉输注 20 分钟后，血药浓度即降至最大血浓度（Cmax）的 20%，常常导致静推地西泮 20 分钟后癫痫再次发作。而劳拉西泮的脂溶性较小，未结合劳拉西泮的分布容积也比地西泮小得多。因此，静脉内给药 20 分钟后，血药浓度仍可保持 Cmax 的50%。所以，尽管劳拉西泮的半衰期是地西泮的 1/2，但其抗癫痫持续状态的有效作用时间却更长。

2）意识状态观察：用药前、后给予患者格拉斯哥昏迷评分（GCS）评估患者的意识状态，判断患者意识障碍加深是否和用药有关，以及时报告医师改药或停药。

3）呼吸状态的观察：苯巴比妥可以 20mg/min 静脉内给药，但若以前已用过苯二氮䓬类药物，发生呼吸抑制的危险性就大大增加；地西泮用药 1~5 分钟后即出现呼吸抑制。因此，用上述药前、后要注意密切观察患者的呼吸频率、深浅、方式，监测血氧饱和度及血气分析，用药前应做好保持呼吸通畅的仪器和急救物品的准备。如发现患者呼吸困难加重，应立即遵医嘱停药及急救处理。

4）生命体征的观察：给予心电监护、定时监测血压变化；苯妥英钠用于治疗癫痫持续状态的最大缺点是给药速度不能超过 50mg/min，否则会引起低血压，尤其对有心血管疾患的老年患者更应谨慎。因苯妥英钠可导致低血压和心律不齐等不良反应，用药时应监测血压和心电图变化，发生低血压时应减慢滴药速度，发生 QT 间期延长和心律不齐时应停药。苯巴比妥也可致低血压、镇静时间延长等不良反应。

【健康教育】

参见本章第一节。

第三节 偏 头 痛

偏头痛是一种常见的反复发作的血管性原发性头痛。其特点是发作性单侧头痛，少数表现为双侧头痛，常伴有恶心、呕吐，有些患者在头痛发作前可有视觉、感觉和运动等先兆，可自发性缓解、反复发作、间歇期正常，可有家族史。

【病因】

1. 遗传因素

遗传因素在偏头痛的发病机制上占有重要地位，从家族成员患病分布上看，可能属于常染色体显性遗传伴有不完全性的外显率。

2. 内分泌功能异常

偏头痛主要发生在中青年妇女，青年妇女的偏头痛发作多数出现在月经期或月经前后，至更年期后有自发性缓解的趋势，这些现象提示偏头痛的发生可能与内分泌的改变有关。

3. 饮食与精神因素

某些食物可诱导偏头痛的发生，包括含酪氨酸、苯丙胺的食物（如奶酪）、肉（如腊肉、火腿）、巧克力、红酒以及某些食物添加剂、香料等，利舍平等药物也有诱导偏头痛发作的作用，紧张、焦虑、应激等情绪障碍也可诱发。

【分类】

根据 2004 年第二版头痛疾患的国际分类（ICHD-Ⅱ），偏头痛可分为以下几类：

1. 无先兆性偏头痛

又称普通偏头痛，是偏头痛最常见的类型。

2. 有先兆性偏头痛

显著的临床特点是头痛发作之前有先兆症状。包括伴典型先兆的偏头痛性头痛、伴典型先兆的非偏头痛性头痛、典型先兆不伴头痛、家族性偏瘫性偏头痛（FHM）、散发性偏瘫性偏头痛、基底型偏头痛。

3. 常为偏头痛前驱的儿童周期综合征

临床少见，包括腹型偏头痛、周期性呕吐、儿童良性阵发性眩晕等。

4. 视网膜性偏头痛

由于视网膜小动脉收缩而损害单眼视力，伴或不伴闪光幻觉，随后出现头痛。

5. 偏头痛并发症

包括慢性偏头痛、偏头痛持续状态、无梗死的持续先兆、偏头痛性脑梗死、偏头痛诱发的痫性发作等。

6. 很可能的偏头痛

包括很可能的无先兆性偏头痛、很可能的有先兆性偏头痛、很可能的慢性偏头痛。

【临床表现】

1. 无先兆性偏头痛

无先兆性偏头痛无明显前驱症状，常有家族史。头痛反复发作，每次持续4~72小时。儿童发作时间一般为1~72小时。头痛通常呈搏动性，位于额颞部，呈单侧。但在儿童通常为双侧，在青春期后期或成年人早期出现偏头痛的成年模式——单侧头痛。但无论单侧或双侧，枕部头痛在儿童均少见，诊断时应慎重。由于许多病例是由结构性损害引起，疼痛程度多为中或重度。常规体力活动如散步或上楼梯可加重疼痛，并常伴有恶心、呕吐和（或）畏光、畏声。

2. 有先兆性偏头痛

（1）视觉先兆

①闪光幻觉：占视觉先兆的75%，表现为双侧视野出现视幻觉，有的无一定形状，有的有形状，如星状、斑点状、环形、多角形等。②黑蒙：短暂性黑蒙，表现为视力障碍，由两侧开始逐渐进展及两鼻侧视野，部分患者由中心暗点扩大至整个视野。黑蒙区域常出现锯齿状闪光

图案。③视物变形：表现为视小症或巨视症，部分患者感到环境倾斜或颠倒。④城堡样光谱：10%患者的先兆症状表现为城堡样光谱。

（2）感觉异常

偏头痛先兆的感觉异常分布多选择面部和手，表现为刺痛和麻木感，多持续数秒钟至数十分钟，偶见数小时至数天。

（3）其他先兆症状

可出现运动性先兆、一过性失语或精神症状。

3. 特殊类型的偏头痛

（1）偏瘫型偏头痛

临床少见。偏瘫可为偏头痛先兆，单独发生，也可伴偏侧麻木、失语，偏头痛消退后偏瘫持续10分钟至数周。可分为家族型（多呈常染色体显性遗传）和散发型（表现典型、普通型与偏瘫型偏头痛交替发作）。

（2）基底型偏头痛

也称基底动脉偏头痛。较多见于儿童和青春期女性，出现头重脚轻、眩晕、复视、眼球震颤、耳鸣、构音障碍、双侧肢体麻木及无力、共济失调、意识改变、跌倒发作和黑蒙等脑干和枕叶症状，提示椎-基底动脉缺血。多见闪光、暗点、视物模糊、黑蒙、视野缺损等视觉先兆，先兆持续20~30分钟，然后出现枕部搏动性头痛，常伴恶心、呕吐。

（3）眼肌麻痹型偏头痛

较少见，偏头痛发作时或发作后头痛消退之际，头痛侧出现眼肌瘫痪，动眼神经最常见，可同时累及滑车和展神经，持续数小时至数周。多有无先兆性偏头痛病史，应注意排除颅内动脉瘤和糖尿病性眼肌麻痹。

（4）儿童周期综合征

为周期性发作的短暂性神经系统功能紊乱症状，与头痛有密切关系，也称为偏头痛等位征，多见于儿童。表现为儿童良性发作性眩晕、周期性呕吐、腹型偏头痛等，发作时不伴有头痛，随时间推移可发生偏头痛。

（5）视网膜性偏头痛

属于有先兆性偏头痛的一种亚型，由于视网膜小动脉收缩而损害单眼视力，伴或不伴闪光幻觉，随后出现头痛。临床上应与短暂性脑缺血发作相鉴别。

【并发症】

1. 慢性偏头痛

偏头痛每月头痛发作超过 15 天，连续 3 个月或 3 个月以上，并排除药物过量引起的头痛，可考虑为慢性偏头痛。

2. 偏头痛持续状态

偏头痛发作持续时间 ≥72 小时，而且疼痛程度较严重，但其间可有因睡眠或药物应用获得的短暂缓解期。

3. 无梗死的持续先兆

指有先兆性偏头痛患者在一次发作中出现一种先兆或多种先兆症状，持续 1 周以上，多为双侧性；本次发作其他症状与以往发作类似；需神经影像学检查排除脑梗死病灶。

4. 偏头痛性脑梗死

极少数情况下在偏头痛先兆症状后出现颅内相应供血区域的缺血性梗死，此先兆症状常持续 60 分钟以上，而且缺血性梗死病灶为神经影像学所证实，称为偏头痛性脑梗死。

5. 偏头痛诱发的痫性发作

极少数情况下偏头痛先兆症状可触发痫性发作，且痫性发作发生在先兆症状中或后 1 小时以内。

【辅助检查】

1. 5-羟色胺及 5-羟色氨酸检查

大约 85% 的偏头痛患者头痛发作期尿内 5-羟色胺及 5-羟色氨酸增多；血小板结合性及血浆游离的 5-羟色胺减少，并出现血浆 5-羟色胺释放因子。

2. 脑脊液常规和生化检查

偏头痛患者脑脊液常规和生化检查通常正常，少数患者淋巴细胞轻度增高。

3. 腰椎穿刺检查

主要用来排除蛛网膜下隙出血、颅内感染、脑膜癌病及异常颅内压所导致的头痛。

4. 血小板检查

偏头痛先兆期血小板聚集性增加，头痛期下降。

5. 脑电图检查

偏头痛患者的脑电图可有轻度改变，但不具备特异性。

6. 脑血管造影检查

偏头痛患者的脑血管造影绝大多数是正常的，只有当偏头痛合并眼肌麻痹和（或）长束体征时，需与颅内动脉瘤、动静脉畸形和颅内占位性病变鉴别时才进行此项检查。

7. 经颅多普勒超声检查

偏头痛患者在发作期或间歇期经颅多普勒超声的主要改变是两侧血流不对称，一侧偏高或一侧偏低。

【诊断标准】

1. 无先兆性偏头痛的诊断标准

（1）至少有5次发作符合下列（2）~（4）项的条件。

（2）每次头痛发作持续4~72小时（未经治疗或治疗失败）。

（3）头痛至少具备下列2项特征：①单侧性。②搏动性。③中至重度头痛，影响日常活动。④活动后头痛加重。

（4）头痛发作时至少伴有下列1项：①恶心和（或）呕吐。②畏光、畏声。

（5）不能归因于其他疾病。

2. 伴典型先兆性偏头痛的诊断标准

（1）符合下述（2）~（4）项的特征，至少发作2次。

（2）至少具备以下1项先兆，但没有运动障碍症状：①完全可逆的视觉症状。②完全可逆的感觉症状。③完全可逆的言语功能障碍。

（3）至少具备以下2项：①同向视觉症状和（或）单侧感觉症状。②至少一个先兆症状发生超过4分钟或数个症状连续出现超过4分钟。③先兆症状持续时间不超过60分钟。

（4）在先兆症状同时或在先兆症状发生后60分钟内出现头痛，头痛符合无先兆性偏头痛的诊断标准中的（2）、（3）、（4）项。

（5）不能归因于其他疾病。

【治疗原则】

1. 发作期治疗

根据病情轻重程度，治疗原则如下：

（1）轻至中度头痛单用非特异性镇痛药，如非甾体抗炎药和阿片类药物。

（2）中至重度头痛选用特异性药物，如麦角类制剂和曲普坦类药物。

（3）伴随症状，如恶心、呕吐应合用镇吐药。

2. 预防性治疗

主要措施如下：①避免诱因。②β-受体阻滞剂，如普萘洛尔 10～20mg，2～3 次/日。③抗抑郁药，如阿米替林。④抗癫痫药物，如丙戊酸钠。⑤钙通道阻滞剂，如氟桂利嗪 5mg，每晚 1 次。

【护理评估】

1. 健康史

（1）询问患者起病时间，每年发病几次，本病女性多于男性，首次发病多在青年或成人早期，但儿童发病者也不少见；发作频率自每年至每周一至数次不等。

（2）了解患者是否有头部不适、嗜睡、烦躁、抑郁、厌食或口干等前驱症状。

（3）了解患者是否有恶心、呕吐等伴随症状。

2. 身体状况

观察患者的临床表现及其类型，询问患者起病前是否有闪光、视物改变、麻木感等先兆症状，了解患者为哪种类型的偏头痛。

3. 心理-社会状况

评估患者是否存在焦虑情绪，协助患者认识其焦虑以便进行行为调整，以消除精神紧张，减轻心理压力，保持心情舒畅。指导患者身心放松，分散对疼痛的注意力。

【护理诊断】

1. 疼痛：偏头痛

与发作性神经-血管功能障碍有关。

2. 睡眠型态紊乱

与头痛长期反复发作和（或）焦虑等情绪改变有关。

3. 焦虑

与偏头痛长期、反复发作有关。

【护理措施】

1. 一般护理

发作时卧床休息，保持环境安静，避免强光、强烈气味等刺激，平时防止过度疲劳、精神紧张，保证充足睡眠。

2. 饮食护理

给予清淡饮食，多食蔬菜水果；禁食一些诱发头痛的食物与饮品，如高脂肪食物、红酒、巧克力、奶酪、熏鱼等。

3. 症状护理

对于疼痛剧烈的患者应改善环境，减少声、光刺激；同时还应采取缓解头痛的措施，如头部冷敷、按压镇痛以及指导各种放松技术等。

4. 用药护理

告知药物的作用、用法和注意事项，观察药物的不良反应。

（1）避免镇痛药的长期使用。作用强的药物大部分有副作用，慢性头痛长期给药易引起药物依赖，应耐心解释，严密观察。

（2）阿司匹林、布洛芬等最常见的不良反应为胃肠道反应，因口服可直接刺激胃黏膜，引起上腹不适、恶心、呕吐，严重时可发生胃溃疡和胃出血。为减少对胃的刺激，该药宜饭后服用。

5. 心理护理

（1）帮助患者解决问题，鼓励患者将焦虑告诉医护人员，协助患者认识其焦虑以便进行行为调整，以消除精神紧张，减轻心理压力，保持心情舒畅。

（2）指导患者身心放松，分散对疼痛的注意力。

（3）使患者明白焦虑会使病情加重，应该积极地加以控制。必要时遵医嘱使用抗焦虑药。

【健康教育】

1. 指导患者尽量保持情绪稳定、心情舒畅。

2. 注意劳逸结合，有先兆症状时，应卧床休息，保持环境安静；注意气候变化，保证充足睡眠。

3. 注意劳逸结合，避免过重的体力劳动。

4. 饮食要有节制，不宜过饱或过饥，戒烟酒。

5. 青春期和月经期前后消除各种紧张因素，注意先兆症状。

6. 合并高血压及其他疾病者应按医嘱正确服药，并定期去医院复诊。告知患者药物的作用、不良反应，指导患者遵医嘱用药，避免形成药物依赖。

第十一章　神经系统变性疾病患者的护理

第一节　阿尔茨海默病

阿尔茨海默病（AD）原称为老年性痴呆，是发生于老年和老年前期，以进行性认知功能障碍和行为损害为特征的中枢神经系统退行性病变，是老年期痴呆最常见的类型。临床上表现为记忆障碍、失语、失用、失认、视空间能力损害、抽象思维和计算力损害、人格和行为改变等。一般症状持续进展，病程通常为 5~10 年。随着年龄的增长，患病率逐渐上升。

【临床表现】

1. 症状

AD 是一种隐袭发生、缓慢进展、以痴呆为主要症状的疾病。首发症状常为记忆力（尤其是近事记忆）减退，随后所有的皮质功能均可受损，引起定向力障碍、判断力障碍及注意力不集中，出现失语、失用、失认、失写，情绪改变呈抑郁、淡漠、易激惹、多疑，在疾病早期人格相对保持完好，至疾病晚期，尿便失去控制，生活完全不能自理，智力达到丧失的地步，食量减少，体重下降，因合并吸入性肺炎和感染而死亡。整个病期一般在 5 年以上。

2. 体征

疾病早期神经系统检查无异常发现，疾病进展到一定时期，易引出抓握反射和吸吮反射，活动明显减少或缄默，步履不稳与步幅减小，可查及强直（肌张力增高）、运动减少等锥体外系受累的征象，偶见肌阵挛和舞蹈指痉样多动，晚期患者立行不能，四肢蜷曲，卧床不起。

【辅助检查】

1. 脑电图检查

AD 的早期脑电图改变主要是波幅降低和 α 节律减慢。少数患者早期就有脑电图 α 波明显减少，甚至完全消失；随病情进展，可逐渐出现较广泛的 θ 活动，以额、顶叶明显。晚期则表现为弥漫性慢波。

2. 影像学检查

CT 检查见脑萎缩、脑室扩大；头颅 MRI 检查显示双侧颞叶、海马萎缩。SPECT 灌注成像和 PET 成像可见顶叶、颞叶和额叶，尤其是双侧颞叶的海马区血流和代谢降低。使用各种配体的 PET 成像技术（如 PIB-PET）可见脑内的 Aβ 沉积。

3. 神经心理学检查

对 AD 的认知评估领域应包括记忆功能、言语功能、定向力、应用能力、注意力、知觉（视、听、感知）和执行功能七个领域。临床上常用的工具可分为：①大体评定量表，如简易精神状况检查量表（MMSE）、蒙特利尔认知测验（MoCA）、阿尔茨海默病认知功能评价量表（ADAS-cog）、长谷川痴呆量表（HDS）、Mattis 痴呆量表、认知能力筛查量表（CASI）等。②分级量表，如临床痴呆评定量表（CDR）和总体衰退量表（GDS）。③精神行为评定量表，如痴呆行为障碍量表（DBD）、汉密尔顿抑郁量表（HAMD）、神经精神问卷（NPI）。④用于鉴别的量表，Hachinski 缺血指数量表（HIS）。还应指出的是，选用何种量表，如何评价测验结果，必须结合临床表现和其他辅助检查结果综合得出判断。

【诊断标准】

AD 的诊断主要根据患者详细的病史、临床资料、结合精神量表检查及有关的辅助检查。诊断准确性可达 85%～90%。目前临床应用较广泛是美国国立神经病、语言交流障碍和卒中研究所-老年性痴呆及相关疾病协会（NINCDS-ADRDA）的诊断标准，此标准由美国 NINCDS-ADRDA 专题工作组（1984）推荐应用，将 AD 分类为确诊、很可能及可能三种。PET 或 SPECT 或 fMRI 发现额叶、颞叶、顶叶代谢率减低，基因检查发现相关基因突变等有助于诊断。

很可能 AD 的诊断标准是：①临床检查确认痴呆，MMSE 及 Blessed 行为量表等神经心理测试支持。②必须有 2 个或 2 个以上认知功能障碍。

③进行性加重的记忆和其他智力障碍。④无意识障碍，可伴有精神和行为异常。⑤发病年龄 40~90 岁，多在 65 岁以后。⑥排除其他可以导致进行性记忆和认知功能障碍的脑部疾病。确诊则根据病理诊断。

【治疗原则】

1. 生活护理

包括使用某些特定的器械等。有效的护理能延长患者的生命及改善患者的生活质量，并能防止摔伤、外出不归等意外的发生。

2. 非药物治疗

包括职业训练、音乐治疗和群体治疗等。

3. 药物治疗

（1）一般治疗：脑血流减少和糖代谢减退是 AD 重要的病理改变，使用扩血管药物增加脑血流及脑细胞代谢可能改善症状或延缓疾病进展。常用银杏叶提取物制剂、吡拉西坦和都可喜等。

（2）改善认知功能药物：可用乙酰胆碱前体如卵磷脂和胆碱，增加乙酰胆碱合成和释放，但临床未证明对改善 AD 症状有明显作用。目前常用乙酰胆碱酯酶（AChE）抑制剂，抑制乙酰胆碱降解并提高活性，改善神经递质传递功能。

1）毒扁豆碱：从 6mg/d 开始，逐渐加量，10~24mg/d（分 4~6 次服），随使用时间延长疗效降低，不良反应增加，现已少用。

2）他克林：或四氢氨基吖啶，是美国第一个批准使用治疗 AD 的药物，非选择性与 AChE 和丁酰胆碱酯酶（BChE）结合而抑制其活性，并可能抑制老年斑形成，改善患者认知功能，开始给药 40mg/d，每 6 周增加每日剂量 40mg，80~160mg/d 以上时才有效，但有较严重肝脏毒性作用。

3）多奈哌齐或盐酸多奈哌齐：是第二个被美国批准治疗 AD 的 AChE 抑制药，选择性与 AChE 结合，不良反应明显减少，半清除期 70 小时，可每天用药一次，对认知障碍有显著改善作用；5~10mg/d，肝脏毒副作用低。

4）石杉碱甲是我国从中草药千层塔中提取的 AChE 抑制剂，作用强度大于上述药物，且对 AChE 有选择性，可改善认知功能；50~100μg/d，不良反应小。

（3）抗精神病药、抗抑郁药及抗焦虑药：此类药物对于控制 AD 伴发的行为异常有作用。抗精神病药可用利培酮 2~4mg/d 口服；抗抑郁药有氟西汀 10~20mg/d，或舍曲林 50mg/d 口服；抗焦虑药则有丁螺环酮 5mg，分 3 次口服。

（4）神经保护性治疗

1）抗氧化剂：维生素 E 和单胺氧化酶抑制剂司来吉兰可延缓 AD 的进展，但仍有待研究。

2）雌激素替代疗法：流行病学研究发现，使用雌激素替代疗法的更年期妇女 AD 患病风险明显降低；小规模临床试验证实，雌激素可延缓疾病发生、改善患者认知功能；研究证实雌激素可能改善海马细胞的糖转运，促进胆碱吸收和转运，增加脑血流量，促进神经突触完整性。

3）非甾体抗炎药：有可能防止和延缓 AD 发生。

4. 支持治疗

重度患者自身生活能力严重减退，常导致营养不良、肺部感染、泌尿系感染、压疮等并发症，应加强支持治疗和对症治疗。

【护理评估】

1. 健康史

（1）了解既往史和用药史

询问患者既往身体健康状况，了解有无脑外伤史，脑外伤是 AD 发病的危险因素之一；询问患者服药情况，了解患者既往用药史，是否靠镇静药维持睡眠，长期大量服用巴比妥、溴化物、副醛及其他镇静药物有引起痴呆的可能。

（2）了解患者的生活方式

①询问患者的职业、工种，了解有无重金属接触史。长期接触铅、汞、锰、砷等重金属及有机溶剂可引起中毒性脑病而发病。②询问饮食习惯，了解有无酗酒、吸烟嗜好，酗酒可致慢性酒精中毒而引起脑变性疾病。

（3）了解患者的家族史

询问患者的祖父母、父母及兄弟姐妹中是否有人患病，了解患者是否有家族史，约 10% 的 AD 与遗传因素有关。

2. 身体状况

（1）评估起病的形式

询问患者的起病时间，了解患者是否为逐渐起病。多数 AD 起病隐匿，患者及家属均不能说清楚起病的具体时间，记忆障碍是逐渐发生和加重的，早期易被忽略。

（2）评估有无智力减退

询问患者病情，与患者进行交谈，了解患者有无记忆力下降，有无认知障碍，有无情感障碍和人格衰退。

3. 心理-社会状况

评估患者和家属是否因对疾病缺乏相关知识而表现出焦虑、抑郁、绝望等不良心理。应与患者和家属多进行沟通，争取达到最佳康复水平。

【护理诊断】

1. 思想过程改变

记忆障碍。

2. 持家能力下降

患者表现为不能料理日常生活琐事。

3. 社交障碍

患者的认知能力下降，表现为不愿参加社交活动。

4. 自理能力下降

患者认知障碍包括记忆力、定向力、判断力和社会自我感障碍等。

5. 心理行为异常

表现为患者的社会性异常或怪异行为，主要包括偏执、情绪不稳定、无目的漫游、攻击、破坏、吵闹、尿便失禁等行为。

6. 语言沟通障碍

由于智力下降，患者常无法理解别人说的事，会话能力下降，言语不流利常中断。

7. 并发症

AD 晚期，患者智力严重下降，患者活动越来越少，大部分时间卧床，合作能力丧失，完全依赖他人照料，稍不注意就会跌倒、坠床造成跌伤、骨折。患者会因吞咽引起呛咳，易产生吸入性肺炎，长期卧床造成压疮和失用综合征；饮水少、尿便失禁导致泌尿系感染。而并发症是导致患者死亡的主要原因。

8. 照顾者角色困难

患者给照料者带来很多困难和压力，严重影响照料者的身心健康，表现为生气、难堪、悲痛、疲倦、沮丧和失落等。

【护理措施】

1. 一般护理

鼓励和引导患者参加诸如朋友聚会等社交活动，适当进行散步等体育锻炼，有意识地进行下棋、游戏等文娱活动以及尽可能的日常生活活动；晚期精神智力障碍明显时，应专人看护，照顾其生活起居，尽量避免单独外出。

2. 饮食护理

给予易消化、营养丰富且患者喜欢的食品。进食时尽量保持环境安静，以免患者分心造成呛咳、窒息；患者不能自行进食时，注意喂饭速度不宜过快，应给予患者足够的咀嚼时间；若患者拒绝进食不要勉强或强行喂食，可设法转移其注意力，使其平静后再缓慢进食；必要时可酌情鼻饲流质，并按鼻饲患者护理。

3. 症状护理

（1）有记忆障碍的患者，日常生活自理能力下降，不要说有损患者自尊的话，避免大声训斥患者，耐心倾听和解释患者的疑问，细心协助患者完成洗脸、个人修饰、洗澡、如厕等生活护理。

（2）对有语言障碍的患者，应同情和理解患者的痛苦，增加他们的信心，注意交谈内容要正面、直接、简单，说话声音温和，语速缓慢，一次只说一件事，必要时可借用手势或图片、文字等其他方式进行有效沟通。

（3）对有精神、智力障碍的患者，应注意患者安全，防止自伤和伤人。当患者有被害妄想时，千万不要与患者争论，可先转移其注意力，安慰患者使其保持情绪稳定，然后再进行解释。认知障碍的患者生活自理能力差，注意尽量按患者过去的生活习惯安排生活，尽可能多做些力所能及的家务劳动（如叠被、洗碗、扫地等）和日常生活自理能力的训练（如自行穿衣、洗漱、修饰、如厕、淋浴等），并注意防止患者因倒开水烫伤、走路跌倒等意外发生。

（4）对有情感障碍的患者，应安慰同情患者，避免因伤害患者自尊的言行激怒患者。取得患者信任，建立良好的护患关系。可以开展一些适宜的有趣的游艺活动，如阅读图书报刊、下棋、玩牌，以转移其注意力，消除抑郁、焦虑情绪和孤独感。

4. 用药护理

告知药物作用、用法与用药注意事项，注意观察药物不良反应。

（1）他克林能抑制老年斑形成，改善患者认知功能，一般服药半年左右才有效，且有恶心、呕吐、消化不良等胃肠道反应以及严重的肝脏毒性作用，应注意观察有无上述不适，并每2周检测肝功能1次，以观察有无肝功能受损。

（2）安理申可选择性与乙酰胆碱酯酶（AChE）结合抑制其活性，一般服药3个月以后起效，对肝脏毒副作用较小，应督促患者坚持每日服药。

5. 心理护理

爱护关心患者，使患者避免焦虑、抑郁、绝望等不良心理，保持平和安静心态，减少情绪变化，树立信心，积极配合治疗，争取达到最佳康复水平。

【健康教育】

1. 给予高蛋白、高维生素、易消化的食物，多吃新鲜水果蔬菜和补脑益智的食物，保持均衡营养。

2. 多参加适宜的社交活动，引导或协助其保持生活自理，维持现有功能，延缓功能衰退。

3. 按医嘱正确服药。

4. 定期门诊复查血压、血糖、血脂及检测肝、肾功能等。

5. 可充分利用社区服务机构、临时托老站、老人福利院等社会支持系统更好地照顾患者，提高患者的生活质量。

6. 平时随身携带患者卡片或系病情手圈（有患者姓名、住址、联系电话等），外出时有人陪伴，防止意外。

第二节　血管性痴呆

血管性痴呆（VD）是指脑血管疾病所致的认知功能障碍临床综合征，包括所有与血管因素有关的老年痴呆病，血管因素主要是脑内血管本身的病变。多发于 60 岁以上的老年人，其发病率仅次于阿尔茨海默病，主要病因是动脉粥样硬化、动脉狭窄和脑梗死。

血管性痴呆常分为以下 6 种类型：多发性梗死性痴呆、大面积脑梗死性痴呆、关键部位梗死的痴呆、低灌注性痴呆、小血管病变引起的痴呆及出血性痴呆。其中，以多发性梗死性痴呆（MID）最常见，患者有多次缺血性卒中发作史，具有脑梗死的局灶性定位体征、不同程度的认知功能障碍和精神活动障碍。VD 预后相对其他类型的痴呆要好，治疗途径广，且在一定程度上可以预防。

【临床表现】

多发性梗死性痴呆与阿尔茨海默病的症状表现大致相同，最主要的不同之处在于多发性梗死性痴呆的病程表现呈阶梯型，而阿尔茨海默病则是渐进型。该病起病急缓不一。缓慢发病者近记忆减退常为首发症状，而远记忆却良好。多有情绪不稳、抑郁，常为琐事烦恼甚至哭泣，称之为"情感失常"。生活、工作能力下降，但人格保持良好。最常见的症状为记忆力、定向力、计算力、自发书写及抄写能力降低，真正的精神症状较少。

【辅助检查】

1. 影像学检查

CT 扫描可见腔隙性梗死灶（质地均匀的低密度影），脑软化灶，脑萎缩，脑池、脑沟与脑室扩大；MRI 检查显示多发性梗死灶比 CT 扫描敏感，均呈长 T_1 与长 T_2 信号。

2. 神经心理学检查

可以采用量表的形式，对患者进行记忆与智力检测。常用的有简易精神状况检查量表（MMSE），长谷川痴呆量表（HDS），痴呆简易筛查量表（BSSD），Hachinski 缺血量表（HIS）及日常生活能力量表（ADL）等。值得注意的是：在评价测试结果时应充分考虑患者的心理状态、文化程度、测试环境及测试方式等客观因素进行综合分析。

【诊断标准】

有多次短暂性脑缺血发作史或治疗不当，并伴有多次小的脑卒中的严重高血压患者，有全身动脉硬化的证据。血管性痴呆起病迅速，进展呈现阶梯性变化，并有明显的局灶性神经系统体征。可与 Alzheimer 病同时混合发生，两者有时鉴别十分困难。

Hachinski 缺血指数量表（HIS）（表 11-1）及其评分法（表 11-2），可以作为两种类型痴呆的鉴别参考。

表 11-1　Hachinski 缺血指数量表（HIS）

项　　目	评分数
1. 急性起病	2
2. 病情逐步恶化	1
3. 波动性病情	2
4. 夜间意识模糊	1
5. 人格相对保持完整	1
6. 情绪低落	1
7. 躯体性不适的主诉	1
8. 情感控制力减弱	1
9. 高血压病史	1
10. 有脑卒中病史	2
11. 伴有动脉硬化	1
12. 神经系统局灶性症状	2
13. 神经系统局灶性体征	2

Hachinski 法总分评定：满分 18 分；4 分或 <4 分，属于 AD，7 分或 >7 分，属于血管性痴呆。

表 11-2 Hachinski 评分法（CT 问世后修改稿）

内　容	评分
急性起病	2
有脑卒中病史	1
神经系统局灶性症状	2
神经系统局灶性体征	2
CT 低密度影：孤立的低密度影	2
多发的低密度影	3

总分评定：2 分或<2 分，不是血管性痴呆；3~4 分，疑似为血管性痴呆；5 分或>5 分，肯定为血管性痴呆。

【治疗原则】

血管性痴呆的治疗原则为改善脑血流、预防脑梗死、促进大脑细胞代谢、改善和缓解症状。药物有脑细胞代谢调节药：氢麦角碱、都可喜、石杉碱甲等；血管扩张药：桂利嗪、环扁桃酯等。

【护理评估】

1. 健康史

（1）评估起病形式：询问患者起病时间，发病形式，与 AD 相比，MID 多起病较急，病程呈阶段性进展或阶梯式恶化。

（2）了解既往史：①询问患者既往身体健康状况，了解患者既往是否有高血压、糖尿病、高脂血症、短暂性脑缺血发作（TIA）、脑卒中、心肌梗死、心房颤动等病史，一般认为上述因素是 VD 发病的危险因素。②询问患者年龄、文化程度等情况，因为老年、文化程度低等也可能易导致痴呆的发生。

（3）了解生活习惯：①询问患者饮食习惯，是否喜食咸味、肥肉、动物内脏等，是否长期摄入高盐、高胆固醇饮食，因为高盐饮食可加重高血压，高胆固醇饮食可致动脉粥样硬化。②询问患者是否有烟酒嗜好，每日吸烟多少支、喝酒几两，因为吸烟与过量饮酒也是导致血管性痴呆的危险因素。

2. 身体状况

（1）观察有无智力损害症状：①询问患者病情，了解有无记忆障碍。VD患者大多有记忆力减退的表现，应注意观察记忆力减退的程度与类型，对缓慢发病者，近记忆减退常为首发症状。②了解有无理解力、定向力、计算力障碍。VD的患者常因理解力、定向力、计算力的降低而不能胜任过去熟悉的工作和进行正常的交往，甚至外出时迷路，不能单独回家，生活自理能力低下。③了解有无情绪不稳、焦虑、抑郁、强哭、强笑、幻觉、妄想等情感障碍和精神症状。不同部位的血管病变可引发相应的神经精神症状，如大脑前动脉闭塞常累及额叶出现表情淡漠、僵硬，经常性自言自语；大脑后动脉病变导致颞叶和枕叶受损可出现幻觉、被害妄想、偏盲、视空间障碍等。

（2）检查有无神经功能受损：询问患者身体感觉如何，四肢能否自主活动，MID患者反复发作卒中后病变累及双侧半球，常出现偏瘫、偏身感觉障碍、中枢性面舌瘫、假性延髓性麻痹、肌张力增高、锥体束征等。

3. 心理-社会状况

爱护关心患者，使患者避免焦虑、抑郁、绝望等不良心理，保持平和安静心态，减少情绪变化，树立信心，积极配合治疗，争取达到最佳康复水平。

护理诊断、护理措施、健康教育均见本章第一节。

第十二章　神经科患者的康复与护理

以脑血管意外、急性脊髓炎以及吉兰-巴雷综合征为代表的急性神经科疾病的共同特点是患者往往出现偏瘫、截瘫、失语、尿便障碍等急性神经功能缺损症状，如何使这些急性神经功能障碍患者尽早恢复正常，这不仅是康复工作者的任务，更是最早、最多接触患者的神经科护士的责任与义务。熟练掌握相关的康复护理知识并运用于临床护理实践，有利于患者早期康复和减少残障。

【早期康复的重要性】

神经系统疾病或意外事故引起的中枢和（或）周围神经损伤是造成残疾的最常见原因。尤其是脑卒中，存活者大都遗留不同程度的残疾，如偏瘫、失语、认知障碍等，严重影响患者的生活质量，给家庭和社会带来沉重负担。因此，神经科患者的康复治疗与护理越来越受到关注。

康复就是综合协调地应用各种措施，减少病伤残者的身心社会功能障碍，使其回归社会，有较好的生活质量。它不仅仅是训练残疾人适应社会环境，还包括社会大系统所采取的各种措施有利于他们平等地参与社会。康复作为一种理念，把独立生活和提高人们生活质量作为指导思想必须而且正在逐步渗透到整个医疗系统中。

康复工作应尽早进行，这不仅能预防不必要的残疾发生，而且有可能使已发生的残疾降至最低程度。

【障碍的分类】

障碍的分类方法和标准很多，在实际应用中一般按照障碍的程度和影响分类，其中最常用的是世界卫生组织（WHO）1980 年所公布的"国际病损、失能与障碍分类"（ICIDH）。

1. ICIDH 分类法及定义

根据 WHO 的 ICIDH 标准，将障碍分类为：病损、失能、残障。

（1）病损（I）

"根据卫生工作经验，病损是心理、生理、解剖结构和功能的丧失和（或）异常。"病损是属于组织器官水平的功能障碍。

（2）失能（D）

"根据卫生工作经验，失能是能力的任何受限或缺乏（源于病损），使人不能以正常方式或在正常范围内进行活动。"失能是属于个体水平的能力障碍。

（3）残障（H）

"根据卫生工作经验，残障是由于病损或失能对个人造成的不利条件，它限制或妨碍了一个人在正常情况下（按照其年龄、性别、社会和文化诸因素）在社会上应能起到的作用。"残障是属于社会水平的障碍。

2. 偏瘫的模式及造成偏瘫异常运动模式的因素

偏瘫是指病灶对侧的上下肢体瘫痪，是病侧的锥体系受损所致，可同时伴有锥体外系的损害。它不是一个单独的疾病，而是一个综合征。它的运动模式是失去肢体正常功能的粗大异常模式。具体表现为：头屈向偏瘫侧，面部转向健侧；偏瘫侧躯干后旋伴侧屈；上肢为屈曲痉挛，呈挎篮样，下肢为伸直痉挛，行走时呈划圈样步态。

造成以上偏瘫运动模式的原因是上运动神经元受损，运动系统失去其高位中枢的控制，原始的、被抑制的、皮质下中枢的运动反射得以释放，引起肌张力增高甚至痉挛，肌群间协调紊乱，出现异常的反射活动即协同运动、联合反应和紧张性反射等脊髓水平的原始粗大运动模式及平衡功能异常。

【运动功能康复】

1. 良姿位摆放

良姿位摆放是偏瘫早期运动康复的重要内容，也是预防痉挛最有效的方法，对患者的预后影响很大。其目的是预防痉挛模式出现和防止继发性关节挛缩畸形和肌萎缩。

（1）健侧卧位

患肩前伸，上肢上举100°，朝前放在支持的枕头上。患侧下肢向前屈髋屈膝置于支持的枕头上。注意足不能内翻悬于枕头边缘。健侧上肢可放在任何舒适的位置上。健侧下肢平放在床上，轻度伸髋屈膝。

（2）患侧卧位

头有良好的支撑，上颈段屈曲。患肩尽可能前伸，上肢前伸与躯干的角度不小于90°、前臂旋后，腕被动背伸。躯干稍向后旋转，背后垫大枕头。健侧上肢可放在身上或背后的枕头上。下肢呈迈步位，健腿髋、膝屈曲并由枕头在下面支持。患腿保持伸髋、稍屈膝的体位。摆放这一体位时，辅助者应注意检查肩胛带是否确实前伸，当患者体位正确时，肩胛骨的内缘平靠胸壁；若前伸不充分，患者常感肩痛或不舒适。

由于这一体位能使患侧关节韧带早期受到一定的压力，增加本体感觉刺激，有利于缓解或抑制痉挛。同时有利于健肢自由活动，所以得到较为普遍的提倡。

（3）仰卧位

头偏向偏瘫肢体侧，给予良好的支撑；患肩给予枕垫支持，将肩胛置于外展、上旋位，肩关节外展、外旋，手肘伸直，前臂旋后或中立位，肘后上方可垫一小纱布卷以保持肱三头肌腱受到一定压力刺激，手指伸展或微屈，拇指外展。患髋后外侧给予枕头支持，以免骨盆后旋、股外旋。下肢伸展，注意避免被褥过重或太紧而使足跖屈加重，必要时可用床架支持被褥重量。亦可将下肢置于屈髋屈膝位，足底着床，大腿微内收位。

仰卧位由于受紧张性颈反射和迷路反射的影响，异常反射活跃，可加重痉挛模式，同时由于患侧骨盆后旋、下肢外旋，容易引起骶尾部和足根、外踝处压疮，所以只作为一种过渡体位，尽可能少用或缩短采用时间。

（4）良姿位摆放的注意事项

①床应放平，床头不宜抬高。尽量避免半卧位，因为它能增加不必要的躯干屈曲伴下肢伸直。②操作时避免直接用力拉动患肢，并随时注意患者躯干端正，与床边平行。③各种体位应经常变换，早期变换体位1次/2～3小时，鼓励患侧卧位，尽量减少仰卧位；提倡早期由卧位过渡到坐位。④不主张在手心放置实物来对抗手指的屈肌痉挛，因为受抓握反射的影响，这样反而加重了指的屈肌痉挛。同理，也不应在足底放置

任何硬物，避免足趾屈畸形，因为任何对足底部的刺激都会增加伸肌模式的反射活动。

2. 翻身

翻身是最具治疗意义的活动，因为它可刺激全身的反应和活动，并能抑制痉挛。

（1）向健侧翻身

急性期患者不宜或不能主动用力翻身时需被动翻身。操作者站在患者健侧，先帮助患者把头偏向健侧，然后两手分别放在患侧肩胛部和髋部，顺势将患者翻向健侧，按良姿位摆放好肢体。一旦患者出现部分自主活动，应鼓励患者主动翻身。先令患者两手交叉相握，于中立位伸肘上举（Bobath 式握手），健腿插入患腿下，在头颈肩转向健侧的同时，上肢摆向健侧，健腿带动患腿翻向健侧，躯干转向健侧。

（2）向患侧翻身

这是早期卧床时最容易的运动。操作者站在患者患侧，一手将患侧上肢放置于外展伸直位；另一手将患者健手拉向患侧，患者向患侧转头、颈、肩时，健腿向前抬起放至患腿前面，躯干也顺势转向患侧。

（3）翻身成俯卧位

这种练习对抑制痉挛有帮助。但因其对上臂和肩胛骨的影响可能引起疼痛，因此，开始时患者应练习从健侧翻身俯卧，以双肘或双上肢在体前支撑体重；操作者始终控制好患侧肢体，引导患肩向前，防止肩后缩。如果患者体能尚可，可通过双上肢的伸直摆动翻成俯卧位，然后将两手屈肘变成肘支撑。

3. 关节活动度训练

关节活动度（ROM）训练是指用以维持和恢复关节活动范围的练习。广泛应用于能引起关节活动障碍的伤病，如关节制动后、关节炎症、肢体偏瘫等。训练的基本原则是逐步牵张挛缩和粘连的纤维组织。其具体方法有：

（1）被动运动

对于主动运动有困难的患者可由他人或借助器械进行被动运动。在偏瘫早期，可有效预防肌萎缩、痉挛、关节挛缩等废用综合征，一旦患者意识清楚就应进行床边被动活动，每日2次以上，每次每个动作重复5~10次。顺序由上到下，由大关节到小关节，循序渐进，缓慢进行各关节各个方面的全范围活动，以维持正常的关节活动范围。针对偏瘫的痉挛模式，应特别强调肩胛带上旋、前伸，肩关节的外展、外旋，前臂的旋后，腕的背伸，大拇指的外展、对掌和指关节的伸展以及踝背伸，还有脊柱的屈、伸、旋转等。

偏瘫痉挛期以后，或者由于制动、炎症等其他原因导致肌腱挛缩，关节已发生功能障碍者，这时的被动运动应给予持续缓慢的牵伸，动作幅度应达到现有的最大活动范围，并在达到时稍用力，力求稍微超过并在此位置维持，然后缓慢还原，再做。节奏不宜太快，重复多次。也可借助充气夹板或其他牵引器材进行被动持续的牵伸，同时对受限关节周围肌肉、肌腱行轻轻地拍打、按摩或湿热敷，效果将会更为明显，而且还能减轻患者的疼痛感觉。

关节被动运动中应注意：随时观察患者的反应，若患者诉不适，且心率、血压也出现明显异常，应停止活动。操作中，动作要轻柔、缓慢、平稳，切忌用力过猛和拉扯动作，以免造成再损伤，加重疼痛。同时给予节奏性指令，调动患者参与意识，仔细体会运动的感觉。对肢端水肿的患者，应配合轻柔的向心性按摩、热敷以及垫高患肢等方法以利减轻水肿。

（2）主动运动

患者患肢一旦出现主动运动，应鼓励患者尽早开始自助运动，并逐步过渡到自主运动，可针对特定的关节编制体操，也可利用器械进行练习。动作宜平缓，尽可能达到现有最大幅度，然后稍加维持。用力以引起紧张或轻度疼痛感觉为度。运动量可根据患者的耐受情况自行掌握。主动运动可同时训练肌力，促进血液循环，消除肿胀，而且患者能自行控制力度，不易引起损伤。

（3）自助运动

通常由健肢徒手或通过棍棒、滑轮和绳索等简单装置，对患肢的主动运动给予辅助力量，兼有主动运动和被动运动的特点，应用很广泛，如偏瘫早期的十指交叉握手自我辅助活动，恢复后期常用的棍棒操、各种关节训练器练习等。

4. 坐位与平衡训练

坐起是直立的基础，直立是人类日常活动的基本体位。患者病情稳定，生命体征平稳时，应尽早开始坐位训练。

（1）过渡练习

为防止因突然起坐引起的直立性低血压，可在准备起坐前 2~3 天被动逐步抬高患者头部和上身，从 30°渐增到 90°，时间由几分钟渐加至几十分钟。注意抬高应从臀部开始，不能仅在颈部。

（2）坐姿及平衡训练

1）床上直腿坐位：髋关节屈曲至近于直角的适宜角度，脊柱伸展，头部无需支持，以便患者学会主动控制头的活动。早期为防止躯干前倾和后仰，可在患者前面放置一个横过床的、可调节的桌板以支持其上肢并抵抗躯干前屈；背后用足够的枕头和靠背给予支持；以后逐渐撤除支持物，以双手反支撑继而过渡到无支撑坐位。

2）床边屈膝坐位：许多偏瘫和长时间卧床的患者，由于屈髋受限，往往通过脊柱前倾来代偿。因此，在这一姿位我们应帮助患者调整其骨盆位置（即一手在患者腰部帮助伸腰，使脊柱垂直于骨盆，另一手帮助患者稳定肩部，同时指导患者做腰椎的屈伸活动）。患者先用双手侧向支撑，双脚无支持，以便更多的刺激头和躯干活动来调节平衡。以后双脚着地，过渡到单手支撑，最后到无支撑坐位，即达到坐位一级平衡（静态平衡）。然后交替训练患者侧向转移重心的能力：患者取端坐位，体重平衡分配，无任何附加运动和代偿行为，双手放在大腿上，分别向两侧转头和躯干通过肩膀向后看，然后回到中位。或者让患者伸手向前方或向前下方地面及两侧方触摸一件物品后回到其直立坐位，反复练习逐步达到坐位二级平衡（自我动态平衡）和三级平衡（他动动态平衡）。

（3）起坐训练

患者先健侧卧位，健腿伸至患腿下面以带动患腿移至床边，颈和躯干健侧屈，以健侧上肢外展，肘支撑躯干，最后伸肘用手支撑坐起。若从患侧起坐则需要帮助较多。操作者站在患者患侧，以一手托住患肩，另一手将患腿向自己体侧拉，患者以健手扶住操作者的肩部坐起。对于某些上肢恢复较好的患者（如截瘫和不完全性四肢瘫的患者）可训练跪位坐起：患者先两手交叉相握，于中立位伸肘上举，头、肩及上肢用力向同侧摆动，带动躯干旋转，翻身至俯卧位，再屈肘或肘支撑俯卧，然后伸肘撑起躯干，屈膝后坐成跪坐位。

5. 转移

（1）卧位转移

患者先头颈向移动方向侧屈，肘支撑移动肩膀，再足跟用力压床面，肩肘用力抬起并移动臀部。这里主要教会患者肘、肩、足、臀交替用力，并利用健腿带动患腿做水平移动。

（2）坐位移动

患者直腿坐位向水平方向移动时，向患侧移动较为困难，一般用健手伸向健侧支撑部分体重，健膝向健侧屈曲，健足勾住患足外踝，以健手支撑抬臀并以膝关节为支点带动患肢向健侧移动。重复上述动作再移动。患者坐位向前后方向移动时，应学会把重心交替转移。一侧臀部负重，对侧即向前或后移动，就像用臀部行走。操作者在患者身后，一手放在患腿的大转子部位，另一手放在对侧肩上，用身体帮助患者移动重心，同时也防止患者向后倒。这样做可以避免患侧下肢的伸肌痉挛，如果患者利用健手拉自己移动，其患侧下肢可因联合反应而增加伸肌痉挛。

（3）床-椅间转移

适当高度的床和椅是保证转移安全的重要条件。床、椅高度应基本一致，以患者能双脚平稳着地的高度为宜。椅子与床成 30°～45°（轮椅要关刹闸）。患者取床边坐位，双脚与肩同宽平放地上，躯干稍前倾，健手扶椅背或轮椅对侧扶手，使臀部抬离床面，以健腿为轴心转动躯干使臀部对准椅子坐下。此时应提醒患者患腿适当负重。当患者不能完成上述动作时，操作者应双脚分开站在患者前面，以双膝微收抵住患者的膝前外侧，两手抓住患者肩胛骨的内侧缘，用伸直的上肢托住患者的上肢，使患者前倾，重心前移至脚上，在肩胛骨上向下压，直至患者臀部离开床面，同时嘱患者抬头以助于重心更充分地转移至腿上，然后引导患者接近坐位，把他放在轮椅靠后背处坐下。注意避免直接拉患者的双上肢，以免人为拉伤。也不应让患者双手环抱操作者颈部，因为他将用力拉而产生下肢全伸模式并用这种模式站立。

6. 站立与步行训练

（1）站起与坐下的训练

站起时，患者由坐位前移使双脚平稳着地，与肩同宽，足后移，同时屈髋，躯干伸直前倾，双肩越过足尖，双膝前移使重心到达足上，身体再向前向上，伸髋伸膝站起。站起动作的基本步骤：①足放妥。②屈髋及躯干伸直前倾。③双膝前移。④伸展髋和膝。坐下时，患者躯干前倾使重心后移，然后屈髋屈膝使身体降低而坐下。坐下动作的基本步骤是：①屈髋和躯干伸展前倾。②双膝前移。③屈膝。操作者应观察分析患者的动作完成过程中的缺陷，帮助引导肩膝前移，纠正不必要的代偿动作。为训练患者动作的灵活性，可以增加难度，如从不同高度的坐位平面站起，从交谈中站起，以适应日常生活的需要。

（2）站立平衡训练

站立平衡包括无需用过度的肌肉活动维持相对静止站立，以及能在站立位来回移动进行各种活动，有移出、移入及跨步等能力。主动灵活的站立能力要求在整个静止站立时有合适的身体对线，即双足分开10cm左右；在矢状面上，双髋刚好在双踝关节前方；双肩正对双髋；头平衡于水平的双肩上。这种对线在身体进行活动而发生重心偏移时能做出正确的预备并不断地调整。因此，在训练患者站立时，操作者要提醒患者调整好双足位置。训练髋关节对线（用手轻轻帮助患髋前伸）。帮助患膝伸展，可使用膝部支具防止膝关节屈曲。提醒患者放松，不要屏气，健侧肢体不要过度用力。在此基础上练习重心转移，及时调整姿势。随着患者能力的改善，逐步增加训练难度。如自动转身朝前、后、左、右方向取物；弯腰拾物；用健腿和患腿交替向不同方向迈步；抛接球游戏等。早期可让患者用斜床做适应性的站立训练，以预防直立性低血压，恢复本体感觉，改善躯干的平衡和协调及防止下肢骨质疏松。

（3）行走训练

行走运动包括站立相和摆动相。站立相：①伸髋。②躯干和骨盆水平侧移。③膝关节在足跟开始着地时屈曲15°左右，随后伸直，然后在趾离地前屈曲。摆动相：①屈膝伴髋伸展。②趾离地时骨盆在水平位侧移。③髋关节屈曲。④摆动腿侧骨盆旋前。⑤在足跟着地前伸膝及踝背屈。因此，行走前的髋关节对线训练、重心前后左右移动的训练以及膝的控制训练是行走训练的基础。一般不主张早期的行走训练，容易因不正确的代偿行为形成"误用步态"。在帮助患者行走训练中，操作者应在患者的患侧或后面以引导患侧下肢正确负重和患侧骨盆的适度旋前。同时要观察分析其对线情况，找出问题予以正确指导。另外，行走训练中除了姿势的正确外，当能力不断增强时，要逐步加强速度及跨障碍物等训练，以适应其日常生活及社交活动的需要。

7. 日常生活活动（ADL）训练

ADL 是指患者每日自我照顾所必需的活动，包括进食、更衣、如厕、个人卫生、尿便控制及移动体位和使用家庭用具等。康复的最终目标是最大限度地恢复患者的 ADL 能力，提高其生活质量。所以，结合日常生活活动时，对患者进行功能训练是康复工作中非常重要的内容。一般在患者肢体开始出现部分分离运动时即开始，若超过 1 个月仍未出现分离运动，就可以同时着手健侧的代偿训练。训练中要有极大的耐心和爱心，及时对患者的细微进步给予肯定和鼓励，并可以根据患者不同的情况设计一些辅助器具或提出对环境进行适当改善的建议。

（1）进食练习

患者进食时在吞咽方面的训练将在"吞咽障碍康复"中做详细讨论。这里着重强调进食动作完成所需的抓握能力、协调能力和关节活动范围训练。患者在餐桌旁坐下后，可从两腿之间抓住椅子的前边，身体前倾使臀抬离椅面，将椅子拉近餐桌。将患手置于向前的位置靠近餐具。进食时，鼓励患者用患手或用双手将食物送进嘴里。使用筷子需要更精细的控制，早期可训练用叉或匙进食。如果需要，可对餐具进行改良，如将叉、匙的柄加粗；使用辅助器具将碗、碟固定在桌上等。如果患者一侧上肢瘫痪，1 个月后仍未恢复患手功能，则应进行健手代偿进食训练。当然，开始时患者这样进食的速度很慢，而且可能由于稳定性较差，许多饭、菜漏在桌上或身上，但是千万不能怕麻烦而放弃训练。

（2）更衣训练

在穿、脱衣训练前要训练患者的坐位平衡。另外要选择宽松适度、弹性好、易穿脱的衣物，扣带不要复杂，以免影响训练效果和训练情绪。①穿前开襟衫方法：先用健手持衣，将患侧衣袖套进患手，并拉衣领至患肩，再从头后拉至健肩，然后健手套入健侧衣袖，最后患手辅助健手扣衣扣。脱衣顺序则相反。②穿套头衫方法：患者取坐位，健手将衣服背面朝上放在双膝上，用健手将患侧衣袖套入患手，并将手腕伸出袖口，再将健手套入健侧衣袖，用健手将衣袖尽量拉往患肩部位，将头套入并钻出领口，最后将衣服整理好。脱衣时先用健手将衣后领上拉，退出头部，再脱去双侧衣袖。③穿裤方法：患者取坐位，先用叉握的双手抬起患腿交叉放在健腿上，用健手将患肢套入患侧裤腿并尽可能上拉至膝以上，然后患足平放回地板，同时套上健侧裤腿，然后双足负重站立，将裤腰上拉至腰部，在站立或坐位下系好裤带。如果患者维持站立平衡有困难，可在前面提供安全防护。④穿袜子方法：患者取坐位，患腿交叉放在健腿上，用健手拇指和示指张开袜口，向前倾斜身体把袜子套在患足上。用同样的方法穿上另一只袜子。这一活动中要使患侧手臂向前，肩前伸并伸肘以克服联合反应使整个身体后缩。穿鞋的方法与穿袜子的方法相同，但足要平放在地板上才能系上鞋带。

（3）个人卫生

包括洗手、洗脸、刷牙、梳头、刮须等。在偏瘫早期尽量发挥患手的残余功能，用健手协助患手或单用患手操作，并教会患者使用辅助器具，如改良的牙刷、梳子、杯子等。若1个月以后患肢仍无明显恢复，则应及时训练健手单独完成上述活动。

（4）如厕、沐浴

在让患者独立如厕、沐浴前，需进行充分的平衡训练、转移训练。浴室、厕所应放置防滑垫、安装扶手。对下蹲有困难者，需对浴室、厕所进行改进。但若患者不能单独如厕、沐浴，在协助患者完成这两项活动中，应尽量发挥患者自己的潜能，不要全面代替。

【感知障碍康复】

1. 感觉障碍的康复

感觉是机体对体内外各种刺激和信号的一种感受和鉴别，是神经系统的基本功能之一。任何原因造成的机体的这种感受能力缺失、减退或异常，都叫感觉障碍。感觉障碍常常使患者由于缺乏正确判断而产生紧张恐惧心理，严重影响患者的运动能力和兴趣。因此，在某种程度上说感觉恢复是运动恢复的前提。

感觉的训练常包含在运动训练中，如拍打、擦刷、针灸、按摩以及各种冷、热、电的刺激都同时促进感觉的恢复。另外，在进行关节被动活动时，反复适度地挤压关节，牵拉肌腱、韧带；让患者注视患肢并认真体会其位置、方向及运动感觉；让患者闭目寻找停留在不同位置的患侧肢体的不同部位，多次重复直至找准。这些方法都可促进患者本体感觉的恢复。对于实体觉缺失的患者常采用训练转移法，向其提供触觉刺激，过渡训练中以视觉刺激弥补。

2. 知觉障碍的康复

知觉是大脑把感觉信息综合为有含义认识的能力，是人们了解环境并与之进行相互作用所必不可少的。大脑的每一皮质小叶都负责特定的知觉功能，不同部位受损，可出现不同认知觉障碍，如失认症、失用症。

（1）失认症：是指对视觉、听觉、触觉途径获得的信息缺乏正确的分析和识别能力，因而对感知对象的认识障碍。在脑卒中等脑损害中，较为常见的失认症有：半侧空间失认、疾病失认、格斯特曼综合征（Gerstmann syndrome）以及视觉失认等。失认症的康复训练主要在作业治疗活动中进行。常用的方法有：

1）训练转移法（TTA）：将在作业台上重复进行的某种知觉训练转移到相似的知觉作业上去，并最后泛化到日常功能活动中去。例如对有体象障碍的患者重复进行人形拼板活动。

2）功能训练法（FRA）：即反复锻炼某些功能性技巧以促进患者的ADL能力。训练中，采用"代偿"和"适应"的方法，重点纠正患者的功能问题。代偿即患者先了解自己所存在的障碍及其含义，然后学会使用健存感觉和知觉技能对存在的问题进行代偿。适应通常是指改变环境使适合患者的缺陷。

3）感觉整合法：先向患者提供控制好的感觉刺激，再由患者整合这些刺激做出适应性反应。例如，对躯体失认的患者，在叫出身体某一部位名称的同时让患者用手或粗布摩擦该部位。

4）神经发育法（NDT）：神经发育的观点认为运动可以促进知觉的发展。因此在运动训练中鼓励采用双侧运动，恢复正常姿势和身体形象以促进知觉障碍的恢复。

半侧空间失认，也叫偏侧忽略，临床较多见。对于偏侧忽略的训练主要是让患者集中注意他所忽略的一侧。包括：①所有的训练、谈话都在忽略侧进行。②鼓励患者向健侧翻身，用病侧上肢或下肢向前探。③将患者所需的物品故意放在忽略侧，让患者用另一手越过身体中线去取。④另外还可以在忽略侧用颜色鲜艳的物体或电光提醒患者注意。

⑤阅读时为避免漏读，可在忽略侧的顶端放上鲜艳的规尺，或让患者用手摸着书的边缘，从边缘处开始阅读。当较长时间的反复训练仍然不能矫治时则可采用适应性方法，如将食物放在健侧，从健侧提供帮助，与之交谈等。

（2）失用症：失用症是指没有运动感觉方面的缺陷，但不能完成有目的的动作。如患者手的运动、感觉、反射均正常，但要他做刷牙动作时却不能，而晨起却能自动刷牙。在脑卒中等脑损害中，较常见的有结构性失用、运动失用、穿衣失用及意念运动性失用等。

对于失用症的训练通常运用示范、提醒甚至动手教患者反复训练失用的动作。

【吞咽障碍康复】

吞咽障碍可分为静的障碍和动的障碍两种。静的障碍主要由肿瘤、狭窄等机械的形态异常所致；动的障碍主要为神经肌肉系统障碍所致。临床上常见的是神经系统疾患，尤其是脑卒中后出现的假性延髓性麻痹。

吞咽障碍常引起呛咳、吸入性肺炎，甚至窒息。即使程度较轻，也对饮食生活的乐趣、发音清晰的交流产生不利影响。因此，当患者意识清楚，生命体征平稳，能张口、提舌及吞咽时，即可在插鼻饲管的同时进行吞咽基础训练，并尝试由口少量进食。在无误吸及顺利喝水无呛咳的情况下，尽早拔除鼻饲管，进行摄食-吞咽功能的综合训练。

1. 吞咽的基础训练

（1）咽部冷刺激与空吞咽	（2）屏气-发声运动
用冷冻棉签蘸少许水轻轻刺激软腭、舌根及咽后壁，然后嘱患者做空吞咽动作。寒冷的刺激能有效强化吞咽反射，反复训练可诱发吞咽动作。	患者努力屏气，胸廓固定，声门紧闭，然后突然放开声门，呼气发声。这不仅训练声门的闭锁功能、强化软腭的肌力，而且有助于除去残留在咽部的食物。

（3）早期的颊部运动

操作者用小指沿患者齿龈部摩擦，而后以半圆运动向外推颊部。鼓励患者吸气鼓腮后缓慢吹气，以刺激颊肌和软腭的运动。促进患者进行对称的微笑，患者常表现健侧太主动，可用手背抑制健侧活动，另一只手在患脸颊向上方做快速摩擦运动，也可用冰块快速擦刷；或用电动牙刷背面刺激嘴唇和颊部，以增强其感觉并有助于张力的正常化。

（4）刺激舌的运动

开始时若患者的舌完全不能运动，则需要完全的引导。用一块湿纱布包裹舌，然后用手把住舌头做不同方向的运动。同时让患者体会运动的感觉，主动参与。注意向前拉舌时不要让下齿划伤舌头。为了抑制舌的高张力，刺激吞咽时舌的波浪式运动，可把手放在颌下、口腔底部软组织区，用手向上、向前推压软组织做半圆形运动。当舌的运动有所改善时，鼓励患者伸舌舔唇周围并在唇内侧向外推顶嘴唇的不同部位，以促进其运动的进一步正常化。

2. 摄食-吞咽功能的综合训练

摄食训练除了注意进食的体位、食物的状态及进食的一口量以外，还包括认真的口腔清洁、合理的食物调配、上肢的摄食功能训练、辅助工具的选择和使用以及助手的协助方法等各种与摄食有关的细节练习。

（1）进食的体位

开始训练时，应选择既有代偿作用又安全的体位。一般让患者取躯干抬高30°的仰卧位，头屈向健侧，患肩以枕头垫起。操作者位于患者健侧。这种体位下进食，食物不易从口中漏出，有利于食物向舌根运送，还可以减少向鼻腔逆流及误吸的危险。但是，并不是所有患者都适用这一体位，实际操作中应因人而异。而且，现在更多的是主张患者端坐在餐桌前的直背椅上进食，鼓励患者用患侧咀嚼。如果患侧咀嚼不充分，可用一纱布包裹一些松脆的食物放在患侧齿间以刺激咀嚼活动。进食后不要帮助擦嘴，而让患者用舌或唇的运动清除留在唇或颊上的食物残渣，也可让患者自己用手擦掉食物。

（2）食物的状态

应根据吞咽障碍的程度来选择，由易到难。容易吞咽的食物应有适当的黏性，不易松散，密度均一，通过食管时容易变形，而且不残留在黏膜上。如黏度适当的藕粉、蒸蛋、稀饭等。此外，还要兼顾食物的色、香、味及温度等。

（3）一口量

即最适于吞咽动作的每次摄食入口量，正常人约20ml。进行吞咽训练时先以少量（3~4ml）试之，以后酌情增加。另外餐具的选择以采用薄小的匙子为宜。

（4）助手的协助方法

患者不能保持正常头位时，操作者通常站在患者患侧，一手环绕患者头后面，用肘弯曲部及上臂保持患者头部处于中线位，拉长颈后部，手腕掌侧屈使拇指抵在颞颌关节上以感受异常运动和肌张力，用示指和中指夹住颏部，引导下颌的运动。用示指帮助嘴唇闭合，用中指从颌下方使舌放松或刺激其运动。对于头部有适当控制并能随意抑制伸颈的患者，操作者可坐在患者前面，用拇指置于颏前，帮助嘴的闭合；中指置于下颌下面，刺激舌肌的运动；示指置于患侧面部，促使颌骨侧向运动及提高颊部张力。操作者在训练吞咽过程中应观察：①咀嚼、吞咽及喝水的速度，有无呛咳。②进食量及所需帮助的程度。③疲劳程度，生命体征变化及面部表情等。在观察训练吞咽时，为便于清除容易残留在口腔各个部位的食物，防止误咽，操作者还要注意：①空吞咽和交互吞咽：每次进食吞咽后，应嘱患者反复几次空吞咽，或饮极少量（1~2ml）的水做交互吞咽，既有利于刺激诱发吞咽反射，又能达到清除咽部残留食物的目的。②侧方吞咽：让患者下颌分别左、右转做侧方吞咽，可清除梨状隐窝部位残留的食物。③点头样吞咽：先颈部后屈，以挤出会厌谷的残留食物，然后颈尽量前屈，形似点头，同时做空吞咽动作，以清除残留食物。

【语言障碍康复】

言语语言障碍是指组成语言行为的听、说、读、写4个主要方面的各功能单独受损或两个以上环节共同受损的种种病理现象。目前对于语言障碍的分类尚无统一意见。主要对构音障碍和失语症的康复进行叙述。

1. 构音障碍

是构音结构（如咽喉、腭、唇、舌）病变或支配这些结构的神经系统病变，使得发音器官肌力减弱或协调不良及肌张力改变，产生的语音形成障碍，表现为发音不清、吐字不清、语调及语速、节奏等异常，鼻音过重等言语听觉特性的改变。对于构音障碍的康复将以发音器官训练为主，遵循由易到难的原则。

（1）松弛治疗

①头颈部松弛：可做耸肩，头向下垂缓慢后伸，向两侧做顺时针、逆时针旋转，上下唇及颌紧闭，舌用力顶住硬腭，下颌向左右旋转，咬牙咧嘴等活动，每次坚持3秒之后放松，重复10次。②胸、腹、背部松弛：收腹、深呼吸。③上肢松弛：手握拳，双臂向前伸直举至肩水平。④下肢松弛：做趾屈、膝伸直等动作。

（2）唇、舌运动训练

几乎所有构音障碍的患者都不同程度存在舌唇运动不良，造成发音歪曲、置换或难以理解。因此，面对镜子学练唇的张开、闭合、前突、缩回，舌的前伸、后缩、上举及向两侧的运动很有必要。另外，嘱患者闭嘴、鼓腮，助手用一手的拇指和示指挤压鼓起的双颊反复做鼓腮和挤压各20次。对较重的患者可以用冰块摩擦面部和唇以促进运动，1~2分钟/次，3~4次/天。吞咽康复中提及的关于舌的运动同样也适用于语言康复。

（3）呼吸训练

对于重度构音障碍者，呼吸气训练应视为首要的训练项目。训练时患者可取仰卧位或坐位，治疗者的手放在患者的上腹部，在吸气末，随患者的呼吸动作平稳加压使呼气逐渐延长。当患者呼吸运动能力增强后，应教患者做深呼吸运动：鼻吸口呼，尽量深长，口呼时可采用吹口哨的方式，可不必发声。也可行吹气球、吹蜡烛、吹纸片等训练，重复10次。

（4）发音训练

开始练习发音时，可让患者连续咳嗽发出元音"啊"，并大声叹气2~3次，反复6~10次。练习持续发音，一口气尽可能长地发出元音，音量由小到大再由大到小，交替改变，逐步扩大音调范围。按发音的难度，先发双唇音与元音（a、o、u、ie），再练较难的辅音（s、k、r、g），在患者掌握了各个音素的发音之后再做词和句子的发音练习，若言语达不到让人理解的程度时，可用手指字、写字或打字以表达意思。

（5）"推撑"训练

以加强软腭肌肉的强度。患者用两只手放在桌面上，向下推或两手掌由下向上推或两手掌相对推同时发 au 的声音，可以与打哈欠和叹息疗法结合应用。另外训练发舌后部音如 ka kei 等也能加强软腭肌力。

2. 失语症

是大脑皮质与言语功能有关区域的损害引起的非痴呆、聋或发音器官的功能障碍所致，与智力损伤不成正比的理解和运用言语符号的能力的损伤，常伴有失读、失写、失认等症状。根据病变的部位不同，失语所表现的障碍侧面不同，失语又分为 Broca 失语、Wernicke 失语、传导性失语、完全性失语、命名性失语、经皮质运动性失语、经皮质感觉性失语、经皮质混合性失语、皮质下失语综合征 9 种。

正是由于失语症表现的多样性，失语的治疗康复也很复杂，需要专职的语言治疗师根据患者的不同情况进行专门的训练。常用的与发音器官训练相结合的训练方法有刺激法和渐进教学法。

（1）刺激法

反复运用足够强度的听力刺激以提高患者的言语语言能力。①刺激的内容应有意义且为患者所熟悉、常用，语速、语调和词汇长度要调整合适，如对原来从事会计工作的患者，多用数字配合音乐节律由简到繁进行刺激。②刺激后要诱导而不是强迫患者产生应答，如出示一把梳子，要求患者说出是什么，若不能说出，可做梳头动作，再不行，要求患者复述"我用梳子梳头"，然后再问这是什么，患者往往能够说出"梳子"这一词。③要多刺激以引起更多的回答，而不宜过早纠正其错误，例如看一小段录像片后提出使患者感兴趣的问题，鼓励回答，若回答不正确，可反复放映、反复提问。④用各种不同的语言表达方式来促进说话或言语能力的恢复，如用书写、手势、动作来表达语言的内容，也可以用大声朗读来帮助书写或用书写来帮助听觉记忆等。⑤利用相关刺激，如出示手并告诉这是指、掌、背，要求患者说出"手"这一关键词；让患者告诉你每日起床后要做的事。另外，还有环境刺激法（要求周围的人尽可能与患者交谈）、社交方法以及精神治疗法等。

（2）渐进教学法

把发出声音到形成实用词句之间分成若干步骤，再制订具体的计划以达到言语的恢复。①发音训练：先做各种发音器官的基本训练，然后训练张口诱发唇音（a、o、u），再教唇齿音（b、p、m），逐步到舌中音（d、t、l）、舌面音（j、q、x）、舌尖音（z、c、s）、舌根音（g、k、h），以后反复发单音节音（po、po、po 等），由慢到快，反复 4~6 次，再练习 3 个音节发音相似的发音（如 pa、da、ka）。当能够完成单音节发音以后，要求患者随训练者复诵简单句。让患者在镜子前观察发音器官的位置与口型，模仿练习，效果更好。②言语或动作学习训练：出示与需要复诵内容一致的图片，再单独出示图片，让患者指出并发音，反复练习，当误指率<30%时，可增加图片、动作或词汇量，再反复练习复述字、词、句、短文，每次复述 3~5 次，轮回训练，巩固效果，对文学基础较好者，可用诗歌的形式，常能够诱导顺利复述。③命名：要求指出相应物品的名称及人物的姓名等。④应用唱歌的形式诱导发音和正确的言语，特别适用于左侧脑外伤或脑卒中患者，因为对音乐、节律的识别是由右半脑所控制的。⑤对毫无语言能力者，则训练非音调的记号。

总之，失语症的训练效果在很大程度上取决于患者的配合和参与。所以，当患者急性期已过病情稳定，能够耐受集中治疗至少 30 分钟时，可开始专门的语言训练。若患者全身状况不良或意识障碍、重度痴呆、拒绝或缺乏训练动机及要求，都不适宜进行语言治疗；若患者有疲劳感，注意力不集中，则应给予休息；经过一段时间系统的言语治疗后仍无进展者，应暂时中止治疗。

【尿便障碍康复】

尿便障碍包括尿便的排泄失控（尿失禁、便失禁）和排泄困难（尿潴留、便秘）。其中任何一种障碍都让患者感到十分苦恼。所以，促使尿便障碍的改善是使患者恢复信心，重返社会的重要保障之一。

1. 尿潴留的康复护理

对于尿潴留的患者应尽量设法使其自行排尿，如热敷、针灸；也可牵张和叩击耻骨上、会阴区、股内侧，挤压阴茎，刺激肛门后诱导排尿、手法压迫等。通过屏气增加腹压或用拳头由脐部深按压，向耻骨方向滚动。若无效可予以间歇或留置导尿。导尿时注意无菌操作，选择合适的尿管。如果患者膀胱过度膨胀，一次放尿量不超过 1000ml，因大量放尿可导致腹腔内压力突然降低，大量血液滞留于腹腔血管而使有效循环血量减少，血压下降或虚脱；同时膀胱内压突然降低可导致黏膜高度充血而发生血尿。为训练患者的排尿反射，应夹管定时排尿，一般每 4 小时开放 1 次尿管，使用利尿剂时可酌情缩短时间。为防止因长期导尿造成泌尿系感染，要注意保持外阴部的清洁，可用 0.05% 的络合碘消毒尿道口 2 次/日，女患者行会阴冲洗 1 次/日，引尿袋更换 1 次/日，并观察尿液是否混浊或有无絮状物，必要时可用 0.02% 的呋喃西林液行膀胱冲洗，对于一些膀胱功能长期不能恢复的截瘫患者，可教给患者清洁导尿方法自行导尿，导尿管以等渗盐水冲洗即可。也可考虑做耻骨上膀胱造瘘。

2. 尿失禁的康复护理

对于尿失禁的男性患者，可用一次性软尿壶接尿，因固定性较好，且袋内加有吸水材料，尿入袋后马上呈凝胶状，效果可靠，同时质地较软，不影响更换体位，但要注意及时更换尿袋，并保持会阴部的清洁，可用稀释 10~20 倍的络合碘抹洗会阴部 1~2 次/日，用络合碘棉签消毒尿道口周围，1~2 次/日。对尿失禁的女患者也可用大口尿壶接尿，或用一次性纸尿布，但要做好皮肤护理。同时，对尿失禁的患者也要训练其按时排尿的习惯，逐步建立条件反射，开始时每隔 2~3 小时或 1~2 小时提醒患者排尿 1 次，以后 3~4 小时排尿 1 次。

3. 便失禁的康复护理

对便失禁的患者，主要是做好肛门周围的皮肤护理，每次便后给予温热毛巾抹洗，并适当扑滑石粉或抹少许鞣酸软膏以防肛门周围皮肤发红、溃烂。如果用稀释 10~20 倍的络合碘抹洗肛门周围，1~2 次/日，则效果更好。随着患者整体情况的恢复，大部分便失禁的患者最终都能获得对排便的控制能力。有些脊髓损伤的患者出现便失禁时，有可能是硬结的粪便堵住肛门，只有少许稀便流出，可用小剂量灌肠排出粪块使之得以改善。若灌肠无效，可戴涂有润滑油的手套轻柔地把硬便抠出。

4. 便秘的康复护理

大多数神经科患者的排便障碍表现为便秘，主要由于运动障碍，活动减少；进食困难，饮食受到限制；加上生活习惯和环境的改变，心情抑郁等因素的影响。因此，尽早地床边活动不仅能改善患者的运动功能，而且可以有效地促进肠蠕动，改善便秘。另外，注意调节患者的饮食成分，多食含粗纤维的蔬菜、水果等，多饮水。还可定期（1~2 天）给开塞露 2 支，养成定时排便的习惯。在给开塞露时，注意保留 5~10 分钟再拔出塞囊，保留时间太短，药液很快流出，粪块仍然不能排出。必要时给予润肠药或缓泻剂。排便时帮助按摩腹部，增加肠蠕动。

5. 其他康复护理

对二便障碍的康复，除了帮助患者改善排便功能外，还包括对排便环境的改变，如设立坐式马桶、厕所设置扶手、使用脚踏式冲便装置及到厕所的无障碍设施等。

【认知障碍康复】

认知功能属于脑皮质的高级活动范畴。认知是从知觉到推理的一切过程。任何病因造成脑神经细胞的代谢异常、变性坏死而导致细胞数量减少都可发生认知功能障碍。

认知障碍主要分为注意力、记忆力、定向力和解决问题能力 4 类障碍。这 4 类障碍常交互混合存在，甚至还和知觉障碍同时存在。因此，认知障碍给患者及家属带来很大的麻烦，也给康复的评定和治疗带来很多棘手的问题，严重影响整个疾病的康复进程。

认知障碍的康复主要应用"环境能影响行为"的原理，对于注意力集中障碍的患者可安排在安静的环境中进行功能训练，有进步后逐渐转入正常环境；对定向力障碍的患者，可设计制作一些包含时间、地点的图片、表格作为提示；对记忆力障碍的患者可同时使用功能再训练和功能代偿的方法帮助记忆；对缺乏解决问题能力的患者，可由简单到复杂，由易到难出一些问题帮助分析，指导患者解决。

第十三章　神经系统疾病的诊断技术

第一节　腰椎穿刺术

腰椎穿刺术是通过穿刺第3~4腰椎或第4~5腰椎间隙进入蛛网膜下隙放出脑脊液的技术，主要用于中枢神经系统疾病的诊断和鉴别诊断。

脑脊液是脑室脉络丛产生的无色透明液体，通过脑脊液循环，保持动态平衡。正常脑脊液具有一定的压力、细胞成分、化学成分。中枢神经系统发生病变，可引起脑脊液成分和压力的变化，通过腰椎穿刺可了解这些变化，有助于诊断和治疗。

【目的】

1. 诊断性穿刺

（1）检查脑脊液的成分，了解脑脊液常规、生化（糖、氯化物和蛋白质）、细胞学、免疫学变化以及病原学证据。

（2）测定脑脊液的压力。

（3）了解椎管有无梗阻。

2. 治疗性穿刺

主要为注入药物或放出炎性、血性脑脊液。

【适应证】

1. 诊断性穿刺

（1）脑血管病

观察颅内压高低，脑脊液是否为血性，以鉴别病变为出血性或缺血性，帮助决定治疗方针。

（2）中枢神经系统炎症

各种脑膜炎、脑炎，如乙型脑炎、流行性脑膜炎、结核性脑膜炎、病毒性脑炎、真菌性脑膜炎等，可通过脑脊液检查加以确诊，并追踪治疗结果。

（3）脑肿瘤

脑脊液压力增高，细胞数增加，蛋白含量增多有助诊断，且脑和脊髓的转移性癌可能从中找到癌细胞。

（4）脊髓病变

通过脑脊液动力学改变及常规、生化等检查，可了解脊髓病变的性质，鉴别出血、肿瘤或炎症。

（5）脑脊液循环障碍

如吸收障碍、脑脊液鼻漏等，可通过穿刺注入示踪剂，再行核医学检查，以确定循环障碍的部位。

2. 治疗性穿刺

（1）缓解症状和促进恢复

对颅内出血性疾病、炎症性病变和颅脑手术后的患者，通过腰穿引流出炎性或血性脑脊液。

（2）鞘内注射药物

如注入抗菌药物可以控制颅内感染，注入地塞米松和 α-糜蛋白酶可以减轻蛛网膜粘连等。

【禁忌证】

1. 穿刺部位皮肤和软组织有局灶性感染或有脊柱结核者，穿刺有可能将细菌带入蛛网膜下隙或脑内。

2. 颅内病变伴有明显颅内高压或已有脑疝先兆，特别是疑有后颅凹占位性病变者，腰椎穿刺能促使或加重脑疝形成，引起呼吸骤停或死亡。

3. 开放性颅脑损伤或有脑脊液漏者。

4. 脊髓压迫症的脊髓功能处于即将丧失的临界状态。

5. 明显出血倾向或病情危重不宜搬动。

【操作方法】

1. 患者去枕侧卧，背齐床沿，屈颈抱膝，使脊柱尽量前屈，以增加椎间隙宽度。

2. 腰椎穿刺点一般选择第 3~4 腰椎棘突间隙或第 4~5 腰椎棘突间隙。两侧髂嵴最高点连线与脊柱中线相交处为第 4 腰椎棘突，其上为第 3~4 腰椎间隙，其下为第 4~5 腰椎间隙。

3. 穿刺部位严格消毒（以穿刺点为中心，呈螺旋式消毒，范围 10cm×10cm），术者戴无菌手套，铺巾，以 1% 普鲁卡因或 0.5%~2% 利多卡因 1~2ml，在穿刺点做皮内、皮下至韧带的浸润麻醉。

4. 将腰椎穿刺针（套上针芯）沿腰椎间隙垂直进针（针头斜面向上），推进 4~6cm（儿童 2~3cm）深度或感到阻力突然降低时，提示针尖已进入蛛网膜下隙，可拔出针芯，让脑脊液自动滴出，并接上测压管先行测压。接紧测压管后让患者放松身体，缓慢伸直头及下肢，脑脊液在压力管内随呼吸轻微波动，上升到一定高度而停止上升，此时的读值即为初压的数值，正常为 80~180mmH$_2$O，超过 200mmH$_2$O 为颅内压升高，低于 80mmH$_2$O 为低颅压。如脑脊液压力显著高于正常（超过 300mmH$_2$O），则一般不放脑脊液，防止发生脑疝。

5. 若需了解椎管内有无梗阻，可做压颈试验（Queckenstedt 试验），但颅内压增高或疑有颅后窝肿瘤者，禁忌此试验，以免发生脑疝。

（1）压颈试验前应做压腹试验：用手掌深压腹部，CSF 压力立即上升，解除压迫后压力迅速下降，说明穿刺针头确实在椎管内。

（2）压颈试验有指压法和压力计法：指压法是用手指压迫颈静脉，然后迅速放松，观察其压力变化；压力计法是将血压计袖带轻缚于患者的颈部，测定初压后，可迅速充气至 20mmHg、40mmHg、60mmHg，记录 CSF 压力变化直至压力不再上升，然后迅速放气，记录 CSF 压力至不再下降为止。正常情况下压颈后 CSF 压力迅速上升 100~200mmH$_2$O 以上，解除压颈后，压力迅速降至初压水平。若在穿刺部位以上椎管梗阻，压颈时压力不上升或上升下降缓慢（部分梗阻），称压颈试验阳性。单侧压颈试验 CSF 压力不上升提示同侧颈静脉窦（乙状窦、横窦）梗阻。

6. 取所需数量脑脊液于无菌试管中送检，若需做细菌培养，试管口及棉塞应用酒精灯火焰灭菌。

7. 术毕拔出穿刺针，针孔用碘酒消毒后覆盖无菌纱布，并稍加压迫防止出血，再用胶布固定。

【护理措施】

1. 术前护理

（1）评估患者的文化水平、合作程度以及是否做过腰椎穿刺检查等；

指导患者了解腰椎穿刺的目的、特殊体位、过程与注意事项，消除患者的紧张、恐惧心理，征得患者和家属的签字同意。

（2）备好穿刺包、压力表包、无菌手套、所需药物、氧气等，用普鲁卡因局麻时先做好过敏试验。

（3）指导患者排空尿便，静卧 15~30 分钟。

2. 术中护理

（1）指导和协助患者保持腰椎穿刺的正确体位。

（2）观察患者呼吸、脉搏及面色变化，询问有无不适感。

（3）协助患者摆放术中测压体位，协助医师测压。

（4）协助医师留取所需的脑脊液标本，督促标本送检。

3. 术后护理

（1）指导患者去枕平卧 4~6 小时，告知卧床期间不可抬高头部，但可适当转动身体。

（2）观察患者有无头痛、腰背痛、脑疝及感染等穿刺后并发症。穿刺后头痛最常见，多发生在穿刺后 1~7 天，可能为脑脊液量放出较多或持续 CSF 外漏所致颅内压降低。应指导多进饮料多饮水，延长卧床休息时间至 24 小时，遵医嘱静滴生理盐水等。

（3）保持穿刺部位的纱布干燥，观察有无渗液、渗血，24 小时内不宜淋浴。

第二节　数字减影血管造影

数字减影血管造影（DSA）是经肱动脉或股动脉插管，在颈总动脉或椎动脉注入含碘显影剂，分别在动脉期、毛细血管期和静脉期摄片，观察造影剂所显示的颅内血管的形态、分布和位置。其原理是将 X 线投照人体所得到的光学图像，经影像增强视频扫描及数模转换、数字化处理后，减影除去骨骼、脑组织等影像，保留充盈造影剂的血管图像，从而产生实时动态的血管影像。

【目的】

1. 明确诊断脑血管疾病。

2. 介入治疗。

【适应证】

1. 脑血管病变，如动脉瘤、动静脉瘘、血管畸形、血管闭塞等。

2. 颅内占位病变，如肿瘤、血肿、脓肿、囊肿、肉芽肿等。

3. 与颅内有关的头皮、颅、眶内、鼻窦或颈部病变。

4. 自发性颅内血肿或蛛网膜下隙出血的病因检查。

5. 颅内占位病变的血供与邻近血管的关系及某些肿瘤的定性。

6. 全脑或脑室造影不能明确诊断或不适于施行此类检查者。

【禁忌证】

1. 有严重出血倾向或出血性疾病者。

2. 对造影剂过敏者（不含碘造影剂除外）。

3. 严重心、肝、肾功能不全或病情危重不能耐受手术者。

4. 穿刺部位皮肤感染。

【操作方法】

经股动脉插管 DSA 操作步骤如下：

1. 选择穿刺点，在耻骨联合-髂前上棘连线的中点、腹股沟韧带下 1~2cm 股动脉搏动最强点进行穿刺。

2. 络合碘消毒皮肤，利多卡因局部麻醉。

3. 将穿刺针与皮肤成 30°~45°刺入股动脉，将导丝送入血管 20cm 左右，撤出穿刺针，迅速沿导丝置入导管鞘或导管，撤出导丝。

4. 在电视屏幕监护下将导管送入各个头臂动脉。

5. 进入靶动脉后注入少量造影剂确认动脉，然后造影。

【护理措施】

1. 造影前准备

（1）评估患者的文化水平和对造影检查的知晓程度，指导患者及家属了解脑血管造影的目的、注意事项、造影过程中可能发生的危险与并发症，消除紧张、恐惧心理，征得家属的签字同意和患者的合作。儿童与烦躁不安者应使用镇静药或在麻醉下进行。

（2）完善各项检查，如患者的肝肾功能，出、凝血时间，血小板计数；遵医嘱行碘过敏试验。

（3）皮肤准备：按外科术前要求在穿刺侧腹股沟部位备皮。

（4）用物准备：备好造影剂、麻醉剂、生理盐水、肝素钠、股动脉穿刺包、无菌手套、砂袋及抢救药物等。

（5）术前4~6小时禁食、禁水，术前30分钟排空尿便，必要时留置导尿管等。

（6）术前30分钟遵医嘱执行术前用药（静脉滴注尼莫地平针或法舒地尔针等）。

2. 造影中及造影后护理

（1）密切观察意识、瞳孔及生命体征变化，注意患者有无头痛、呕吐、抽搐、失语、打哈欠、打鼾以及肢体活动障碍，发现异常及时报告医师处理。

（2）术后平卧，穿刺部位按压30分钟，砂袋（1kg）压迫6~8小时，穿刺侧肢体继续制动（取伸展位，不可屈曲）2~4小时。一般于穿刺后8小时左右可行侧卧位；24小时内卧床休息、限制活动，24小时后可如无异常情况可下床活动。

（3）密切观察（术后2小时内每15分钟、2小时后每2小时监测1次，连续6次）双侧足背动脉搏动和肢体远端皮肤颜色、温度等，防止动脉栓塞；注意局部有无渗血、血肿，指导患者咳嗽或呕吐时按压穿刺部位，避免因腹压增加而导致伤口出血。

（4）卧床期间协助生活护理。

（5）指导患者多饮水，以促进造影剂排泄。

第三节　脑室穿刺和持续引流术

脑室穿刺和持续引流术是神经科常见的抢救技术，用于急救或诊断某些颅内压增高疾病，通过穿刺放出脑脊液以抢救脑危象和脑疝。同时引流脑室内的肿瘤液、炎性液、血性液，能有效地减轻其对脑室的刺激，以减轻症状，为继续抢救和治疗赢得时机。

【目的】

1. 在紧急状况下，迅速降低因脑室系统的阻塞（积血、积水）和各种原因所致急性颅内压增高甚至脑疝者的颅内压力，以抢救生命。
2. 监测颅内压，可直接、客观、及时地反映颅内压变化的情况。
3. 引流血性或炎性脑脊液，以促进患者康复。

【适应证】

1. 颅内压增高出现脑危象或脑疝。
2. 颅内感染须经脑室注药。
3. 先天性脑积水、术后脑水肿、蛛网膜下隙出血、脑室内出血、颅内占位性病变（尤其是中线部位、颅后窝肿瘤）等。
4. 开颅术中或术后颅内压监测。

【禁忌证】

1. 穿刺部位有明显感染。
2. 有明显出血倾向者。
3. 脑室狭小者。
4. 弥漫性脑肿胀或脑水肿患者。

【操作方法】

1. 侧脑室前角穿刺

为最常见的穿刺方法。①患者仰卧，以穿刺点为圆心，2%碘伏消毒后铺孔巾。②1%利多卡因局部浸润麻醉后，于穿刺点矢状切开头皮直到颅骨，用手摇钻钻孔；紧急情况下以"T"形颅骨钻直接钻孔。③以脑室穿刺针与大脑镰平行，向双侧外耳道假想连线穿刺4~5cm即进入侧脑室前角。④拔出穿刺针，置入引流管。缝合头皮连接脑室外引流装置。⑤据病情调节引流速度和高度，固定引流系统。

2. 侧脑室三角区穿刺

为较常见的穿刺方法。①患者俯卧或侧卧，以穿刺点为圆心，2%碘伏消毒后铺孔巾。穿刺点为枕外隆凸上 7cm，中线旁开 3cm 处。②1%利多卡因局部浸润麻醉后，于穿刺点矢状切开头皮直到颅骨，用手摇钻钻孔；紧急情况下以"T"形颅骨钻直接钻孔。③穿刺针头指向同侧眼眶进入侧脑室三角区。④拔出穿刺针，置入引流管。缝合头皮连接脑室外引流装置。⑤据病情调节引流速度和高度，固定引流系统。

3. 侧脑室颞角穿刺	4. 侧脑室枕角穿刺
穿刺点位于耳轮最高点以上 1cm，穿刺方向为垂直刺入 4 ~ 5cm。其余步骤同侧脑室前角穿刺。	穿刺点为枕外隆凸上 4cm，中线旁开 3cm 处，穿刺方向为指向同侧眼眶外缘。其余同侧脑室前角穿刺。
5. 婴幼儿脑室穿刺	6. 穿刺成功后
穿刺点为前囟两外角（距中线 1.5~2cm），针头垂直刺入，深度为 3 ~ 4cm，其余同侧脑室前角穿刺。	妥善悬挂引流装置。控制性引流脑脊液，一次放出量不宜过多，以免减压太快引起脑室内出血。

【护理措施】

1. 术前护理

（1）患者准备	（2）用物准备
评估患者的文化水平、合作程度以及是否进行过脑室穿刺，指导患者及家属了解脑室穿刺引流的目的、方法和术中、术后可能出现的意外与并发症，消除思想顾虑，征得家属的签字同意与患者的积极配合；躁动患者遵医嘱使用镇静剂。	消毒剂、麻醉剂、颅骨钻、脑室穿刺引流包、无菌引流袋、硅胶导管及抢救药品等，按需要备颅内压监测装置。

2. 术中及术后护理

（1）生活护理

术中协助患者保持安静，减少头部活动，维持正确体位；对于烦躁不安、有精神症状及小儿患者应特别注意防止自行拔除引流管而发生意外，必要时使用约束带加以固定。

（2）病情监测

严密观察神志、瞳孔及生命体征变化，尤其注意呼吸改变。

（3）接引流袋

术后接引流袋于床头，引流管应悬挂固定在高于侧脑室 10~15cm 的位置，以维持正常颅内压。

（4）注意引流速度

一般应缓慢引流脑脊液，使脑内压平缓降低，必要时适当挂高引流袋，以减慢引流速度，避免放液过快所致脑室内出血、硬膜外或硬膜下血肿、瘤卒中（肿瘤内出血）或诱发小脑幕上疝；但在抢救脑疝、脑危象的紧急情况下，可先快速放些脑脊液，再接引流管，缓慢引流脑室液。

（5）注意观察引流脑脊液的性质与量

正常脑脊液无色透明，无沉淀，术后 1~2 天内可稍带血性，以后转为橙色。如术后出现血性脑脊液或原有的血性脑脊液颜色加深，提示有脑室内继续出血，应及时报告医师行止血处理；如果脑脊液浑浊，呈毛玻璃状或有絮状物，提示发生感染，应放低引流袋（约低于侧脑室 7cm）以引流感染脑脊液，并送标本化验；引流脑脊液量多时，应注意遵医嘱及时补充水、电解质。

（6）保持穿刺部位敷料干燥

引流处伤口敷料和引流袋应每天更换，污染时随时更换；保持引流系统的密闭性，防止逆行感染。如有引流管脱出应及时报告医师处理。

（7）引流管护理

保持引流管通畅，防止引流管受压、扭曲、折叠或阻塞，尤其是在搬运患者或帮患者翻身时，注意防止引流管牵拉、滑脱。

（8）及时拔除引流管

脑室持续引流一般不超过 1 周，拔管前需夹闭引流管 24 小时，密切观察患者有无头痛、呕吐等症状，以便了解是否有颅内压再次升高表现。

（9）拔管护理

拔管应加压包扎伤口处，指导患者卧床休息和减少头部活动，注意穿刺伤口有无渗血和脑脊液漏出，严密观察有无意识、瞳孔变化，失语或肢体抽搐、意识障碍加重等，发现异常及时报告医师做相应处理。

第四节 血肿穿刺术

血肿穿刺术是指通过穿刺抽吸头皮组织内血性液的技术。

【目的】

头皮组织血管非常丰富，在遭受外力打击或碰撞后，因组织内血管破裂出血，常易形成皮下血肿、帽状腱膜下血肿或骨膜下血肿。血肿穿刺术能消除或减轻局部血肿，促进局部组织及早愈合。

【适应证】

血肿穿刺术适用于帽状腱膜下血肿、骨膜下血肿。

【禁忌证】

凝血功能障碍患者应做相应检查和处理后穿刺。

【操作方法】

1. 根据血肿所在部位，协助患者仰卧或侧俯卧位，以穿刺点为中心用 2% 聚维酮碘（碘伏）消毒局部，直径>5cm。

2. 戴手套、铺孔巾，先以 1% 利多卡因局部浸润麻醉后用 20ml 或 50ml 注射器（12 号针头）穿刺血肿，抽出血性液体后，帽状腱膜下血肿予以加压包扎，骨膜下血肿小心加压包扎。

【护理措施】

1. 血肿穿刺为有创操作，对较小的血肿宜采用冷敷，加压包扎治疗，尤其是皮下血肿早期给予冷敷可减少疼痛和出血，一般不宜穿刺。巨大的帽状腱膜下血肿或骨膜下血肿穿刺应严格备皮和无菌操作，并给予抗生素治疗，防止感染发生。

2. 完善穿刺前准备

（1）患者准备：①了解血肿穿刺术的目的、意义、操作方法及操作中可能出现的意外，愿意配合操作并签同意书。②备头皮。剃光头，并以75%酒精消毒。③非紧急情况下禁食6小时，必要时苯巴比妥0.1g肌内注射。

（2）充分评估患者：①评估患者生命体征、意识、瞳孔，以了解是否合并有颅内血肿、脑挫裂伤、休克发生。②评估患者头皮血肿的类型、性质，是否为适应证，有无操作禁忌证。③评估患者是否了解穿刺的目的、意义，能否配合。④向患者说明穿刺的目的、方法、指导配合，取得同意并签字。⑤评估操作用物是否完备，符合要求。

（3）完善用物准备：血肿穿刺包、皮肤消毒剂、注射器、局部麻醉剂（1%利多卡因）、必要时备急救药品。

3. 密切观察患者意识瞳孔、生命体征变化，发现异常及时报告医师。巨大的帽状腱膜下血肿尤其是婴幼儿易导致休克发生，并注意是否合并有脑内损伤。

4. 血肿早期不宜热敷以免加重出血，48小时后可用热敷以促进吸收。

5. 帽状腱膜下血肿穿刺后宜加压包扎，婴幼儿患者穿刺1次1~2天，以及早促进吸收；而骨膜下血肿不宜强力包扎以防血流经骨折缝流入颅内引起硬膜外血肿，应在密切观察下小心包扎。

6. 告知患者出现头痛、呕吐、胸闷、面色苍白等表现立即报告医师，以及时发现和处理合并颅内血肿、休克。

第五节 脑血管内介入治疗

脑血管内介入治疗是在X线下，经血管途径借助导引器械（针、导管、导丝），递送特殊材料进入中枢神经系统的血管病变部位，治疗各种颅内动脉瘤、颅内动静脉畸形、颈动脉狭窄、颈动脉海绵窦瘘及其他脑血管病。治疗技术分为血管成形术（对狭窄的血管行球囊扩张、支架置入）、血管栓塞术、血管内药物灌注术等。相比常规的开颅手术，脑血管内介入治疗具有创伤小、恢复快、疗效好的特点。

【适应证】

1. 颅内动脉瘤。

2. 脑动静脉畸形，如位于功能区或脑深部的动静脉畸形、血管畸形较大、手术切除困难或风险大者。

3. 动脉粥样硬化性脑血管病，如颈动脉狭窄>70%，患者有与狭窄相关的神经系统症状；双侧椎动脉开口狭窄>50%或一侧椎动脉开口狭窄>70%、另一侧发育不良或完全闭塞等。

【禁忌证】

1. 凝血障碍或对肝素有不良反应者。

2. 造影剂过敏者。

3. 患者临床状况极差。

4. 动脉粥样硬化性脑血管病患者显示双侧颈动脉闭塞或双侧椎动脉闭塞、严重血管迂曲、狭窄部位伴有软血栓、严重神经功能障碍、3周内有严重的卒中发作或合并严重全身器质性疾病等。

【操作方法】

1. 血管内栓塞治疗	2. 血管内支架置入术
是将微导管超声选择插入靶灶内，放置相应的栓塞材料，将动脉瘤或畸形血管团栓塞。	是在局麻或全麻下，选择合适的指引导管放置在靶动脉，将相应的指引导丝通过狭窄部位，沿指引导丝将适当的支架放置在狭窄部位，透视定位下位置满意后释放支架，再次造影评价治疗效果。

3. 溶栓治疗

脑血栓形成急性期的动脉溶栓是将溶栓药物注入闭塞血管的血栓形成处，溶解血栓，使血管再通。

【护理措施】

1. 术前护理

（1）评估患者的文化水平、心理状态以及对该项治疗技术的认识程度；指导患者及家属了解治疗的目的、过程、可能出现的意外或并发症，征得家属的理解和签字同意；为患者创造安静的休养环境，解除心理压力。

（2）遵医嘱做好各项化验检查，如血型、血常规、出凝血时间等。

（3）用物准备：注射泵、监护仪、栓塞物品或药品等。

（4）建立可靠的静脉通路（套管针），尽量减少穿刺，防止出血及淤斑。

（5）遵医嘱备皮、沐浴及更衣。

（6）遵医嘱禁食、禁水和禁药：局麻者 4~6 小时，全麻者 9~12 小时。

（7）特殊情况遵医嘱术前用药、留置导尿管或心电监护。

2. 术中护理

（1）遵医嘱给药，并调节和记录给药时间、剂量、速度与浓度，根据患者血管情况及时更换所需器械、导管或导丝。

（2）密切观察患者意识状态和瞳孔变化，若术中出现烦躁不安、意识障碍或意识障碍程度加重，一侧瞳孔散大等，常提示患者脑部重要功能区血管栓塞或病变血管破裂，必须立即配合抢救。

（3）注意观察患者全身情况，如有无语言沟通障碍、肢体运动及感觉障碍，有无寒战、高热等不良反应，有无皮肤受压等，发现异常及时报告医师处理。

（4）遵医嘱输氧和心电监测。

（5）保持各种管道通畅。

3. 术后护理

（1）严密观察意识、瞳孔及生命体征变化，每 2 小时监测 1 次，连续 6 次正常后停测；及早发现颅内高压、脑血栓形成、颅内血管破裂出血、急性血管闭塞等并发症；密切观察患者四肢活动、语言状况及足背动脉搏动情况，并与术前比较，发现异常立即报告医师。

（2）术后平卧，穿刺部位按压 30 分钟，砂袋（1kg）压迫 6~8 小时，穿刺侧肢体继续制动（取伸展位，不可屈曲）2~4 小时。一般于穿刺后 8 小时左右可行侧卧位；24 小时内卧床休息、限制活动。

（3）密切观察（术后2小时内每15分钟1次）双侧足背动脉搏动和肢体远端皮肤颜色、温度等，防止动脉栓塞；注意局部有无渗血、血肿，指导患者咳嗽或呕吐时按压穿刺部位，避免因腹压增加而导致伤口出血。

（4）使用肝素和华法林时主要监测凝血功能，注意有无皮肤、黏膜、消化道出血，有无发热、皮疹、哮喘、恶心、腹泻等药物不良反应。

（5）术后休息2~3天，避免情绪激动、精神紧张和剧烈运动，防止球囊或钢圈脱落移位。鼓励患者多饮水，促进造影剂排泄。

第六节　高压氧舱治疗

高压氧舱治疗是让患者在密闭的加压装置中吸入高压力（2~3个大气压）、高浓度的氧，使其大量溶解于血液和组织，从而提高血氧张力、增加血氧含量、收缩血管和加速侧支循环形成；以利降低颅内压，减轻脑水肿，纠正脑广泛缺血后所致的乳酸中毒或脑代谢物积聚，改善脑缺氧，促进觉醒反应和神经功能恢复。

【适应证】

1. 一氧化碳中毒。
2. 缺血性脑血管病。
3. 脑炎、中毒性脑病。
4. 神经性耳聋。
5. 多发性硬化、脊髓及周围神经外伤、阿尔茨海默病等。

【禁忌证】

1. 恶性肿瘤，尤其是已发生转移的患者。
2. 出血性疾病，如颅内血肿、椎管或其他部位有活动性出血可能者。
3. 颅内病变诊断不明者。

4. 严重高血压（>160/95mmHg），心功能不全。

5. 原因不明的高热、急性上呼吸道感染、急慢性鼻窦炎、中耳炎、咽鼓管通气不良。

6. 肺部感染、肺气肿、活动性肺结核、肺空洞。

7. 妇女月经期或妊娠期。

8. 有氧中毒和不能耐受高压氧者。

【护理措施】

1. 入舱前护理

（1）详细了解病情及治疗方案，协助医师做好入舱前的各项检查和准备工作。

（2）评估患者的文化水平、心理状态及对高压氧治疗的了解程度，详细介绍高压氧治疗的目的、过程和治疗环境，以及升压过程的正常反应，消除患者的恐惧心理与紧张情绪。

（3）进舱前指导患者了解预防气压伤的基本知识，掌握调节中耳气压的具体方法及要领，如捏鼻鼓气法、咀嚼法、吞咽法等。

（4）告诉患者进舱前勿饱食、饥饿和酗酒，不宜进食产气的食物和饮料，一般在餐后1~2小时进舱治疗。

（5）高压氧治疗是在密闭的舱室内进行，且舱内氧浓度较高，故应高度重视防火、防爆，确保安全。确定患者及陪舱人员无携带易燃易爆物品（如火柴、打火机、含酒精和挥发油制品、电动玩具等）进入舱内；不将手表、钢笔、保温杯等带入舱内，以防损坏；进舱人员必须按要求更换治疗室准备的纯棉服装入舱。

（6）首次进舱治疗的患者及陪舱人员进舱前用1%麻黄碱滴鼻，发热、血压过高、严重疲劳及妇女月经期应暂停治疗。

（7）进舱前指导患者及陪舱人员排空尿便，特殊情况下将尿便器放入舱内备用。生活不能自理的患者，进舱前应做好皮肤及外阴部的清洁，以避免或减少不良气味带入舱内。

（8）向患者介绍舱内供氧装置及通讯系统使用方法，教会患者正确使用吸氧面罩，掌握间歇吸氧方法。

（9）治疗前检查有关阀门、仪表、通讯、照明、供气、供氧等设备，确认系统运转正常。指导患者不可随意搬弄或扭动舱内仪表、阀门等设备。

（10）严格执行治疗方案，备好抢救物品及药物于舱内。

2. 加压过程的护理

（1）加压开始应通知舱内人员做好相应准备，在高压氧治疗过程中，舱内、外必须随时联系，互通情况，密切配合。

（2）控制加压速度，加压初期以稍慢为宜。边加压边询问患者有无耳痛或其他不适，如患者耳痛明显，应减慢加压速度或暂停加压，督促患者做好调压动作，并向鼻内滴 1% 麻黄碱，经处理疼痛消除后方可继续加压，若经过各种努力，调压仍不能成功，应减压出舱。

（3）加压时将各种引流管关闭，对密封式水封瓶等装置须密切观察、调整，防止液体倒流入体腔。

（4）调节好舱内温度。根据患者的实感温度，开放空调系统，调节舱内温度夏季为 24 ~ 28℃，冬季为 18 ~ 22℃，舱内相对湿度不超过 75%。

（5）加压过程中应观察血压、脉搏、呼吸变化，危重患者应有医护人员陪护。如出现血压增高、心率呼吸减慢，系正常加压反应，不必做特殊处理，告诉患者不要因此而惊慌；若发现患者烦躁不安、颜面或口周肌肉抽搐、出冷汗或突然干咳、气急，或患者自诉四肢麻木、头晕、眼花、恶心、无力等症状时，可能为氧中毒，应立即报告医师，并摘除面罩，停止吸氧，改吸舱内空气；出现抽搐时，应防止外伤和舌咬伤。

3. 稳压过程的护理

（1）当舱压升到所需要的治疗压力并保持不变，称为稳压，也称高压下停留。在整个稳压期间，应使舱压保持恒定不变，舱内压力波动范围不应超过 0.005MPa。

（2）稳压时指导患者戴好面罩吸氧，并观察患者佩戴面罩及吸氧的方法是否正确，指导患者在安静和休息状态下吸氧，吸氧时不做深呼吸。

（3）吸氧时应随时观察患者有无氧中毒症状，如出现应立即摘除面罩停止吸氧，改为吸舱内空气，必要时，医护人员应入舱处理或终止治疗减压出舱。

（4）空气加压舱供氧压力一般为稳压压力+0.4MPa，供氧量一般为

10~15L/mm 即可。注意通风换气，使舱内氧浓度控制在 25% 以下，二氧化碳浓度低于 1.5%。

4. 减压过程的护理

（1）减压过程中必须严格执行减压方案，不得随意缩短减压时间。

（2）减压前应告知舱内人员做好准备后才能开始减压。

（3）减压时应指导患者自主呼吸，绝对不能屏气。因为屏气时肺内膨胀的气体无法经呼吸道排出，当肺内压力超过外界压力 10.67~13.33kPa 时，肺组织即可被撕裂造成严重的肺气压伤。

（4）输液应采用开放式。因为减压时莫菲氏滴管内的气体发生膨胀，导致瓶内压力升高，气体可进入静脉，有造成空气栓塞的危险。

（5）减压时各种引流管都要开放，如胃管、导尿管、胸腔引流管、腹腔引流管、脑室引流管等；气管插管的气囊在减压前应打开，以免在减压时因气囊膨胀压迫气管黏膜而造成损伤。

（6）减压过程中因气体膨胀吸热，舱内温度急剧下降，舱内会出现雾气，这是正常物理现象，适当通风，并控制减压速度，可以减少或避免这种现象发生。应提醒患者注意保暖。

（7）减压初期，由于中耳室及鼻窦中的气体发生膨胀，耳部可有胀感，当压力超过一定程度后，气体即可排出，胀感很快缓解或消失。

（8）减压时有些患者出现便意、腹胀等现象，这是由于减压时胃肠道内气体膨胀、胃肠蠕动加快所致。

（9）减压出舱后，应询问患者有无皮肤瘙痒、关节疼痛等不适，以便及早发现减压病症状和及时处理。

参 考 文 献

[1] 杨海新，郝伟伟，赵素婷，等. 神经内科实用护理. 北京：军事医学科学出版社，2014.

[2] 尤黎明. 内科护理学. 第 5 版. 北京：人民卫生出版社，2014.

[3] 吴江. 神经病学. 第 2 版. 北京：人民卫生出版社，2013.

[4] 刘哲宁. 精神科护理学. 第 3 版. 北京：人民卫生出版社，2014.

[5] 杨辉，石美霞，康凤英，等. 临床常见疾病并发症预防及护理要点. 北京：人民卫生出版社，2015.

[6] 王惠珍，周春兰. 内科常见疾病护理评估技能. 北京：人民卫生出版社，2015.

[7] 王学峰. 癫痫持续状态的诊断和治疗. 北京：人民卫生出版社，2010.

[8] 王拥军. 神经内科学高级教程. 北京：人民军医出版社，2012.

[9] 刘焯霖，梁秀龄，张成，等. 神经遗传病学. 第 3 版. 北京：人民卫生出版社，2011.

[10] 王茂斌. 脑卒中的康复医疗. 北京：中国科学技术出版社，2006.

[11] 宋燕华. 精神障碍护理学. 长沙：湖南科学技术出版社，2006.